中国医学人文学科发展报告

REPORT ON THE DEVELOPMENT OF MEDICAL
HUMANITIES IN CHINA

名誉主编　王　辰　邓海华
主　　编　姚建红

中国协和医科大学出版社
北　京

图书在版编目（CIP）数据

中国医学人文学科发展报告 / 姚建红主编. -- 北京：中国协和医科大学出版社，2024. 12. -- ISBN 978-7-5679-2561-8

Ⅰ. R-05

中国国家版本馆CIP数据核字第2024SZ0136号

主　　编	姚建红	
责任编辑	李元君　　卜蝴蝶	
封面设计	邱晓俐	
责任校对	张　麓	
责任印制	黄艳霞	
出版发行	**中国协和医科大学出版社**	

（北京市东城区东单三条9号　邮编100730　电话010-65260431）

网　　址	www.pumcp.com	
印　　刷	北京天恒嘉业印刷有限公司	
开　　本	710mm×1000mm　　1/16	
印　　张	22.5	
字　　数	390千字	
版　　次	2024年12月第1版	
印　　次	2024年12月第1次印刷	
定　　价	128.00元	

编 委 会

序　言

为积极响应并贯彻落实党的二十大精神，中国医学科学院北京协和医学院以高质量发展医学学科和医学教育为使命，高度重视中国医学人文学科发展，积极组织全国医学人文专家学者队伍，总结梳理我国医学人文学科发展现状，全面推进医学人文学科繁荣发展的学术探索与医学实践。

医学人文学科作为人文与医学紧密结合的学科群，承载着弘扬中华优秀传统文化和医学人文精神的重任。2024年10月，国家卫生健康委等多部委联合发布《医学人文关怀提升行动方案（2024—2027年）》，提出以"相互尊重、保护隐私、严守法规、加强沟通"为核心原则，全面提升医学人文教育与实践。这对医学教育提出了新要求，也彰显了医学人文专业人才培养的重要性。

医学人文学科的发展离不开教育界、医学界和社会的共同支持。2020年9月，《国务院办公厅关于加快医学教育创新发展的指导意见》提出，要培养"医德高尚、医术精湛的人民健康守护者"。2021年，教育部组织相关医学院校共同完成新版医学学科专业目录修订，明确了医学人文学科的发展方向，包括医学史、医学哲学、医学伦理学、医事法学、医学社会学、医患沟通学六大领域，这些学科为现代医学学科体系的构建奠定了基础。

医学人文学科发展建设得到国家相关部委和众多专家学者的肯定与支持，我们要深深感谢一大批医学和人文社会科学领域的学者、专家、医务工作者及医学院校，多年来坚守医学初心、秉持健康使命、担当社会责任、耕耘医学人文、开拓本土学科。

《中国医学人文学科发展报告》的编写旨在总结经验、凝聚共识、指明方向。未来，我们期盼医学人文学科在以下几方面重点发展：一是要将社会主义核心价值观与中华优秀文化融入医学人文学科的中国语境、中国话语、中华文化中。二是基于健康中国建设需求，促进中外医学人文学科的融合发展。三是推动医学人文学科与各医学专业的深度共建。四是制定符合我国国情的医学人文学科评价标准，推动学科高质量发展。

医学院校是医学人文学科建设的使命担当者，需要高瞻远瞩、顶层规划、落地抓实，高质量地开拓建设医学人文学科。我们希望借《中国医学人文学科发展报告》出版之机，医学院校联合协同、取长补短、分享优势、相互提携、共同进步。

由于各校学科特色和历史发展的多样性，医学人文相对成熟的6个二级学科虽然显现出来，也在学术发表、课程教育、师资建设及医疗应用等方面各有特色，但总体来看，医学人文学科整体推进不够、高质量发展仍不均衡。我们倡导根据各院校学科发展需求，构建务实高效的合作方式，有力推进医学人文学科走好走实走远。

高质量的医学人文学科建设需要优质的师资队伍。当前，我国医学人文教师资源较为紧缺，又好又快建设医学人文师资队伍，关键是要聚合医学院校和综合大学的人文社科师资力量。我们希望各高校及相关学术机构医学人文学科领域的专家和学者，合作开展师资培训、教学改革、学术建设及课题研究等工作，同时也能在学术学科评估、质量监督及社会培训中发挥高效作用，打造一支既有专职教师也有兼职临床及人文学者参与的多元化队伍。

2016年12月，习近平总书记在全国高校思想政治工作会议上强调，"把思想政治工作贯穿教育教学全过程"。医学教育的核心是立德树人，而医学人文教育正是思政教育的重要载体。通过推动思政教育与人文教育贯穿于医学教育全过程，我们能更好地培养医学生的人文素养和职业精神，为现代医学模式创新和医疗服务质量提升提供新动能。

《中国医学人文学科发展报告》的出版发行，构建了医学学科建设的全新品牌，奠定了新时代发展医学人文学科的基础性条件，也开拓了医学人文学科发展的新路径。我们满怀信心、踔厉奋发，推动医学人文学科的高质量发展，全面引领现代医学模式的创新变革，助力我国医疗卫生服务质量的全面提升，为实现健康中国目标贡献智慧与力量。

是为序。

中国医学科学院北京协和医学院党委书记、副院校长　邓海华

2024年12月

目　录

第一章　医学史学科发展报告

第一节　学科起源

医学史学科的源起与发展经历了漫长的历史过程。从古代的医学记载到近代医学史学科的萌芽和建制化，医学史学科逐渐发展成为一门独立的学科，并在医学教育和科研领域发挥着重要作用。

一、医学史学科的起源与历史沿革

医学史作为一门学科，其起源可以追溯到古代。在古代，医学的进步主要建立在医学家们对前人经验和理论的系统总结之上，使得医学史成为传承知识的关键桥梁。因此，在东西方文明中，我们都能找到对医学历史的详尽记载。

（一）中国医学史学科的历史沿革

医学史在我国具有悠久的历史渊源。早在汉代，司马迁在《史记》中撰写的"扁鹊仓公列传"就被视为我国最早的医学史文献，它不仅记载了扁鹊和仓公等著名医家的生平事迹，还反映了当时医学的发展状况和水平，为后世研究医学史提供了宝贵的资料。此后，各个朝代编纂的正史中，都包含了丰富的医学史资料，如医事制度、疾病流行情况、医药交流活动、官方收藏的医书目录及医学家的传记等，这些资料对于研究我国医学史的发展具有重要意义。

唐代甘伯宗所著的《名医传》问世，这是我国最早的医学史专著，其系统地介绍了历代名医的生平、医术和医学成就，为医学史的研究提供了重要的参考。随后，宋代周守忠的《历代名医蒙求》、明代李濂的《医史》、清代王宏翰的《古今医史》及徐灵胎的《医学源流论》等著作相继出现，这些著作在资料收集、论述深度和广度上都有所拓展，进一步丰富了中国医学史的内容。

到了近代，随着西方医学的传入和医学教育的发展，我国对医学史的研究也进入了一个新的阶段。陈邦贤的《中国医学史》、王吉民与伍连德合著的《中国医史》及李涛的《医学史纲》等医学史著作相继出版，这些著作不仅系统地梳理了中国医学的发展历程，还借鉴了西方医学史的研究方法，推动了中国医学史学科的发展。

20世纪80年代以后，我国医学史学科迎来了快速发展的时期。随着改革开放的深入和学术交流的增多，我国医学史研究者积极吸收国内外先进的研究成果和方法，编纂并出版了多部中国医学史著作。这些著作在资料收集上更加全面，论题广度也有所拓展，不仅关注医学本身的发展，还注重探讨医学与社会、文化、政治等方面的关系。同时，随着专业医学史工作者队伍的扩大和相关学科的交叉融合，中国医学史的学术水平也得到了明显的提升。

如今，医学史作为一门独立的学科，在我国已经获得了较大的发展。越来越多的学者投身于医学史的研究中，为推动中国医学史学科的繁荣和发展做出了积极贡献。

（二）国外医学史学科的历史沿革

西方医学史研究的历史同样源远流长，它不仅见证了现代医学知识的演变，也反映了社会、文化和科学的发展。

古希腊时期，《希波克拉底文集》中的"论古代医学"篇章，被认为是西方医学史中较早且具有重要意义的文献。它不仅记录了古代医学的知识与实践，还反映了当时医学伦理和医疗实践的哲学思考。进入中世纪，医学的发展不可避免地受到了宗教和政治的双重影响。在欧洲，医学与宗教和神学的紧密结合，导致医学史的研究在一定程度上受到了限制。这一时期，医学知识的传播更多依赖于宗教机构和经院哲学，而非独立的学术研究。然而，阿拉伯医学的兴起将古希腊医学与伊斯兰医学相结合，大型百科全书式的医学作品成为这一时期的特点。

18世纪末，随着科学革命的兴起，医学史的研究逐渐开始摆脱宗教和神学的束缚，重新受到学者们的重视。巴黎医学院在这一时期率先设立了医学史教席，标志着医学史教学在高等教育体系中正式确立。这一举措不仅推动了医学史知识的传播，也为医学史学科的建立奠定了基础。

19世纪中期，德国成为医学史学科发展的"先锋"。德国许多大学纷纷建立了医学史学科，将医学史作为一门独立的学科进行研究和教学。这一时期的医学史研究，开始注重史料的整理和分析，以及医学理论与实践的历史考察。同时，英国和美国的一些著名医学院也相继开设了医学史课程，进一步推动了医学史在全球范围内的研究和教学。

19世纪末至20世纪初，西方医学史研究进入了建制化的快速发展阶段。医学史学者在资料整理、理论构建和学科建设等方面取得了显著成就。他们不仅深入挖掘了古代和中世纪医学文献的价值，还开始运用现代历史学、社会学和人类学的方法论，对医学史进行跨学科研究。这一时期的代表人物包括德国的苏德霍夫、奥地利的纽伯格、美国的嘉里逊、意大利的卡斯蒂格略尼、瑞士的西格里斯、英国的辛格、日本的富士川游及苏联的彼德罗夫等。他们的研究成果极大地丰富了医学史学科的内容，推动了医学史学科的成熟和发展。

进入20世纪，随着全球化进程的加速和信息技术的快速发展，医学史研究也呈现出更加开放和多元的趋势。学者们开始关注不同文化和地域医学史的比较研究，探讨医学全球化过程中的文化交流与融合。同时，医学史研究也与公共卫生、医学伦理、生物技术等现代医学问题紧密结合，为当代医学实践和政策制定提供了重要的历史借鉴和理论支持。

二、医学史学科产生的社会背景与学术动因

（一）社会背景

医学史学科的产生与社会的医学需求密切相关。随着人口的增长和疾病的流行，社会对医学知识和技术的需求日益增加。医学史的研究不仅有助于总结前人的医学经验，还能为当代医学的发展提供借鉴和启示。

此外，随着科学革命的深入发展，人们对自然界的认识逐渐加深，医学作为自然科学的一部分也开始受到人们的重视。医学史的研究不仅有助于揭示医学发展的内在规律，还能推动医学科学的进步。

（二）学术动因

医学史学科的产生还源于学术界对医学历史和理论的兴趣。医学作为一门实践性很强的学科，其发展和演变过程中积累了大量的经验和教训。医学史学者通过对这些经验和教训的总结和分析，揭示医学发展的内在逻辑和规律，为医学科学的发展提供了理论支持。

同时，医学史学科的产生也与其他相关学科的发展密切相关。例如，历史学、哲学、社会学等学科的研究成果为医学史的研究提供了重要的理论和方法论支持。这些学科的交叉融合不仅丰富了医学史的研究内容，也推动了医学史学科的深入发展。

三、医学史学科的发展成就与影响

随着医学史学科的不断发展，其在医学教育和科研领域的影响日益显著。医学史课程已经成为医学院校的重要课程之一，通过对医学历史和医学理论的学习，医学生能够更好地理解医学的本质和价值，培养其医学人文素养和批判性思维。

同时，医学史学科在科研领域也取得了显著成就。医学史学者通过对医学历史和医学理论的深入研究，揭示了医学发展的内在规律和趋势，为医学科学的发展提供了重要的理论支持。此外，医学史学科还与其他相关学科进行了广泛的交叉融合，推动了医学人文学科的发展和创新。

第二节　学科内涵

一、医学史学科的基本概念

医学史是一门研究医学演化及其与社会政治、经济、思想文化互动关系的学科。它不仅是医学发展的历史记录，更是医学思想、实践与社会环境相互作用的产物。医学史强调医学的发展不能脱离其所处的时代，医学思想和实践来源于特

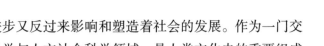

定的人类社会环境，医学的进步又反过来影响和塑造着社会的发展。作为一门交叉学科，医学史联通了自然科学与人文社会科学领域，是人类文化史的重要组成部分。

二、医学史学科的核心理论

医学史学科的核心理论涉及对医学发展历史及其规律的深入研究，其不仅关注医学知识的发展，还强调将医学置于更广泛的社会文化背景中进行考察。

（一）医学编史学

医学编史学理论是医学史研究中的一个重要分支，它关注医学史的书写、理论、方法和研究路径。20世纪70年代以后，西方编史学理论对医学史研究产生了重大影响。医学史的撰写从名医传记、技术发明和重大事件转向健康与疾病的话语分析、医学知识的社会建构，强调医学史研究应将健康、疾病等与所处的社会文化背景联系。

（二）社会建构理论

社会建构理论认为医学知识和实践是由社会力量塑造的，包括文化、经济和政治等因素。医学史研究应将健康、疾病等与所处的社会文化背景联系起来，强调医学史研究不能简单地列举医学故事，应分析医学与科学发展的前景，展示疾病谱的演变，探讨人类对医学的期望、医疗保健与社会文化之间的关系等一系列问题。

（三）知识演化理论

随着人类对生命、健康和疾病认识的不断深入，医学思想也在不断发展和演变。从古代的巫术医学、自然哲学医学到近代的实验医学，医学思想经历了从神秘主义到科学主义的转变。这种转变不仅反映了人类认知水平的提升，也推动了医学实践的进步。知识演化理论强调医学知识随着时间的推移，在积累和淘汰的过程中得以发展，类似于生物进化。

（四）知识/权力分析

福柯对于"知识/权力"的分析揭示了传统上被认为是进步的医疗干预的潜

在消极因素。这一理论框架促使医学史学者探讨医学知识是如何与权力结构相互作用，以及这些互动如何影响医疗实践和健康政策的发展。

（五）医学人文主义

强调医学实践中的人文关怀和伦理考量，以及医学与人类价值的联系。医学人文主义借助人文、社会科学和艺术的理论、观点及方法，考察医学实践中的人文社会现象和规律，旨在跨专业考察疾病与个体、群体与社会的互动关系，解决医学实践中的人文社会困境，推进医学人文理论的发展。

三、医学史学科的研究范畴

医学史学科的研究范畴十分广泛，包括但不限于以下几方面。

（一）医学理论史

医学理论史专注于研究医学理论的起源、发展和变迁。其主要是对古代至现代的医学思想、理论体系和概念的演变进行深入分析，包括对人体结构、生理功能、疾病原因和治疗原理的理解等。医学理论史的研究有助于我们理解现代医学理论的形成和发展，以及其与历史、文化和社会因素的交互作用。

（二）医疗实践史

医疗实践史是探讨医疗实践、技术和方法的历史演变，涉及对历史上的医疗行为、治疗方法、医疗设备和技术革新等的研究。医疗实践史的研究揭示了医疗技术的进步如何改善人类健康和延长寿命，同时也反映了人类的社会价值观和伦理观念的变迁。

（三）医学社会文化史

医学社会文化史是一门研究医学文化发展的学科，它不仅关注医学知识的积累和演变，还深入探讨医学与人类文化的广泛联系。通过研究医学文化史，能够更深刻地理解医学的目的和价值，以及它在人类社会中的深远影响。

（四）医学教育史

医学教育史是分析医学教育的发展历程和教育模式的变化，涉及对医学院校的建立、课程设置、教学方法和医学专业认证演变的研究。医学教育史的研究有助于我们理解医学教育的演变及如何培养适应现代医学需求的医生。

（五）疾病史

疾病史是研究特定疾病的历史，包括其流行病学、社会影响和治疗方法，涉及疾病在不同历史时期如何影响人类社会的研究。疾病史的研究有助于我们理解疾病如何在不同文化和社会中被理解和应对。

（六）医学交流史

医学交流史是交流探讨不同文化和地区之间的医学知识和实践，涉及对医学思想、技术和治疗方法如何在不同文明间传播的研究。医学交流史的研究揭示了不同文明之间相互影响的过程，丰富医学知识，其研究促进了全球医学的发展。

四、医学史与其他学科的交互关系

医学史作为一门横跨自然科学与人文社会科学领域的交叉学科，与其他学科有着广泛而深入的联系。

（一）医学史与历史学

医学史与历史学有着密切的联系。历史学为医学史提供了丰富的史料和理论支持，使医学史能够更深入地探讨医学发展的历史背景和脉络。同时，医学史也为历史学提供了新的研究视角和方法，丰富了历史学的研究内容。

（二）医学史与哲学

医学史与哲学之间联系紧密。哲学为医学提供了关于生命、健康、疾病等问题的深刻思考，影响了医学理论的形成和发展。而医学史则通过对医学思想和实践的回顾和分析，为哲学提供了关于人类认知和实践的实证资料。

（三）医学史与社会学

社会学关注社会结构、社会关系和社会变迁等问题，而医学史则研究医学在这些社会现象中的作用和影响。通过对医学史与社会学交互关系的研究，可以揭示医学发展的社会动因和产生的社会影响。

（四）医学史与考古学

考古学为医学史提供了大量实物资料，这些实物资料对于理解古代医学的实践和发展至关重要。医学考古学作为考古学的一个分支，在研究方法上，除了遵循考古学的基本方法外，还采取了现代科学技术、文献与考古资料相结合的方法，为医学史研究提供了新的视角和深度，使人类可以对古代医学进行更深入的探索。

（五）医学史与人类学

医学人类学关注不同文化中对疾病缘起的理解、诊断及处理方法，为医学史研究提供了独特的理论和视角，使得医学史学者能够重新审视医学史，提出新的见解。医学人类学从文化的角度审视医学行为，研究非西方医学的跨文化比较，为医学史提供了丰富的民族志资料和比较研究的基础。

（六）医学史与生物学等自然科学

医学史与生物学等自然科学的发展关系密切，这些自然科学为医学提供了关于生命现象、疾病机制等方面的知识支持，推动了医学科学的进步。而医学史则通过对这些自然科学在医学中应用历史的回顾和分析，揭示了自然科学对医学发展的推动作用。

五、医学史学科的独特性

医学史学科的独特性在于其横跨自然科学与人文社会科学领域，具有交叉学科的性质。这种独特性使得医学史能够综合运用多种学科的理论和方法来研究医学发展的历史和现状，揭示医学与社会、文化、政治等方面的关系。

六、医学史学科的价值

医学史学科的价值在于它能为医学教育和科研提供重要的理论支持和实践指导。通过对医学历史的回顾和分析，医学史可以帮助医学生更好地理解医学的本质和价值，培养其医学人文素养和批判性思维。同时，医学史的研究也有助于揭示医学发展的内在规律和趋势，为医学科学的进步提供有益的借鉴和启示。此外，医学史还具有重要的社会文化价值，它能增进人们对医学的认知和理解，提高人们的健康意识和医学素养。

第三节　学术研究现状

当前，对中国医学史的研究，学者们不仅关注本土传统医学的发展脉络，还将视野扩展到中西医学的交流与融合，以及医学与社会文化的互动中。中医史的研究聚焦于传统医学的理论、实践与文化背景，而现代医学史则关注现代医学在中国的传播与适应。此外，公共卫生史、儿童史、妇女史、药物史、疾病史等相关领域的研究也逐渐受到重视，形成了一个多元而交织的学术网络。医学史的研究不局限于医学本身，还延伸至医学社会文化史，揭示了医学与社会、文化、经济等方面的深刻联系。尤其是在内史与外史的对比研究中，学者们揭示了中西医学的互动与碰撞，探讨历史背景下的医学实践与理论演变。

一、学术成果概述

我国对医学史的学术研究已逾百年历史，产出了许多重要的学术成果。早在20世纪50年代初，我国第一代医学史研究者就开始汇编医学史的研究成果，以备后人研习参考。例如，1955年，王吉民编纂出版了《中文医史论文索引》第一集，此后连续编纂出版到1964年的第十集，后来因故中断。1978年，中国中医研究院中国医史文献研究所鉴于研究工作的需要，编纂了《医学史论文资料索引（第一辑：1903—1978）》，1989年编纂了《医学史文献论文资料索引（第二辑：1979—1986）》，2008年又编纂了《1900～1949年间医学史文献论文索引》等，成为了解中文世界医学史研究重要文献。2020年，南京大学闵凡祥编辑出版了《中文医史研究学术成果索引》，编纂者力图汇集有关中文世界医学史百余年研究的整体情况，尽可能地覆盖已有的研究成果，为整体了解国内学者在医学史领域的研究成果提供了非常有价值的信息。

21世纪后，随着专业数据库的建立，各类研究成果大多可通过数据库检索到前沿且丰富的文献信息，本文以"医疗史""医学史""药学史""护理史"为主题词进行检索，限定时间2000—2024年，共析出文献2351篇，分析2000—2024年的医学史研究概况。

（一）学科归属

进入21世纪以来，随着人们对医疗保健问题关注的日益增加，医学史也吸引不同学科研究者的兴趣。如图1-1所示，医学研究论文涉及诸多学科，主要有：医学教育与医学边缘学、中医学、高等教育、中国近现代史、中国卫生方针政策与法律法规、中国古代史、世界历史、人物传记。

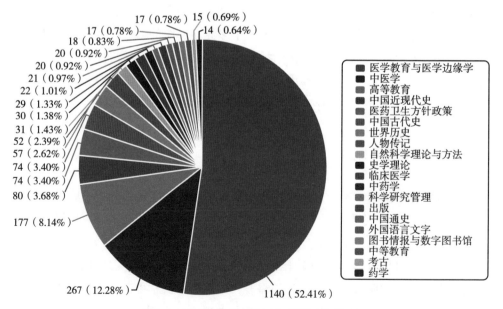

图1-1 国内2000—2024年学科分布情况

（二）发展趋势

从中国知网（CNKI）数据库的统计数据（图1-2）来看，医学史研究的论文数量呈现出波动上升的趋势（2024年非全年数据）。

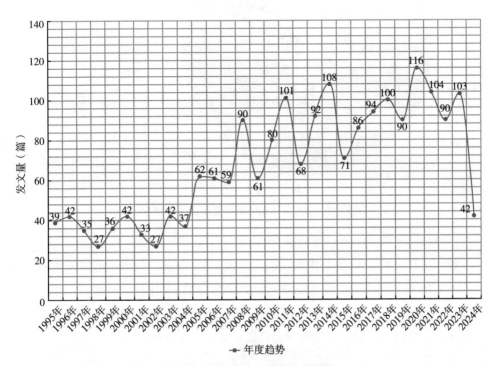

图1-2　医学史论文发表的趋势图

（三）主要发表期刊

医学史论文发表的期刊主要包括：《中华医史杂志》《医学与哲学》《中国中医药现代远程教育》《中国药学杂志》《中医文献杂志》《中国科技史杂志》《江西中医药》，详见图1-3。

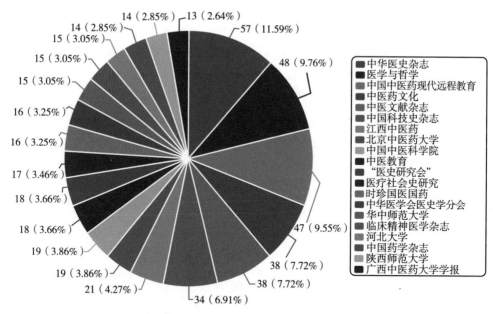

图1-3　2000—2024年刊文期刊分布情况

其中，以《中华医史杂志》（表1-1、表1-2）为例，1980—2010年期间共发表论文2788篇，其中关于中医史研究的文章2139篇，西医史540篇，中西医结合的文章109篇。其内容主要涉及中国医学史、西方医学史、少数民族医学史、地方医学史、外国医学史、中外医学交流史及比较史等领域。

表1-1　《中华医史杂志》（1980—2010年）中医史研究文章内容分类统计表

	分类	数量	合计	比例	中医史研究总比例
中医史	人物研究	299	2139	14.0%	76.7%
	治疗方法	66		3.1%	
	药物史研究	97		4.5%	
	理论研究	287		13.4%	
	其他	1390		65.0%	

表1-2 《中华医史杂志》中医史研究成果阶段统计

时间（年）	分类					总计	比例
	人物研究（篇）	治疗方法（篇）	药物史研究（篇）	理论基础研究（篇）	其他（篇）		
1980—1985	88	21	28	55	224	416	19.4%
1986—1990	50	13	15	49	249	376	17.6%
1991—1995	42	8	13	36	208	307	14.4%
1996—2000	46	10	15	49	249	369	17.3%
2001—2005	38	7	9	49	198	301	14.1%
2006—2010	35	7	17	49	262	370	17.3%

（四）主要作者分布（按H指数）

由图1-4至图1-6可了解到2000—2024年，国内学者、研究机构在该领域的论文发表情况，以及这些研究的基金资助情况。

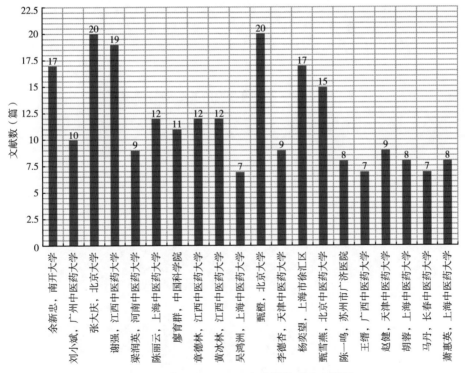

图1-4　国内2000—2024年主要作者分布情况

（五）主要机构分布

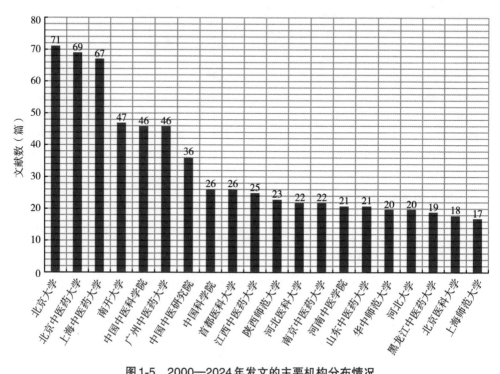

图 1-5　2000—2024 年发文的主要机构分布情况

（六）论文获得基金支持情况

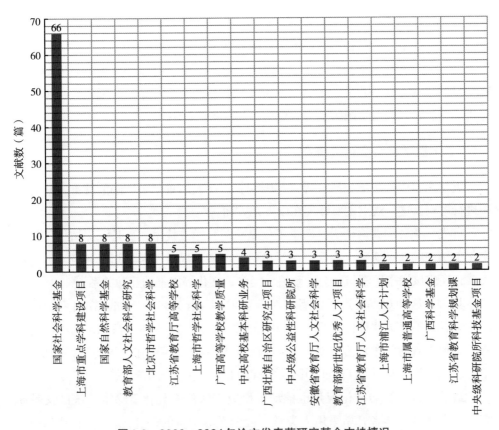

图1-6 2000—2024年论文发表获研究基金支持情况

二、中国医学史学科的研究主题

（一）中西医学史的融合研究

在中国医学史研究领域，中西医学史的融合研究已成为一个重要的观点。这一观点主要体现在以下几方面。

首先，研究者普遍认识到，要全面把握中国医学的发展历程，不能将中医史和西医史割裂开。特别是19世纪中叶西方医学传入中国以来，中西医学之间的相互影响和融合已成为中国医学发展的重要特征。因此，许多学者主张将中西医学史作为一个整体来研究，以便更好地理解中国医学的独特发展路径。

其次，这种融合研究的观点也反映了对"中西医结合"这一中国特色医学发展道路的历史思考。通过考察中西医学在中国的交流、碰撞和融合过程，学者们试图为当前的中西医结合实践提供历史借鉴和理论支持。

最后，这种融合的视角也推动了研究方法的创新。越来越多的学者开始采用跨学科的研究方法，将传统的文献研究与现代科技手段相结合，如利用数据挖掘分析等方法，以期对中国医学史有更全面和深入的认识。

（二）医学社会文化史研究

近年来，中国医学史研究界日益强调将医学发展置于更广阔的社会文化背景中进行考察。这一观点主要体现在以下几方面。

首先，学者们普遍认为，医学不仅是一门科学或技术，更是深深植根于社会文化土壤中的一种实践。因此，医学史研究不能仅局限于医学知识和技术的内部发展，还应该考察医学与社会、政治、经济、文化等因素的互动关系。

其次，这种观点促进了学者们对医学的多元化理解。例如，在研究中医史时，学者们不仅关注理论的演变和技术的进步，还注重考察中医如何与中国传统哲学、伦理观念、生活方式等相互影响。同样，研究西医在中国的传播历史时，学者们也会关注西医如何改变中国人的健康观念、卫生习惯等。

最后，这种社会文化视角也推动了研究方法的多元化。除了传统的文献研究，越来越多的学者开始采用人类学、社会学等学科的研究方法，如田野调查、口述史等，以获得更丰富和深入的历史认识。

（三）医学史与当代医学实践的联系

在中国医学史学界，强调医学史研究与当代医学实践密切联系的观点日益受到重视。这一观点主要体现在以下几方面。

首先，许多学者认为，医学史研究不应该是纯粹的学术活动，而应为当代医学实践提供历史智慧和经验借鉴。例如，通过研究中国传统医学的发展历程，可以为当前中医药的创新发展提供思路。通过研究历史上的疫病防控经验，可以为当前的公共卫生政策制定提供参考。

其次，这种观点也影响了医学教育中医学史课程的设置和教学目标。越来多的医学院校将医学史作为培养学生人文素养和批判性思维的重要途径。

最后，这种观点也推动了医学史研究向应用性方向发展。例如，一些学者开始关注医学文化遗产的保护和利用，将历史研究与当代医疗旅游、健康文化产业等结合起来，探索医学史研究的现实价值。

这些主要的学术观点反映了中国医学史学科的发展趋势和特色。它们不仅推动了学科的理论创新和方法更新，也增强了医学史研究的现实意义和社会价值。然而，如何在这些新趋势中保持学术研究的严谨性和独立性，仍是学术界需要持续思考的问题。

三、中国医学史研究的热点领域

（一）中医典籍研究与整理

中医典籍研究与整理一直是中国医学史研究的重要领域，就医学史研究路径而言，人物研究、治疗方法、药物研究、基础理论这四个方面可谓"内史研究"的经典路径。

首先，对传统典籍的考证和校勘工作仍在持续深入。随着新出土的医学文献的发掘与整理工作，学者们对于经典传世医籍的内容也不断提出新的认识。此外，学者们不仅关注文本释义的准确性，还注重探讨典籍的成书背景、传播过程和影响，为理解中医理论的形成和发展提供了新的视角。

其次，数字化技术在典籍整理中的应用日益广泛。许多研究机构开始建立中医古籍数据库，利用计算机技术进行文本分析，这不仅提高了研究效率，也为发现新的研究线索提供了可能。例如，通过大数据分析，学者们能够更系统地考察某些医学概念在不同时期、不同流派中的演变过程。

最后，典籍研究与现代医学知识的结合成为一个新趋势。一些学者尝试用现代医学和科学的视角重新解读古代医学典籍，探讨其中蕴含的科学思想和实践智慧，为中医现代化研究提供历史依据。这种跨学科的研究方法不仅深化了对传统医学的理解，也为中西医结合提供了新的思路。

（二）疾病史研究

疾病史研究在中国医学史领域中占据重要地位，近年来呈现出以下特点。

首先，研究视角从单纯的医学角度转向多学科综合研究。学者们不仅关注疾病本身的历史演变，还注重探讨疾病与社会、文化、经济等因素的互动关系。例如，对鼠疫、霍乱等重大传染病的历史研究，不仅考察其流行规律，还分析其对社会结构、文化及人类心理的影响。

其次，地方性疾病史研究受到越来越多的关注。学者们开始关注特定地区的疾病谱变迁，探讨地理环境、生活方式等因素对疾病发生发展的影响。这种研究为理解中国不同地区的健康状况差异提供了历史视角。

最后，新发传染病的历史研究成为热点。例如，在新冠疫情背景下，历史上重大疫情的防控经验研究受到学者们的广泛关注，为疫情应对提供历史借鉴。这些研究不仅关注疾病本身，还探讨了疫情对社会治理、国际关系等方面的影响。

（三）中外医学交流史研究

中外医学交流史研究是近年来中国医学史研究的一个重要热点，主要表现在以下几方面。

首先，学者们开始关注中外医学交流的双向性。不仅研究外来医学如何传入中国并产生影响，也探讨中医药知识如何传播到其他国家并被接受和应用。这种双向视角有助于全面理解中外医学的互动过程。且这一研究不局限于西方医学，对于其他国家和地区的传统医学与中国传统医学的比较和交流史研究也愈加丰富。

其次，对近现代中西医融合过程的研究日益深入。学者们关注中西医结合的制度化过程，探讨政府政策、社会需求、文化传统等因素如何影响中西医的融合方式。这包括对中西医教育体系的比较研究，以及对中西医结合医院发展历程的考察。

最后，医学教育史成为中外医学交流研究的重要切入点。通过考察近现代医学教育机构的建立和发展，学者们探讨了西方医学知识体系如何在中国本土化，以及中医教育如何适应现代化的挑战。这些研究不仅关注制度层面的变革，还深入探讨了这些变革对医学知识传播和医疗实践的影响。

（四）医疗制度与公共卫生史研究

医疗制度与公共卫生史研究是近年来中国医学史研究的一个重要领域。

首先，对传统医疗制度的研究不断深化。学者们关注不同历史时期的医疗管理制度、医学教育制度、医德规范等，探讨这些制度如何影响医疗实践和医患关系。如对不同历史时期医学考试制度的研究，为理解中国古代医疗管理体系提供了新的视角。

其次，近现代公共卫生制度的建立过程成为研究热点。学者们考察了从晚清到民国时期，中国如何在西方影响下建立现代公共卫生体系，以及这一过程中遇到的挑战和应对策略。这些研究不仅关注制度的变迁，还探讨了公共卫生观念如何在中国社会中传播和接受。

最后，对当代中国医疗卫生制度改革历史的考察越加重视。通过回顾新中国成立以来医疗卫生制度的变迁，为理解和评价当前的医疗改革提供历史视角。包括对农村合作医疗制度、城市医疗保险制度等的历史研究，以及对医疗卫生资源分配变化的长期考察。

四、医学史研究的前沿动态

（一）数字人文与医学史研究

数字技术的发展为中国医学史研究开辟了新的可能性。数字人文方法在医学史研究中的应用主要体现在以下几方面。

大规模文本分析技术的应用使得研究者能够处理更大规模的历史文献。通过文本挖掘和自然语言处理技术，研究者可以从海量的历史文献中提取关键信息，识别长期趋势和模式。例如，有学者利用这些技术分析了几个世纪以来的中医文献，追踪特定疾病概念的演变过程，或者考察某些中药使用频率的变化，从而揭示中医知识体系的长期演变规律。

数据可视化技术为医学史研究提供了新的表达方式。通过将复杂的历史数据转化为直观的图表或交互式界面，研究者能够更有效地呈现研究成果，揭示历史数据中隐藏的模式和关联。例如，有学者利用地理信息系统（GIS）技术，创建了历史疾病地图，直观地展示了中国不同地区疾病谱的变迁过程。

数字化档案和在线数据库的建设极大地促进了医学史研究的开放性和协作性。越来越多的历史医学文献被"数字化"并在线共享，使得研究者能够更便捷地获取和比较来自不同地区和时期的史料。这不仅提高了研究效率，也为跨地区、跨学科的合作研究提供了更多可能。

数字人文方法在中国医学史研究中的应用也面临一些挑战。首先是数据质量和代表性的问题。历史数据的不完整性和偏差可能会影响分析结果的可靠性。其次，如何在利用新技术的同时保持传统历史研究方法的优势，也是需要慎重考虑的问题。最后，数字鸿沟可能会加剧研究资源的不平等分配，这需要学界的共同努力来解决。

（二）跨学科整合与医学史研究

中国医学史研究正在经历一个跨学科整合的过程，这不仅体现在研究方法的多元化，也反映在研究主题的拓展上。主要表现在以下几方面。

医学史与科学技术史的融合日益紧密。随着医学技术的快速发展，单纯从医学角度难以全面把握现代医学的发展轨迹。因此，越来越多的研究开始关注医学与其他科技领域的互动，如生物技术、信息技术、材料科学等。这种融合不仅扩展了医学史的研究视野，也为理解现代医学的本质提供了新的视角。

医学史与环境史的交叉研究成了一个新兴领域。气候变化、环境污染等问题与人类健康密切相关，学者们开始从历史角度考察环境因素如何影响疾病模式和医疗实践。例如，有研究探讨了中国工业化过程中环境变化与特定疾病发病率变化的关系，为理解当前的环境健康问题提供了历史视角。

医学史与性别研究的结合日益深入。学者们开始关注性别因素如何影响医学知识的构建、医疗实践的形成及健康不平等问题的产生。这些研究不仅揭示了中国医学中长期存在的性别偏见，也为推动性别平等的医疗实践提供了历史依据。

医学史与人类学、社会学等学科的交叉也在不断深化。这种交叉使得医学史研究更加注重考察医学知识和实践在特定文化语境中的意义，以及医疗制度与社会结构的互动关系。例如，有学者通过人类学方法研究了不同地区的传统医疗实践，为理解中国医学的多元性提供了不同视角。

这种跨学科整合趋势为中国医学史研究注入了新的活力，但同时也带来了挑战。如何在保持学科特色的同时实现有效的跨学科对话，如何平衡不同学科的研究范式和方法论，都是需要中国医学史学者认真思考的问题。

（三）全球史视野下的中国医学史研究

全球史视野的引入为中国医学史研究带来了新的研究范式和研究主题。从全球史的角度来看，中药、针灸和中医药的海外流转是一个复杂而多元的现象，反映了中医药在全球化进程中的适应与变迁。自古以来，中国的医学知识通过丝绸之路、海上贸易等途径传播到亚洲其他地区乃至更远的地区。

首先，中国医学知识传播的全球历史受到越来越多的关注。学者们不再将中国医学知识的传播视为单一的过程，而是更多地关注知识在全球范围内的流动、交换和本地化过程。例如，有研究考察了中医药知识如何在东亚地区传播和演变，以及这一过程如何影响了东亚医学的发展。这些研究不仅揭示了医学知识传播的复杂性，也为理解中国医学在全球背景下的地位提供了新的视角。

其次，全球疾病史研究成为一个重要领域。学者们开始从全球视角考察特定疾病在中国的历史，探讨疾病如何随着人口流动、贸易往来和气候变化等因素在全球范围内传播，以及中国如何应对这些疾病。例如，有学者研究了鼠疫、天花、疟疾等疾病在中国的历史，揭示了这些疾病如何影响了中国历史的进程，以及中国社会如何通过医学和公共卫生措施来应对这些挑战。

再次，全球医疗卫生体系的形成过程成为研究热点。学者们关注中国医疗卫生体系是如何在全球化背景下形成和发展的。这包括对国际卫生组织在中国活动的历史研究，以及对中国参与全球卫生治理的历史考察。这些研究不仅有助于我们理解中国医疗卫生体系的特殊性，也为提升中国在全球卫生合作中的地位提供了历史借鉴。

最后，医学伦理的全球化过程也受到关注。随着医学研究和实践的全球化，如何在不同文化背景下建立普遍接受的伦理准则成为一个重要议题。学者们通过历史研究，考察了中国如何参与国际医学伦理准则的制定过程，探讨了文化差异如何影响伦理原则的理解和实施。这些研究为应对当前全球医学伦理挑战提供了中国视角。

全球史视野的引入无疑拓展了中国医学史研究的广度和深度，但也带来了新的挑战。如何平衡全球视野与本土特殊性，如何处理跨文化研究中的语言和文化障碍，如何避免西方中心主义的倾向，都是需要中国医学史学者认真思考的问题。

五、学科发展水平分析

（一）研究队伍建设

中国医学史学科的研究队伍在近年来呈现出稳步发展的态势。首先，研究人员的数量有所增加，特别是在一些综合性大学和医学院校中，医学史研究机构的规模不断扩大。其次，研究队伍的学科背景日益多元化。除了传统的历史学和医学背景外，越来越多来自社会学、人类学、科学技术史等领域的学者加入医学史研究中，这为医学史的跨学科发展注入了新的活力。

但当前研究队伍建设仍面临一些挑战。首先，高水平研究人才相对缺乏，特别是能够同时掌握历史研究方法和医学专业知识的复合型人才。其次，研究队伍的年龄结构和地域分布不够均衡，青年学者的比例相对较低，研究力量过度集中在少数研究机构和高校。最后，医学史学科研究队伍的国际化程度有待提高，与国际学术界的交流合作还需进一步加强。

（二）研究成果评估

近年来，中国医学史领域的研究成果在数量和质量上都有明显提升。在数量方面，相关学术论文、专著和研究报告的产出持续增加。在质量方面，不仅出现了一批有国际影响力的研究成果，而且研究主题和方法也呈现出多样化趋势。

特别值得一提的是，一些研究成果在跨学科融合、方法创新和实际应用等方面取得了突破性进展。例如，利用数字人文方法对大规模历史医学文献的分析研究，为理解中医概念的长期演变提供了新的视角。又如，结合环境史和医学史的研究成果，为当前的环境健康政策制定提供了重要参考。

但当前研究成果的整体水平仍有提升空间。首先，原创性重大成果相对不足，对学科理论和方法论的创新贡献有限。其次，研究主题存在一定程度的趋同现象，一些重要但难度较大的研究领域仍有待开拓。最后，研究成果的国际影响力还需进一步提升，在国际顶级期刊上发表的高水平论文数量相对有限。

（三）学科影响力

中国医学史学科的影响力在近年来有所提升，这主要体现在以下几方面。

首先，在医学教育中的地位得到加强。越来越多的医学院校将医学史纳入必修课程，以培养学生的人文素养和批判性思维。其次，在公共卫生政策制定过程中，医学史研究的参考价值日益凸显。特别是在应对新发传染病、制定长期健康策略等方面，历史研究为决策提供了重要的经验借鉴。再次，在公众科普和文化传播方面，医学史研究成果开始受到更多关注，为提高公众的健康素养做出了贡献。

但当前学科影响力的扩大仍面临一些障碍。首先，学科的社会认知度还不够高，医学史研究的价值和意义未能得到广泛理解。其次，学科的实际应用能力有待加强，如何将研究成果更好地转化为实际应用仍是一个挑战。最后，在跨学科交流和国际合作方面，中国医学史学科的参与度和影响力还有待提高。

总之，中国医学史学科在过去几十年里取得了显著进展，研究视野不断拓展，研究方法日益多元，学科影响力稳步提升。这种多学科交叉的研究模式，虽然丰富了学术探讨的深度与广度，却也带来了方法论上的挑战，需要在复杂的学科框架中寻求更为综合、深入的方向发展。如何在保持学科特色的同时推动跨学科融合，如何在传承传统研究方法的基础上实现方法创新，如何培养适应未来发展需要的复合型人才，如何提高研究成果的社会应用价值，都是需要学界深入思考和积极应对的问题。

通过梳理当前中国医学史学科的学术现状，我们不仅看到了学科发展的成就和潜力，也认识到了存在的问题和面临的挑战。这种客观、全面的认识，为制定未来的发展策略奠定了基础。医学史研究不仅关乎学术发展，更与我们理解人类健康、疾病和医疗实践的历史密切相关。在面对全球性健康挑战的今天，重视医学史研究，汲取历史智慧，对于制定卫生政策、培养具有人文关怀的医学人才、提高公众健康素养等方面都具有重要意义。因此，加强医学史学科建设，推动其与其他学科的深度融合，提高其社会影响力和应用价值，应成为学界和社会各界共同关注和支持的事业。

第四节　科学研究

科学研究是医学史学科发展的基石，科学研究的成果构成了学科发展的基础，研究中不断更新的理论和研究手段亦为学科发展提供系统的理论框架和方法论支持。科学研究的严谨性和创新性推动了医学史学科的进步，使其在医学与社会科学之间发挥更大作用，深化对疾病、健康与社会互动的理解。

一、科研活动的总体情况

（一）医学史科研的传承与转向

中国医学史的研究源远流长，其深厚底蕴不仅体现在中医古籍的编纂与医家传记的撰写等实践活动中，更在于历代学者对这一领域的不断探索与传承。步入近现代，陈邦贤、伍连德、王吉民、李涛等学者在中西医融合和系统化医学史撰写上做出重大贡献，在世界医学史的研究中填补了中国医学史的内容。

自20世纪50年代起，我国对包括医学史在内的科学史研究的重视程度日益提升，医学史这一学科逐渐被纳入高等医学院校的教学体系，成为一个正式且备受关注的研究方向。在此期间，中国中医研究院医史研究室、北京医学院（现北京大学医学部）医史教研组等组织机构的成立，1976年少数民族医学史研究的开展，以及1982年中国中医科学院中国医史文献研究所的组建，都为中国医学史的发展奠定了组织基础。医学史的科研工作也涵盖了中医医史文献、西医史（包括西医在中国的传播和发展）、少数民族医药历史等多个研究主题。

20世纪70年代以来，医疗社会史开始受到学界的重视。学者们开始强调将医学放在社会脉络中考察，探究社会因素如何形塑医疗形态、知识内容与研究方向。这种研究取向的转变，使得医学史不再局限于诊断、治疗、药物、技术等传统领域，而是将目光投向了更广阔的社会文化层面。同时，随着新文化史的兴起，身体史、性别史、图像史等新研究领域也逐渐被纳入医学史的研究范畴。20世纪90年代中期以来，我国香港和台湾地区的学者将社会史和文化史与医学史研究相融合，并迅速对我国学术界产生了深远影响。它促使医学史研究从以往相对专门的内史研究，即专注于医学理论、技术、实践及其发展的内部逻辑，转向更宽泛、多元的社会和文化视角。在这种转变下，医学史不再仅仅是医学领域内的专属研究，而是成为历史学、社会学、法学、人类学等多学科共同关注的交叉领域。通过跨学科的合作与对话，医学史研究揭示出医疗实践与社会结构、文化传统、政治经济环境之间的复杂关联，这不仅深化了我们对医学历史的理解，还极大地拓展了医学史研究的边界。

医学史研究的转向，不仅拓展了医学史的研究领域，还挑战了医学知识的客观性和真理观。这种研究取向使学界更加关注医学知识的社会建构过程及医学实践中的文化多样性。同时，这种转向还有助于研究者更好地理解人类医疗保健的多元化特性及医学技术在社会中的传播与影响。从某些层面看来，医学史研究展现出了前所未有的学术魅力和广阔的发展空间。它不仅提供了理解医学历史的新视角和新方法，还促使研究者重新审视和反思医学在现代社会中的地位和作用。通过多视角、多层面的研究，医学史研究不仅揭示了医学知识的多元性和复杂性，还揭示了医疗保健活动的社会性和文化性。

值得注意的是，研究转向在带来诸多益处的同时，也存在一定局限性。例如，一些学者认为由社会史转向医学史的研究过于关注社会因素而忽略了医学本身的科学性。由文化史转向医学史的研究则可能过于强调文化的多样性而忽略医学知识的普遍性和规律性。此外，需要注意的是，转向并不意味着完全摒弃传统的医学史研究方法和内容。相反，当前的医学史研究在吸收和借鉴社会史、文化史等研究方法的同时，也保留了对医学理论、技术、实践等内部逻辑的深入剖析。这种融合传统与现代、内史与外史的研究方式，使得医学史研究在保持其学科独特性的同时，又具备了更强的跨学科性和包容性。在未来的医学史研究中，应该继续保持平衡和开放的态度，既要关注医学的社会文化维度，也要重视医学的科学性和规律性。

（二）多学科参与的科研机构与团队

多学科参与体现在科研机构、科研团队和科研成果方面。早期的医学史研究团队主要集中在中医药大学或中医药研究所中，相关学者致力于中医学史的深入研究。同时，科学技术史学科分支下的医学史学科团队也是重要的研究力量，例如，以北京大学医学部的医学史学科团队为代表的、分布在综合大学和医科大学的研究力量，在学科人才培养和研究方面均取得了丰富的成果。此外，中国科学院自然科学史所作为科学史研究的重要基地，部分学者也在医学史研究领域取得了不俗的成绩。

随着历史学者的不断加入，综合性大学的历史学院逐渐崛起成为医学史研究的重要力量。南开大学历史学院、上海大学文学院、陕西师范大学历史学院等历史研究机构在医学史尤其是医疗社会史、医疗文化史等方面取得了丰硕的研究成果，成为国内医学史研究的"重镇"。同时，少数民族医学史的研究也备受关注，青海大学医学院的藏医学史研究和藏医典籍整理、内蒙古医科大学的蒙医学史研究等成果斐然，展现了少数民族医学史研究的勃勃生机与独特魅力。

此外，还有很多社会学、人类学、文学、哲学、传播学、博物馆学学者从不同视角开展研究，组建了相应的规模不等的学科团队。在多学科参与的研究氛围下，医学史在资料来源、研究方法、理论框架等方面均得到了极大的丰富与深化，研究成果和科研项目也更加丰富多样。

（三）新挑战和新机遇

新冠疫情的暴发，使全球社会陷入了巨大的挑战与动荡之中，同时也使人们愈加深刻地意识到疾病对人类社会的深远影响。这场疾病大流行不仅仅是一个公共卫生危机，更引发了广泛的社会、经济与政治反思。对医学史的研究显得尤为重要，尤其是关于传染病的历史、公共卫生体系的发展等方面的研究受到广泛关注。在多方因素影响下，国家社会科学基金、教育部人文社会科学基金、省市社会科学基金等各级课题中医学史研究的数量和学术成果也逐步增加。

从传染病历史的角度来看，新冠疫情为研究者提供了一个重新审视人类历史中发生的瘟疫与人类社会互动关系的契机，从而理解瘟疫的传播机制、社会影响及人类的应对策略。公共卫生体系的发展也是医学史研究在疫情背景下的重要议题。面对新冠疫情的挑战，全球公共卫生体系经受了前所未有的考验。各国在疫情防控中的表现差异巨大，这既与各国的公共卫生体系建设水平有关，也与政府在疫情防控中的决策和执行能力密切相关。通过对公共卫生体系历史的研究，可以深入了解公共卫生体系的发展历程、经验教训及未来的发展方向。这对于完善全球公共卫生体系、提高疫情防控能力具有重要意义。疫情的发生，使疾病医疗史研究的现实意义得到了直接体现，原本象牙塔内方兴未艾的医疗史研究骤然进入公众视野，历史上的疾病、健康、公共卫生及生命成为广泛关注的议题，这也进一步助推了学术界相关研究的深入，也为理解人类历史和社会变迁提供了新的视角。

值得强调的是，医学史研究对讲述中国故事也有重要价值。通过深入挖掘古代应对瘟疫的历史记录，展现了我国在抗击疫情方面的悠久历史和丰富经验。这些历史叙事不仅记录了瘟疫的流行状况和应对措施，更彰显了中华民族在面对灾难时的坚韧不拔和自强不息。在新时代，为实现中华民族伟大复兴，推动构建人类卫生健康共同体，医学史学者应努力创建具有中国特色的医学史学术流派和理论体系。

二、2000年以后主要的医学史科研项目

医学史已经发展成为历史学、医学和社会科学的交叉领域，展现了独特的学术魅力和广阔的发展空间。篇幅所限，本报告难以尽数列举我国2000年以来的全部医学史科研项目，特选取部分项目列举说明，详见表1-3。

三、未来可能的科研方向

（一）研究视角的转变与多维度的探索

新冠疫情促使医学史学者重新审视人与病毒的关系，将研究视角从传统的疾病与医学史扩展到生命进化史、文明发展史和人类交往史等多个维度。这种多维度的研究视角不仅帮助我们更深入地理解病毒在不同历史场景中的作用，还揭示了人与自然、人与社会之间的互动。未来的医学史研究将更加注重跨学科整合，将历史学、社会学、人类学、经济学乃至生态学的方法结合起来，以更全面的视角探讨医学现象及其背后的社会文化动因。同时，在历史研究中引入生命意识至关重要，研究者需要关注有血有肉、有理有情的生命。医学史研究作为生命史学的重要组成部分，需要更加关注个人与群体的生命认知、体验与表达。

表1-3 2000年以后主要的医学史科研项目

项目类别	项目名称	立项时间	负责人	单位
国家社会科学基金项目				
一般项目	近代瘟疫、经济转型与文化变迁——上海、东北半殖民口岸都市的鼠疫、瘟疫、霍乱和花柳病	2003年	胡成	南京大学
一般项目	环境、瘟疫与人类社会历史发展研究	2004年	王旭东	中国社会科学院
重大项目	中医典籍研究与英译工程	2005年	罗希文	中国社会科学院
一般项目	中国共产党领导禁毒斗争的历史考察和经验研究	2005年	齐霁	天津商学院
一般项目	隋唐时期的医疗与外来文明	2005年	陈明	北京大学
西部项目	敦煌遗书中之佛书与传统医学研究	2005年	李应存	甘肃中医学院
一般项目	两汉身体观对魏晋美学的开启	2006年	刘成纪	北京师范大学
一般项目	敦煌写本医籍与日本汉文医籍比较研究	2006年	王亚丽	贵州民族大学
青年项目	唐末时期的传染病及应对机制的历史考察	2006年	余欣	复旦大学
一般项目	藏蒙医学史研究	2007年	宗喀·漾正冈	兰州大学
一般项目	宋代妇女研究——以女性身体为视角	2007年	杨果	武汉大学
一般项目	20世纪洞庭湖区血吸虫病等疫灾流行史及减灭防疫	2007年	杨鹏程	湖南科技大学
一般项目	中国古代北方游牧民族医药文化研究	2007年	宝音图	内蒙古民族大学
一般项目	日本侵华细菌战史研究	2007年	陈致远	湖南文理学院
一般项目	侵华日军细菌战罪行考	2007年	刘永贵	防化指挥工程学院
青年项目	宋代重大疫情与社会反应研究	2007年	韩毅	中国科学院
一般项目	《道藏》医籍研究与校注	2008年	金正君	上海中医药大学

续　表

项目类别	项目名称	立项时间	负责人	单位
一般项目	新出土简牍涉医文献整理与研究	2008年	张如青	上海中医药大学
青年项目	英国食品安全立法与监管政策的历史演变（1860—2000）及其对我国的启示	2008年	魏秀春	临沂大学
青年项目	中世纪晚期英国的瘟疫和社会（1348—1530年）	2008年	李化成	陕西师范大学
西部项目	黑水城出土西夏文医药文献整理与研究	2008年	梁松涛	兰州大学
一般项目	1955—2003：中国共产党领导农村合作医疗的历史考察及经验研究	2009年	曹普	中共中央党校
一般项目	魏晋至金元之中医哲学史	2009年	程雅君	四川大学
青年项目	鼠疫与伦敦城市公共卫生（1518—1667）	2009年	邹翔	曲阜师范大学
青年项目	基于语料库的中医典籍英译研究	2009年	兰凤利	上海中医药大学
青年项目	追寻医学的美德——西方医学伦理思想发展史研究	2009年	刘月树	天津中医药大学
后期资助项目	唐代疾病、医疗史初探	2009年	于赓哲	陕西师范大学
西部项目	回鹘医学文书研究	2009年	阿布里克木·亚森	新疆大学
重大项目	马王堆汉墓简帛字词全编	2010年	刘钊	复旦大学
一般项目	中国共产党领导卫生防疫事业的历史考证研究	2010年	李洪河	河南师范大学
一般项目	佛教医学思想研究	2010年	王月清	南京大学
一般项目	中国医学古籍文献的挖掘整理与考证研究	2010年	刘时觉	温州医学院
青年项目	云南傣族、彝族医药古籍总目提要编纂及其价值研究	2010年	罗艳秋	云南中医学院
西部项目	西夏医药文献整理研究	2010年	王艳红	宁夏医科大学
重大项目	传染病对中国历史影响与冲击综合研究	2011年	曹树基	复旦大学
重点项目	中国古代传染病流行的地理规律与历史影响的综合	2011年	龚胜生	华中师范大学

续 表

项目类别	项目名称	立项时间	负责人	单位
重点项目	美国解密日本细菌战档案调查研究	2011年	金成民	侵华日军第七三一部队罪证陈列馆
一般项目	建国以来党处理重大公共卫生事件的历史考察与经验研究	2011年	张晓丽	安徽医科大学
一般项目	中国少数民族医学哲学史研究	2011年	徐仪明	湖南师范大学
一般项目	汉文《大藏经》中涉医文献的辑录与研究	2011年	李兆健	上海中医药大学
一般项目	新中国60年江浙地区麻风病防控与社会保障机制研究	2011年	董国强	南京大学
一般项目	"大拱北医术"文献整理及医药文化研究	2011年	窦红莉	宁夏医科大学
青年项目	云南傣族医药古籍文献整理及其基础数据库建设研究	2011年	陈海玉	云南大学
西部项目	云南少数民族医药文献联合目录编纂与研究	2011年	戴翥	云南中医学院
西部项目	秦汉简帛医学词汇研究	2011年	周祖亮	广西中医学院
西部项目	陕甘宁边区卫生史研究(1937—1945)	2011年	温金童	陇东学院
重大项目	中医文化核心价值体系及其现代转型研究	2012年	王旭东	南京中医药大学
重大项目	简帛医书综合研究	2012年	张显成	西南大学
重大项目	《中国疫灾历史地图集》研究与编制	2012年	龚胜生	华中师范大学
一般项目	建国以来中国共产党领导血吸虫病防治工作的历史经	2012年	万振凡	江西师范大学
一般项目	20世纪英国煤工尘肺病的认知、社会动员和政府治理研究	2012年	马端映	陕西师范大学
一般项目	汉语中医词汇史研究	2012年	陈增岳	肇庆学院
青年项目	近代中国铁路卫生史研究(1876—1949)	2012年	黄华平	皖南医学院
青年项目	以敦煌为中心西北出土汉至宋来涉医文献研究	2012年	王亚丽	兰州大学

续　表

项目类别	项目名称	立项时间	负责人	单位
青年项目	蒙古族公众蒙医文化研究	2012年	包红梅	内蒙古大学
西部项目	白族医药史研究	2012年	吕跃军	大理学院
西部项目	汉唐间多民族医药文化在敦煌医学文献中的融合性研究	2012年	史正刚	甘肃中医学院
西部项目	维吾尔医学文化对新疆现代医学文化发展影响研究	2012年	刘剑	新疆医科大学
一般项目	宋元明清时期哲学对医学思想影响研究	2013年	谷建军	辽宁中医药大学
一般项目	近代以来西医在中国本土化与职业化研究	2013年	郝先中	皖西学院
一般项目	青铜—早期铁器时代西北地区居民牙齿骨骼病理研究	2013年	陈靓	西北大学
青年项目	20世纪中国性病控制社会史研究	2013年	杜鹃	中共北京市委党校
青年项目	医药文本与东晋南朝史研究	2013年	肖荣	深圳大学
青年项目	外来香药对中国中古社会影响研究	2013年	温翠芳	西南大学
青年项目	现存《永乐大典》涉医文献研究	2013年	张雪丹	上海中医药大学
西部项目	四川南派藏医药古籍的抢救性挖掘整理及数据库研究	2013年	邓都	成都中医药大学
西部项目	基于回医药四部经典的回医文化的理论梳理研究	2013年	郑冬生	宁夏医科大学
西部项目	中央苏区医疗卫生工作研究	2013年	刘善玖	赣南医学院
西部项目	抗日根据地医疗卫生史研究	2013年	罗凯	陇东学院
一般项目	宋代的药品生产与政府管理研究	2014年	韩毅	中国科学院
一般项目	清代瘟病知识的建构与江南社会研究	2014年	张田生	渭南师范学院
一般项目	新疆出土医药文献整理研究	2014年	王兴伊	上海中医药大学
一般项目	成都老官山汉墓出土医简整理研究	2014年	李继明	成都中医药大学
一般项目	传染性疾病与美国早期社会研究	2014年	丁见民	南开大学

续　表

项目类别	项目名称	立项时间	负责人	单位
一般项目	清代整理中医药文献研究	2014年	杨东方	北京中医药大学
一般项目	近二十年海外回归之宋元明清籍俗字研究	2014年	刘敬林	安庆师范学院
青年项目	中日民间保存的"细菌战"文献文物搜集、整理与研究	2014年	杨彦君	哈尔滨市社会科学院
青年项目	英国公共卫生管理制度变迁研究（1848—1914）	2014年	王广坤	厦门大学
青年项目	成都老官山汉墓漆人经脉腧穴特点及价值研究	2014年	周兴兰	成都中医药大学
青年项目	出土《日书》类文献中涉医资料研究	2014年	丁媛	上海中医药大学
青年项目	秦汉简帛涉医文献疑难字词研究及数据库建设	2014年	刘建民	山西大学文学院
后期资助项目	中国近世道教送瘟仪式研究	2014年	姜守诚	中国社会科学院
后期资助项目	中日接受西方解剖学之比较研究	2014年	朱亚华	中国中医药科学院
后期资助项目	宋元明清易学史视野下的先天学研究	2014年	赵中国	北京中医药大学
西部项目	维吾尔医药历史研究	2014年	安尼瓦尔·托乎提	新疆医科大学
西部项目	藏医药经典藏文古籍珍善本的抢救性搜集、整理及数字化研究	2014年	华尔江	成都中医药大学
特别委托重大项目	中医南方地区侵华日军细菌战研究（湖南及周边地区）	2014年	陈致远	湖南文理学院
重大项目	藏蒙医学历史与现状调查研究	2015年	宗喀·漾正冈布	兰州大学
重大项目	土登彭措：藏蒙医学历史与现状调查研究	2015年	土登彭措	西南民族大学
重点项目	基于先秦两汉涉医文献的早期医家身体观研究	2015年	张其成	北京中医药大学
重点项目	中世纪西欧医学与健康问题研究	2015年	李化成	陕西师范大学
一般项目	明代道教医学服食文献整理及其治未病思想研究	2015年	何振中	中国中医科学院
一般项目	英藏基督教与近代中国麻风病救治档案整理与研究	2015年	周东华	杭州师范大学

续 表

项目类别	项目名称	立项时间	负责人	单位
一般项目	抗战时期疫病流行与应对研究	2015年	王小军	华东交通大学
一般项目	近代英国公共医疗服务体制变迁研究	2015年	郭家宏	北京师范大学
青年项目	即墨北阡遗址大汶口文化时期古代居民的DNA研究	2015年	曾雯	山东大学
青年项目	拜占廷医学的成就与贡献研究	2015年	邹薇	四川大学
青年项目	彝族医药史研究	2015年	罗艳秋	云南中医学院
青年项目	藏医药矿物质用药的历史及现状研究	2015年	切吉让忠	青海大学
青年项目	西南少数民族汉文医药古籍的搜集、整理和研究	2015年	彭馨	遵义医学院
后期资助项目	唐代疾病、医疗史再探	2015年	于赓哲	陕西师范大学
后期资助项目	中国古代痨疾史	2015年	王政	淮北师范大学
后期资助项目	中国传统心性学说心理治疗思想的溯源与重构	2015年	熊韦锐	重庆师范大学
西部项目	藏医《四部医典》的词汇研究	2015年	贡却坚赞	青海大学
西部项目	藏医药学理论体系与其他传统医学发展史比较研究	2015年	华欠桑多	青海大学
重大项目	长江流域血吸虫病流行史	2016年	姜庆五	复旦大学
重大项目	西南少数民族医药文献数据库建设及相关专题研究	2016年	张艺	成都中医药大学
重大项目	出土西夏文涉医文献整理与研究	2016年	梁松涛	河北大学
一般项目	建国以来内蒙古的蒙医发展史与蒙医现状调查研究	2016年	财吉拉胡	中国中医科学院
一般项目	10—14世纪丝绸之路中段个民族医药文化交流研究	2016年	杨东宇	陕西师范大学
一般项目	汉代简帛医学文献的综合整理与研究	2016年	方勇	吉林师范大学
一般项目	明清江南儒医研究	2016年	冯玉荣	华中师范大学
一般项目	宋代笔记医药文献整理与研究	2016年	周云逸	河北大学

续　表

项目类别	项目名称	立项时间	负责人	单位
一般项目	青海地区藏医药古籍文献收集、整理与数字化研究	2016年	季捐政	青海大学
青年项目	宋金元伤寒著述版本研究与辑佚	2016年	逯铭昕	山东师范大学
后期资助项目	近代香港的西方医学与公共卫生（1841—1941）	2016年	杨祥银	温州大学
后期资助项目	中美医学交流史	2016年	张大庆	北京大学
后期资助项目	从隔离病人到治理环境：19世纪英国霍乱防治研究	2016年	毛利霞	河南科技大学
后期资助项目	中世纪西欧的医生	2016年	高建红	陕西师范大学
西部项目	20世纪50年代以来欧美对抗生素监管的历史与启示研究	2016年	施雾	云南大学
西部项目	中藏医放血疗法古籍文献挖掘与创新研究	2016年	任延明	青海大学
西部项目	基于《藏药三大本草》的藏药本草学研究	2016年	增太加	青海大学
西部项目	新疆维吾尔医药文化保护研究	2016年	付江	新疆医科大学
抗日战争研究专项工程项目	侵华日军细菌战罪行史料整理及专题数据库建设	2016年	金成民	侵华日军第七三一部队罪证陈列馆
重大项目	敦煌西域出土汉文医药文献综合研究	2017年	沈澍农	南京中医药大学
一般项目	回医药汤瓶八诊疗法治论体系的整理研究	2017年	贺晓慧	宁夏医科大学
一般项目	道教医疗签文献整理研究	2017年	程志立	中国中医科学院
一般项目	近代西北温疫防治的"本土经验"演化研究（1850—1949）	2017年	谢亮	兰州交通大学
一般项目	晚清民国时期西南麻疯调查与防治的资料整理与研究	2017年	付春	中共云南省委党校
一般项目	非洲疾病演进与防控史研究	2017年	胡美	浙江师范大学
一般项目	欧美医疗社会文化史研究	2017年	闵凡祥	南京大学
一般项目	古代中国医学文献的知识标注与知识挖掘研究	2017年	谢靖	南京中医药大学

续 表

项目类别	项目名称	立项时间	负责人	单位
青年项目	"儒学化"转向与金元医学知识的建构研究	2017年	张园园	武汉科技大学
青年项目	出土简牍与战国秦汉医疗研究	2017年	杨勇	湖南大学
青年项目	湘黔桂边区侗医药古籍文献收集、整理及数字化研究	2017年	郑钦方	湖南医药学院
青年项目	出土中兽医学文献综合研究	2017年	张本瑞	上海中医药大学
后期资助项目	争议中的传统：变动世界里的中医（1840—1949）	2017年	鲁萍	苏州大学
后期资助项目	中国博医会与中国现代医学的发展（1886—1932）	2017年	崔军锋	河北大学
后期资助项目	中日古代拔牙风俗比较研究	2017年	何星亮	中国社会科学院
后期资助项目	楚汉医学辞典	2017年	程树华	四川师范大学
后期资助项目	藏汉医药交流史考	2017年	汤杏林	中国青年政治学院
后期资助项目	宋明理学与中医理论嬗变	2017年	姚春鹏	曲阜师范大学
冷门绝学	十九世纪前欧洲科学家和汉学家视野下的中医西传研究	2018年	高晞	复旦大学
重大项目	出土先秦两汉医药文献与文物综合研究	2018年	张如青	上海中医药大学
重大项目	宋元以来中医知识的演变与现代"中医"的形成研究	2018年	余新忠	南开大学
重点项目	四川成都天回镇汉墓出土医简与《黄帝内经》比较研究	2018年	顾漫	中国中医科学院
一般项目	长征时期国民对红军医疗救护资料辑录与研究	2018年	胡安徽	贵州师范大学
一般项目	我国近代幼儿体育发展历程反思及当代价值研究	2018年	黄黄	南通大学
一般项目	近代中国公共卫生意识变迁研究	2018年	张玲	川北医学院
一般项目	中国"医学六经"传承史	2018年	王育林	北京中医药大学
一般项目	以《海上医宗》为核心的中越医学交流史研究	2018年	肖永芝	中国中医科学院
一般项目	17—19世纪英国精神疾病与精神卫生问题研究	2018年	邹翔	曲阜师范大学

续 表

项目类别	项目名称	立项时间	负责人	单位
一般项目	民国时期中医古籍出版与文化传承研究	2018年	赵艳	北京中医药大学
青年项目	近代日本在华医学调查的研究（1900—1945）	2018年	童德琴	山东社会科学院
青年项目	"中国血吸虫病防治红旗县"社会变迁研究（1949—2016）	2018年	万心	江西师范大学
青年项目	近代西北地方媒介传播西医防疫思想研究	2018年	吕强	西北政法大学
后期资助项目	骟书《五十二病方》文献问题研究	2018年	陈红梅	天津中医药大学
后期资助项目	近代中国肺结核病的知识转型与社会生活	2018年	李恒俊	南京理工大学
西部项目	"一带一路"中国—东盟传统医药文献资源战略保障体系研究	2018年	黄刚	广西中医药大学
西部项目	简牍中的体育史料研究	2018年	李小蕙	兰州理工大学
西部项目	近现代中医哲学史	2018年	程雅君	四川大学
抗日战争研究专项工程项目	侵华日军第713部队与日本细菌战档案资料和证言的调查与整理研究	2018年	赵士见	伪满皇宫博物院学术研究部
冷门绝学	《黄帝内经》古音研究	2019年	刘阳	中国中医科学院中国医史文献研究所
冷门绝学	基于先秦两汉涉医简帛的早期中医药文化溯源研究	2019年	熊益亮	北京中医药大学
冷门绝学	多元文化视域下吐鲁番出土医学文书交流互鉴研究	2019年	王兴伊	上海中医药大学
冷门绝学	藏医药文化与天文历算学的关系研究	2019年	南木加	西藏藏医药大学
冷门绝学	出土简牍所见体育健身资料整理与研究	2019年	张继刚	西北师范大学
冷门绝学	中医特色急诊急救技术的保护和传承式研究	2019年	吕存柱	海南医学院
冷门绝学	亚述帝国都城尼尼微出土医药文献整理与研究	2019年	王俊娜	山西师范大学
重大项目	中医药基本名词术语挖掘、整理及翻译译标准化研究	2019年	严世芸	上海中医药大学

续 表

项目类别	项目名称	立项时间	负责人	单位
重点项目	苗疆传统体育文献采辑与整理研究	2019年	白晋湘	吉首大学
重点项目	金代齐国王墓出土人骨的综合研究	2019年	朱泓	吉林大学
一般项目	闽西苏区医药卫生史料的发掘整理与时代价值研究	2019年	华碧春	福建中医药大学
一般项目	先秦道家气学史	2019年	李刚	遵义医科大学
一般项目	改革开放40年女性体育身体观的图像史证	2019年	杨雪	暨南大学
一般项目	殷墟甲骨文体育考刻辞整理与研究	2019年	卢金峰	郑州大学
一般项目	"海上丝绸之路"古代体育文化研究	2019年	曾小松	深圳大学
一般项目	汉画像石（砖）体育图像研究及当代启示研究	2019年	邢金善	郑州航空工业管理学院
一般项目	中国传统体育文化在朝鲜半岛的传播与嬗变研究	2019年	蔡艺	湖南工业大学
一般项目	古印度梵文医典《八心集》汉译及其对藏蒙汉医的影响研究	2019年	王张	成都中医药大学
一般项目	出土西夏文药方语言文字专题研究	2019年	惠宏	宁夏医科大学
一般项目	改革开放以来壮医药挖掘传承发展路径与创新性发展对策研究	2019年	戴铭	广西中医药大学
一般项目	外丹黄白术史研究	2019年	容志毅	广西民族大学
一般项目	出土涉医文献与古医书经典化研究	2019年	杜锋	西南大学
一般项目	传染病流行与近代东北社会变迁研究（1861—1931）	2019年	管书合	吉林大学
一般项目	抗战时期中国军民营养卫生保障问题的史料整理与研究	2019年	王公	中国科学院
一般项目	日伪统治下苏院沿江地区教会医院档案整理与研究	2019年	张慧卿	江苏省社会科学院
一般项目	17—19世纪中国本草图像在日本的传播研究	2019年	杨卫华	常州大学
一般项目	以"中医药文告"传播为中心的清末民初中医疗史研究	2019年	马捷	北京中医药大学
一般项目	中非传统医药合作交流史研究	2019年	王磊	上海中医药大学

续　表

项目类别	项目名称	立项时间	负责人	单位
一般项目	高山古城宝墩文化人类骨骼考古研究	2019年	原海兵	四川大学
一般项目	新疆扎滚鲁克墓地先民遗骸的整理、数据库建设及儿童头骨体质特征研究	2019年	李海军	中央民族大学
一般项目	临淄粉庄战国时期居民口腔疾病及齿根管形态研究	2019年	谷雨	山东大学
青年项目	汉"龙"佛教医疗社会史	2019年	王大伟	四川大学
青年项目	《道藏》所涉道教医药思想文献的系统整理与诠释	2019年	刘珊	浙江中医药大学
青年项目	伯力审判及其揭露的日本细菌战罪行研究	2019年	刘茹	侵华日军第七三一部队罪证陈列馆
青年项目	基于语料库的越南中医古籍辑注及相关问题研究	2019年	程之文	重庆师范大学
重大项目	中国麻风病离防疫史料整理与研究（1368—1978）	2020年	周东华	杭州师范大学
重大项目	中国传统医学疫情防控史料搜集、整理与研究	2020年	肖永芝	中国中医科学院中国医史文献研究所
重大项目	新编中医哲学思想通史	2020年	徐仪明	湖南大学
重大项目	中国公共卫生防疫史研究	2020年	杜丽红	中山大学
重大项目	人类瘟疫史	2020年	李化成	陕西师范大学
重大项目	当代重大传染病防治史研究及数据库建设	2020年	张大庆	北京大学
冷门绝学	《黄帝内经》运气理论之古天文历法研究	2020年	贺娟	北京中医药大学
一般项目	宋代邪祟病与医疗变迁研究	2020年	惠冬	河南大学
一般项目	道教对中医药重要影响贡献之研究	2020年	金正君	上海中医药大学
一般项目	宗教医籍所见人畜共患疫病资料的整理与研究	2020年	闵祥鹏	河南大学

续　表

项目类别	项目名称	立项时间	负责人	单位
一般项目	中央苏区医疗卫生史料收集、整理与研究	2020年	刘善玖	赣南医学院
后期资助项目	鼠疫防治与民初中国的政治、医疗社会、整理与研究（1917—1918）	2020年	张建军	内蒙古师范大学
重大项目	中国共产党百年医疗卫生史料收集、整理与研究	2021年	李洪河	河南师范大学
冷门绝学	中国历史温疫图像整理与疫灾文化研究	2021年	龚胜生	华中师范大学
一般项目	敦煌吐蕃医学图像整理与研究	2021年	维马泽里	西藏大学
一般项目	英属印度霍乱防治与医学交汇研究（1817—1947）	2021年	杜宪兵	天津师范大学
一般项目	明代医家碑传资料整理与研究	2021年	王尊旺	福建中医药大学
一般项目	敦煌吐蕃医学文献整理与研究	2021年	志玛泽仁	四川民族学院
一般项目	中医生命伦理思想史研究	2021年	杨静	成都中医药大学
青年项目	20世纪英国医生职业角色转换研究	2021年	白爽	南京师范大学
青年项目	英帝国卫生防疫史研究（1832—1945）	2021年	刘旭	重庆邮电大学
冷门绝学	中国医学史视域下医药文化遗产资料挖掘整理研究	2022年	甄橙	北京大学
冷门绝学	藏医手抄本古籍《至尊南杰扎桑医书》整理与研究	2022年	华欠桑多	青海大学
冷门绝学	传统医药视域下的纳西东巴经文献整理与知识编目	2022年	李志勇	中国中医科学院中药研究所
冷门绝学	阿育吠陀医典梵藏对勘、汉译与研究	2022年	刘英华	中国中医科学院中国医史文献研究所
冷门绝学	基于出土医学简帛的秦汉数术文献整理与思想溯源研究	2022年	谷建军	北京中医药大学
一般项目	新发现的蒙古文医籍《钦定格体全录》整理研究	2022年	周大平	内蒙古大学
一般项目	藏医防治温疫史及其现实意义研究	2022年	角巴加	青海大学
一般项目	宋明理学视域下中医学术中心南正现象的研究	2022年	郑齐	中国中医科学院中医基础理论研究所

续　表

项目类别	项目名称	立项时间	负责人	单位
一般项目	"中医针灸"非遗档案跨社群整合研究	2022年	徐欣云	江西师范大学
一般项目	本草类中医古籍用字研究	2022年	马乾	西北大学
一般项目	古壮字药文献搜集、整理与研究	2022年	周祖亮	广西中医药大学
一般项目	清代中医疫病学发展知识图谱构建研究	2022年	赵岩松	北京中医药大学
一般项目	济慈诗歌中的医学伦理、疾病与死亡书写研究	2022年	卢炜	北京大学
一般项目	古代埃及社会医疗体系研究	2022年	刘金虎	西北大学
一般项目	中国共产党领导中医药事业的历程及经验研究	2022年	胡永干	湖北中医药大学
一般项目	近代德国医生在华活动及影响研究	2022年	袁玮蔓	南开大学
一般项目	日本在台湾的殖民医学统制体系研究（1895—1945）	2022年	孙志鹏	东北师范大学
一般项目	敦煌吐鲁番中医药古籍文献英译及研究	2022年	张斌	西安理工大学
一般项目	陕甘宁边区中医药防治疫病史料搜集、整理与研究（1937—1948）	2022年	方海兴	陕西师范大学
一般项目	云南各民族医疗实践中的文化交流研究	2022年	高登荣	云南民族大学
一般项目	明清稿抄本医疗文献的整理研究	2022年	张苇航	上海中医药大学
一般项目	近代上海防疫医院研究	2022年	袁媛	东华大学
青年项目	中国亡佚古医籍目录综合研究	2022年	葛政	中国中医科学院中医药信息研究所
青年项目	藏蒙医药古籍《药名训诂》整理与利用研究	2022年	孟和乌力吉	内蒙古民族大学
后期资助项目	俄国医学史（1581—1917）	2022年	梁红刚	长春师范大学
后期资助项目	战争与医学：日本侵华战争中的军事医疗（1894—1945）	2022年	王格格	南京医科大学
重大项目	新中国古籍整理出版事业史研究	2023年	徐俊	山东大学

续　表

项目类别	项目名称	立项时间	负责人	单位
重点项目	民国中医药期刊文献整理与知识发现研究	2023年	李文林	南京中医药大学
重点项目	苏联全民免费医疗模式研究	2023年	吕卉	海南大学
冷门绝学	道教医学丛书《青囊杂纂》整理与研究	2023年	汪桂平	中国社科院世界宗教研究所
冷门绝学	藏医养生学古籍文献搜集、集成与研究	2023年	贡却坚赞	青海大学
冷门绝学	张家山汉简《引书》导引术研究	2023年	代金刚	中国中医科学院医学实验中心
一般项目	藏医药古籍整理与时空知识图谱研究	2023年	华尔江	成都中医药大学
一般项目	新中国中医古籍整理出版研究（1949—2022）	2023年	宋白杨	中国中医科学院中国医史文献研究所
一般项目	民国稿抄本医案文献整理与研究	2023年	陈婷	首都医科大学
一般项目	明清鄂东南道教医学文献调查研究	2023年	李贵海	中国社会科学院世界宗教研究所
一般项目	近代西欧船医研究	2023年	张兰星	四川师范大学
一般项目	留日医学生与近代中国西医发展研究	2023年	朱虹	上海大学
一般项目	物质文化视角下的中医传与江户时代医学流变研究	2023年	姜姗	北京协和医学院
一般项目	近世日本汉方医学与中医"同源异流"研究	2023年	郭崇	河南工业大学
一般项目	15—18世纪朝贡体系下东亚海域医学交流网络研究	2023年	安艺舟	山西大学
一般项目	唐宋时期中医药著作域外传播与影响研究	2023年	韩毅	中国科学院自然科学史研究所
西部项目	近代以来欧洲中医汉学发展史研究	2023年	肖丽萍	云南中医药大学

续表

项目类别	项目名称	立项时间	负责人	单位
西部项目	藏医药浴疗法的传承现状与保护对策研究	2023年	李毛才让	青海大学
西部项目	医药与博物双重视域下本草的哲学研究	2023年	彭必生	兰州大学
一般项目	俄罗斯和藏20世纪上半叶中俄（苏）医疗卫生交流档案文献的整理与研究	2024年	卢春月	长春师范大学
一般项目	红色报刊中的医疗卫生文献收集、整理与数字化利	2024年	郑宏颖	遵义医科大学
一般项目	元代儒医研究	2024年	刘岳超	河南中医药大学
一般项目	南亚地区涉藏医药历史与现状研究	2024年	罗辉	中国藏学研究中心
青年项目	近代中国的"西药"文化史研究	2024年	刘菲雯	华中师范大学
青年项目	清代徽州民间医案整理与研究	2024年	董晓艳	上海大学
青年项目	情感转向下的明清女性医疗史研究	2024年	顾玥	上海交通大学
教育部				
重大（重点）项目/博士点基金项目	16世纪以来的鼠疫流行与中国社会变迁	2001年	曹树基	复旦大学
重大（重点）项目/博士点基金项目	新安医学文献整理与研究	2002年	张玉才	安徽中医学院
重大（重点）项目/博士点基金项目	民国时期自由职业者群体研究——以医师、律师、会计师为中心的考察	2004年	朱英	华中师范大学
青年项目	传染病对威同年间战局的影响	2005年	李玉尚	中国海洋大学

续 表

项目类别	项目名称	立项时间	负责人	单位
规划项目	近代以来中西医论争及其学术地位演变	2007年	郝先中	皖西学院
规划项目	中国古代瘟疫与战争的时空耦合及其社会生态研究	2008年	龚胜生	华中师范大学
规划项目	十一部中医古籍词语研究	2008年	孙文钟	上海中医药大学
青年项目	明清江南医学学派之比较研究——以吴中、新安和钱塘医派为中心	2009年	冯丽梅	山西中医学院
规划项目	《黄帝内经》常用医学术语的人文要素研究	2009年	鞠宝兆	辽宁中医药大学
规划项目	基于文献的中医外科发明创造研究	2009年	和中浚	成都中医药大学
规划项目	战争·灾荒·瘟疫——抗战时期鲁西、冀南地区历史研究	2009年	徐畅	山东大学
后期资助项目/重点项目	《中医古籍珍本集成》编撰	2009年	王旭东	南京中医药大学
青年项目	独龙族医药文化研究	2010年	侯宾	云南中医学院
青年项目	13—16世纪蒙医药发展史研究	2010年	德力格玛	内蒙古医学院
青年项目	民国时期北京西医群体研究（1912—1949）	2010年	陈雁	北京理工大学
青年项目	麻风病救治与近代中国公共卫生意识的成长	2010年	周东华	杭州师范大学
青年项目	民国时期的医师群体研究（1912—1937）——以上海为考察中心	2010年	尹倩	华中科技大学
青年项目	国家与社会的互动：新中国成立初期中国红十字会研究	2010年	徐国普	浙江科技学院
规划项目	皖派朴学家《黄帝内经素问》校诂研究	2010年	牛淑平	安徽中医学院
规划项目	"十三经"中医学名词演变的研究	2010年	赵鸿君	辽宁中医药大学
规划项目	中国古代名医医案研究	2010年	秦玉龙	天津中医药大学
规划项目	白族医药历史与文化研究	2010年	吕跃军	大理学院
规划项目	血吸虫病与那兰湖区生态环境变迁（1900—2010）	2010年	万振凡	江西师范大学

续表

项目类别	项目名称	立项时间	负责人	单位
规划项目	20世纪初东北抗疫应对与新生活方式之建构	2010年	焦润明	辽宁大学
后期资助重点项目	我国古代论法医学文献整理研究	2010年	吴志刚	贵阳中医学院
青年项目	中国中医文化传播史研究	2011年	王明强	南京中医药大学
青年项目	时空视野下人类流感疫情的全球性起源、传播与迁移（1918—2010）	2011年	綦翀晖	石家庄铁道大学
青年项目	《四库全书总目·医家类》研究	2011年	杨东方	北京中医药大学
规划项目	宋代文士通医现象研究	2011年	薛芳芸	山西中医学院
规划项目	哈尼族医药文化研究	2011年	杨梅	云南中医学院
规划项目	唐代佛教医学研究	2011年	勾利军	暨南大学
规划项目	集体化时期农村合作医疗制度和赤脚医生现象研究	2011年	李德成	江西师范大学
规划项目	美国在越战中的生化武器使用研究（1961—1973）	2011年	吕桂霞	聊城大学
规划项目	民国时期公共卫生思想与制度研究	2011年	胡勇	南京大学
重大（重点）项目/博士点基金项目	近世致死后群体的专业化与社会变迁——以史家、儒医、讼师为中心的考察	2012年	吴琦	华中师范大学
青年项目	简帛经方类医学文献资料的整理与研究	2012年	张雷	安徽中医学院
青年项目	清代天花史研究	2012年	黄颖	福建中医药大学
青年项目	鼠疫流行与近代东北社会变迁（1899—1931）	2012年	管书合	吉林大学
西部与边地地区项目	抗战时期公共卫生建设及其意识变迁研究	2012年	张玲	川北医学院

续 表

项目类别	项目名称	立项时间	负责人	单位
西部与边境地区项目	敦煌写本医籍语言研究	2012年	王亚丽	兰州大学
西部和边疆地区青年项目	20世纪尘肺病在美国的发现、认知及治理历程历程考察	2012年	陈黎黎	四川外语学院
规划项目	清末民国医易汇通学派文献整理与研究	2012年	张其成	北京中医药大学
规划项目	古代"瘵气"的医学文化史研究	2012年	郑洪	广州中医药大学
规划项目	河南历代名医及医学术思想研究	2012年	许二平	河南中医学院
青年项目	疾病与国家：结核病社会史研究（1945—1967）	2013年	何玲	华东师范大学
青年项目	秦简牍医学文献的整理与研究	2013年	方勇	吉林师范大学
青年项目	日本传染病史研究（700—1500）	2013年	董科	浙江工商大学
西部与边境地区项目	"制度移植"与"渐进改良"：从民国成都的公共卫生管理看现代转型的路径	2013年	刘雪怡	云南师范大学
规划项目	简帛医药词语汇释及词典编纂	2013年	方成慧	湖北文理学院
青年项目	藏医学——印度阿育吠陀医学知识的数据挖掘和对比研究	2014年	邝婷婷	成都中医药大学
青年项目	宗教改革与德国近代医学起源研究	2014年	周施廷	中国人民大学
规划项目	古代涉医画像石及壁画研究	2014年	杨金萍	山东中医药大学
规划项目	山东当代名老中医口述史研究	2014年	张成博	山东中医药大学
规划项目	清代中医古籍训诂研究（规划项目）	2014年	黄作阵	北京中医药大学
规划项目	苏沪医籍考	2014年	刘时觉	温州医科大学
青年项目	宋元时期疫流行规律与环境机理耦合研究	2015年	王晓伟	华中师范大学

续　表

项目类别	项目名称	立项时间	负责人	单位
青年项目	哈萨克医药文献收集整理及数字化研究	2015年	杨文军	新疆医科大学
青年项目	16、17世纪英国疫病防控体制比较研究	2015年	杨银权	宝鸡文理学院
青年项目	19世纪英国传染病防治研究	2015年	毛利霞	河南科技大学
西部与边境地区项目	魏晋南北朝医学词语整理与研究	2015年	方懿林	广西中医药大学
规划项目	北京协和医学院民国时期教育史料整理与研究	2015年	王勇	北京协和医学院
青年项目	基于R语言数据挖掘技术下中医案类古籍文献的研究	2016年	王籍	天津中医药大学
西部与边境地区项目	晋唐文献涉药资料词汇研究	2016年	石雨	北京中医药大学
规划项目	简帛医方文献研究	2016年	刘志梅	安徽医学高等专科学校
规划项目	基于朴学方法论的《灵枢经》校诂研究	2016年	牛淑平	安徽中医药大学
规划项目	简帛医方文献研究	2016年	刘志梅	安徽医学高等专科学校
规划项目	印研度究竟传统医学阿育吠陀词汇的梵—拉—英—汉对照数据库构建与研究	2016年	程树华	四川师范大学
青年项目	近代期刊视角的中医药文化传承研究	2017年	鄢守兰	上海中医药大学
青年项目	近代中国医事团体专业化研究	2017年	尹倩	华中科技大学
青年项目	理念、技术、体系：留日生与中国医学之近代转型研究	2017年	朱虹	上海大学
规划项目	明清以降中医生成整体史研究	2017年	何凯文	肇庆学院
青年项目	越南古代汉文医学文献整理研究	2018年	程文文	重庆师范大学
青年项目	近代中医药期刊视角下的民国女性身体观念嬗变研究	2018年	朱凌凌	上海中医药大学

续　表

项目类别	项目名称	立项时间	负责人	单位
青年项目	简帛医书与《黄帝内经》互校互证研究	2018年	杨明明	北京中医药大学
规划项目	民国时期中医医案书目汇考与文献研究	2018年	陈婷	首都医科大学
规划项目	科尔沁蒙古族古医药文化研究	2018年	鲍布日额	内蒙古民族大学
规划项目	东三省防疫事务总处与近代东北社会变迁研究（1911—1932）	2018年	管书合	吉林大学
规划项目	中国医学翻译史（译人）研究	2018年	魏建刚	河北医科大学
规划项目	明清时期中医西译对中医国际传播的影响研究	2018年	刘娅	湖北中医药大学
青年项目	20世纪中国糖尿病史研究	2019年	谷晓阳	首都医科大学
青年项目	殖民时期印度城乡公共卫生史研究	2019年	刘旭	重庆邮电大学
青年项目	城市治理视域下英国城市环境与卫生问题研究（14—18世纪）	2019年	张思	聊城大学
青年项目	英国食品药品安全体制建构的历程研究（1850—1938）	2019年	兰教材	岭南师范学院
西部与边境地区项目	三部西汉墓出土简帛医书病证名比较研究	2019年	袁开惠	上海中医药大学
西部与边境地区项目	中国抗生素药物社会史研究（1941—1978）	2019年	李彦昌	北京大学
西部与边境地区项目	19世纪以降来华西人对中医学的研究（18071—1949）	2019年	郭强	广州中医药大学
西部项目/青年项目	以西藏和西北藏区为轴心的中古西北民族医药文化交流史研究	2019年	仁青多杰	青海大学
规划项目	广西壮瑶医药文化的整理与英译研究	2019年	邹德芳	广西中医药大学
青年项目	近代中国的口罩防疫史研究（1912—1949）	2021年	张蒙	北京大学
规划项目	越南汉喃本草古籍整理与研究	2023年	杨丽娜	上海中医药大学

（二）社会文化内涵的深入探讨与全球视角的引入

医学史研究需要更多地关注医疗史在社会文化中的角色，探讨其对社会结构和文明秩序的影响。深入探索疾病与医疗的社会文化属性，有助于推动当前的医学人文教育，还能从认识论的高度改善现实中的医患关系。通过对历史上医患关系的梳理和分析，可以更好地理解现代医学模式中存在的问题，并探索改进的方向。此外，这种研究还能为现实中更好看待和处理医学和医疗问题提供益处，促进医学与社会的和谐发展。

同时，全球视角在医学史研究中的重要性也日益凸显。通过比较不同文化和地区的医疗实践，研究人员可以更深入地了解不同社会如何应对共同的健康挑战。这种全球视角的比较研究将有助于揭示知识交流和全球互动如何影响全球的医疗实践，为应对全球健康危机提供历史借鉴。

（三）伦理问题的凸显与数字化创新方法的应用

现代医学科学的发展随之也产生了伦理问题，如研究方法的合规性和数据的真实可靠性。医学史研究者在方法论上需要更加注重伦理考量，确保研究成果的科学性和公正性。同时，疫情推动了虚拟交流和合作，数字化和创新方法在医学史研究中的应用日益广泛。然而，这些方法也可能带来伦理风险和不平等现象，如数字鸿沟、数据隐私泄露等问题。因此，医学史研究在适应数字化和创新方法的同时也需要警惕这些潜在风险，确保研究的伦理性和公平性。

（四）健康、技术与社会：医学史研究的新焦点

随着现代医疗技术的兴起，人们对医疗技术的历史、社会影响及伦理困境的兴趣日益浓厚。医学史研究将更多地关注医疗技术的起源、发展及其对社会结构和文化价值观的塑造作用。同时，公共卫生与政策也将成为医学史研究的重要领域。通过探讨全球公共卫生政策的演变、疾病预防和卫生系统的建设等议题，医学史研究可以为应对当前和未来的健康危机提供历史经验和政策启示。

（五）性别与医学：关注女性在医学中的角色与贡献

医学史中的性别问题越来越受到关注，尤其是女性在医学专业和医疗保健中

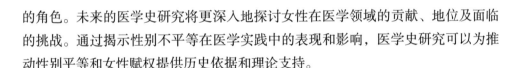

的角色。未来的医学史研究将更深入地探讨女性在医学领域的贡献、地位及面临的挑战。通过揭示性别不平等在医学实践中的表现和影响，医学史研究可以为推动性别平等和女性赋权提供历史依据和理论支持。

（六）知识史研究：重新审视医学知识的本质与发展路径

知识史研究关注医学知识的建构机制、演进脉络及社会情境。这一方向有助于我们重新审视和思考医学知识的本质和发展路径。通过探讨医学知识在不同历史时期和文化背景下的形成和演变过程，医学史研究可以揭示知识背后的社会文化动因和权力关系，为理解现代医学知识的复杂性和多样性提供历史视角。

总之，医学史研究的未来发展方向将是跨学科、多维度与社会文化的深度交融。通过不断拓展研究视角、深化社会文化探讨、加强伦理考量、应用数字化创新方法及推动跨学科合作，医学史研究将更加丰富和完善我们对医学现象及其社会文化动因的理解，为应对现代医疗挑战提供历史借鉴和新思路。同时，医学史研究也将继续促进现代医疗保健的知情、伦理和包容性发展，为构建更加健康、公正和可持续的社会贡献力量。

第五节　教育教学

医学史教学在医学人文教育体系中具有重要作用。首先，它是医学人文教育的桥梁。作为一门"桥梁课程"，它强调了从医学基础到临床之间的沟通，更强调了医学专业知识与其他人文学科的关联。它帮助学生理解医学的发展历程及其与社会、政治、经济、哲学、宗教等的相互关系，从而揭示医学发展与社会文化的相互影响。其次，通过医学史的课程学习，可以培养学生批判性思维与独立思考的能力。通过对医学史上的争议和错误的深入剖析，医学生可以学会批判性地思考问题，不盲目跟从传统观念和权威观点，从而更好地应对现实中的复杂问题。最后，随着医学教育的国际化，医学人文内容被列为医学教育标准体系之首，医学史作为其中的重要组成部分，有助于医学生形成全球视野和跨文化交流能力。

一、医学史教育的初创

19世纪中叶以后，医学史作为反映医学进步、激发科学热情的学科，成为西方医学课程体系的一部分。我国医学史教育开拓者受此影响，凭借自身的学识与努力，在几所学校里开始了医学史的教学活动。新中国成立前我国的西医院校数量不多，规模也很小，缺乏统一的课程标准，医学史课程仅在两三所医学院开设，例如，1929年，王吉民受聘于国立中法医学院，任医学史讲师，讲授医学史课程。1934年，李涛在北京协和医学院开设医学史课程，同年，江苏医政学院聘请陈邦贤教授医学史和疾病史。

关于医学史教学的目的，陈邦贤认为医学是文化的一部分，医学史就是一部分的文化史，医学史是研究医学何以能达到现代医学进化的地步，也就是以史学的方法研究医学知识进展的过程。1936年，应江苏医政学院的邀请，余云岫为学生做了"医史学与医学前途之关系"的演讲。他认为医学史的价值在于，首先它是文化史的一部分，和政治史、文学史、教育史一样，对于人群进化，有种种阐明。第二它具有分科精细中之综合观念，现代科学愈进，分科愈密，各做一小部分的事，然而分科太精细了，彼此不能联络，不能做综合的观察，医学史可担此任务。第三它可以识过去、知现在、定将来，任何历史研究都不出此三项定义。第四它是引起研究心，古人的学说怎样？现在的医学怎样？哪种合乎科学？引起研究兴趣、帮助治学的工作也是医学史的功用。通过医学史教育宣扬科学进步的观念，是当时医史学者的共识。

20世纪30—40年代，医史学会还在上海的几所大学举办了医史讲座，例如，1937年，在上海医学院举办医史讲座，王吉民、胡美、伍连德、海深德、杨济时、侯祥川、伊博恩、吴绍青等发表了演讲。1943年，医史学会与震旦大学历史系合办医史讲座，余云岫、裴化行、范行准、王吉民、刘永纯、吴云瑞、王兴义等分别就"中国霍乱病史""中西交通史与医学关系""中国医学之译述与世界医学之影响"和"中国药物之输出"等题发表了演讲。这些活动对于推进医学史研究、普及医学史知识起到了积极作用。

1946年，北京大学医学院设立医学史研究室，由医史学会副会长李涛主持。"该室经费独立，与别科平等，均列入学校预算，此在吾国尚属创举。北大之重视医学史，于此可见一斑。"1947年，中华医史学会在南京中央卫生实验院举行第二届大会，大会议程之一是"请呈教育部通令各医学院校与医专规定医史学为必修科"。

二、医学史教育的发展

中华人民共和国成立后，1950年8月，卫生部全国卫生会议通过了医学史为医学院校的必修课程。1951年，中央人民政府卫生部成立医学教材编审委员会，分设30余组，医学史为其中一组，由余云岫任组长，李涛、王吉民、范行准任特约编审。与此同时，北京大学医学院、合肥东南医学院、上海同德医学院、上海医学院、上海第二军医大学等高校开设医学史或医学概论课程，颜福庆、朱恒璧、余云岫、范行准等被聘为医学史或医学概论的教授。1953年，国家将医学史纳入高等医学教育计划，李涛深受鼓舞，建议卫生部培养医学史专职教师队伍。1956年，卫生部委托中医研究院医史研究室和北京医学院医史教研室共同开办医史高级师资进修班。

1950年初期，卫生部为提高中医的授课水平，在全国主要大中城市举办进修班，"依据社会发展之规律，考察历代先哲之劳动成果，与夫当时之社会条件，其所影响于医学者，寻本溯源，究其进退之由，以为未来行动之指针"，医学史成为中医进修的必修科目之一。根据当时担任过中医进修学校医学史课程讲授的程之范回忆，给进修班授课的中医主要是讲授西医发展史，让中医了解现代医学的进步。

1954年，全国各地开始举办西学中学习班，医学史又成为西医学习中医的入门课程。与此同时，中医也被冠以"祖国医学"的名称。"通过医学史的学习，我们可以了解祖国医学的光荣传统，同时也可以了解到过去医学家因受社会条件的限制，还有未能实现的伟大理想，和未被确证的宝贵经验，而医学史的任务，也就是要在认识医学发展历史的基础上，发掘过去，掌握现在，并且开拓将来，使过去为现在和将来服务，也应当指出继承发扬祖国医学遗产和发展现代医学科学，它的目的是一致的。"

作为国家中医政策调整的结果，卫生部在北京成立了中医研究院，在北京、上海、广州、成都建立了中医学院。中医学院建立后，中国医学史成为中医课程体系中的必修课程。4所中医学院陆续设置了医学史教学的相关机构，例如，1956年，邓铁涛在广州中医学院创办医史各家学说教研室，担任《中国医学史》

《中医各家学说》教学任务。1957年，任应秋调北京中医学院任教，担任医古文、医史、各家学说教研室主任，教授医学史和中医各家学说，并编写了《中国医学史略》等著作。随后，各省也陆续建立了中医学院，中国医学史的教学科研队伍也有所扩大。1955年，卫生部举办第一届高级医史师资进修班后，部分西医院校也开设了医学史课程，但不久就因政治运动而中断。

20世纪70年后期，随着新的生物－心理－社会医学模式的提出，医学院校开始重新设计医学课程体系，将医学人文学科与基础医学、临床医学、预防医学并列为医学课程体系的核心组成部分。医学史作为一门纵向考察医学整体演化的学科，能让学生了解医学的丰富社会文化内涵，促进学生对医学的多维理解，因此成为医学人文学科群的一个重要分支。20世纪80年代以后，根据卫生部颁发的"高等医学院校五年制医学专业教学计划"，部分医学院校陆续开设了一些医学人文类的选修课程，医学史的教学、科研队伍重新建立起来。例如，北京医学院、四川医学院、南京医学院、西安医学院、哈尔滨医科大学、第四军医大学、上海第一医学院等西医院校，相继建立了医学史教研室。1989年，北京医科大学成立医学史研究中心，2000年，北京大学与北京医科大学合并后，中心更名为"北京大学医学史研究中心"。北京大学医学史研究中心通过多学科合作培养研究生，努力推动医学史和医学人文社会科学方面的跨学科研究，在原来学科史研究的基础上，开展了生命伦理学的跨文化研究、医学社会史与疾病社会史研究、医学文化研究及卫生政策史研究等综合性和交叉性的研究，取得了一定的成绩。

通过医学史的学习提高了学生对医学本身价值的认识，使学生对现代医疗保健中面临的困境有更清晰的认识。培养了当代医学生的独立思考和批判的精神，激发了学生的创新思维。虽然医学史课程不能帮助学生提高临床技术，但经过医学史文化的熏陶，能帮助学生增加医学人文精神，为他们提供一种对医学的总体把握能力。

三、师资队伍建设

1956年，卫生部委托北京医学院医史教研室和中医研究院医史研究室举办了全国首届医史高级师资进修班，培养了一批医学史人才，提高了其对我国医学的认识。进修班的学员主要来自西医院校，显示了国家对医学史教育的重视。20世纪80年代，北京医科大学（现为北京大学医学部）医史教研室成为医学史专业硕士研究生学位授权点，后来又成为全国西医院校中首个医学史专业博士学位授权点。进入21世纪，医学史师资培训依然受到重视。例如，2020年10月30—31日，河北医科大学承办了全国医学院校医学史青年骨干教师研修班，这是自全国范围内由教育部高等学校医学人文素养与全科医学教学指导委员会（以下简称"教指委"）主办的关于医学史教育教学的首次师资研修班。来自全国16个省（自治区、直辖市），37所学校或单位的50余名从事医学史教育与研究的专家学者参加了培训与交流。教指委主任委员、河北医科大学翟海魂教授，教指委副主任委员、北京大学张大庆教授，复旦大学高晞教授，山东中医药大学王振国教授，上海大学张勇安教授及南开大学余新忠教授分别做了专题讲座。2021年11月9日，第二届全国医学史骨干教师研修班开班，来自全国180余名从事医学史教育与研究的一线教师参加了培训与交流。

中医院校的医学史师资队伍通常由具有相关专业背景的教师组成，许多教师拥有博士学位，并在中医医史文献学科进行深入研究。为提升教师的教学能力和临床运用能力，中医院校会定期举办师资教学专项培训，如成都医学院举办的中医专业师资教学专项培训。一些中医院校通过建立实训基地、实习基地等方式，为学生提供实际操作和技能训练的机会，同时也为教师提供了丰富的教学资源。2021年7月26日至8月30日，由教育部高等学校中医学类专业教学指导委员会主办，河南中医药大学承办"全国中医院校中医药骨干教师综合能力提升培训班"专题研修班。培训内容主要包括：中医课程思政建设、中医基础、教学设计及能力提升、教学评估、信息技术应用五大模块12个专题。邀请相关专家从教学教法、教学管理、人才培养、技术应用等多个方面展开讲述，旨在培养思想政治素质和专业能力素质兼备的骨干教师。

四、课程建设

近年来，医学史的课程建设日益受到重视。2022年，"医学史课程虚拟教研室"获批教育部第二批虚拟教研室建设试点。"医学史课程虚拟教研室"是全国已获批的唯一的医学史课程虚拟教研室，由河北医科大学牵头，联合北京大学、复旦大学、南开大学、北京协和医学院、山东中医药大学等30余所高校35名医学史专家、学者共同组建，涵盖东北、华北、华东、华南、西部等地区17个省

（自治区、直辖市），借助国家一流课程、精品教材和教学成果，以立德树人为根本任务，以提高人才培养能力为核心，以现代信息技术为依托，适应国家战略，科学制定发展规划，加强协同合作，优化教学内容，强化师资培训，形成了特色鲜明的医学史课程教学标准、课程思政示范课程、系列精品教材及优质的教学资源库、高水平的虚拟仿真平台，推进不同地区、不同类型医学院校医学史课程教育教学水平的不断提高。为落实教育部虚拟教研室试点建设要求，提升医学史课程建设水平，交流课程建设经验，2022年7月29日，"医学史课程虚拟教研室启动会暨第一次教学研讨会"以线上线下相结合的方式顺利召开。来自北京大学、复旦大学、南开大学、中山大学、山东中医药大学等24所院校从事医学史教学和研究的50余名专家、学者和教师参加了会议。会议首先审议通过了《医学史课程虚拟教研室章程》，宣布了医学史课程虚拟教研室首届理事会及学术委员会情况。2023年11月5日，由教育部高等学校医学人文素养与全科医学教学指导委员会、医学史课程虚拟教研室联合主办，河北医科大学医教协同与医学教育研究中心（医学史研究中心）承办的全国医学史课程建设研讨会成功举办。来自北京大学、南开大学、北京协和医学院、上海大学等12所院校医学史教学和研究领域的专家、学者、师生参加了会议。2024年7月30日，河北北方学院承办了医学史学科及虚拟教研室建设研讨会。来自北京大学、北京协和医学院、复旦大学、中山大学等院校的十余位医学史领域知名专家、学者参加会议。

除了虚拟教研室的建设外，各个医学院校均致力于打造医学史的精品课程。2018年开始，河南中医学院中国医学史课程分别获线下、线上和混合式河南省精品在线开放课程。广西中医药大学的中国医学史课程获广西高等学校自治区级精品课程，"中国医学史"PPT教学软件在2010年1月获第七届广西高校教育教学软件大赛评比一等奖，2011年10月获第十一届全国多媒体课件大赛一等奖。成都中医药大学开设了中国医学史和中医各家学说等课程，2005年评为校级精品课程，2008年评为省级精品课程，2021年获四川省高等教育教学成果一等奖。南京医科大学的医学史课程2021年获校思政示范课程，并于2023年度获校一流课程。上海中医药大学的中国医学史课程入选2021年度上海高等学校一流本科课程。该课程由医学史教研室陈丽云教授领衔，目前已形成以中国医学史必修课为核心、系列选修课和通识课为支撑的课程体系。2023年，上海学校普通本科课程思政示范课程、示范团队评选中，陈丽云教授领衔的中国医学史课程入选。2023年6月，教育部公布了第二批国家级一流本科课程认定结果。北京大学医学人文学院医学史线下课程入选第二批国家级一流本科课程。

复旦大学历史学系高晞教授长期致力于医学史教育的普及，她在通识教育核心课程中开设了医学的社会文化史课程，带领学生了解医学的发展历程。医学的社会文化史线下课程在复旦大学作为第六模块核心课程开设，为"上海高校市级重点课程"，其对应的在线课程于2023年建设完成。2024年3月25日，高晞教授开设医学的社会文化史在线课程在中国大学MOOC（慕课）平台上首次开课。

五、教材建设

医学史的教学离不开教材建设。我国早期的医学史教材有陶炽孙编写的《中国医学史》（上海东南医学院铅印本，1933年）、张赞臣的《中国历代医学史略》（上海中国医药书局，1933年）、戴达夫的《中国医学史讲义》（上海国医学院油印本，1935年）等。李涛所著的《医学史纲》是我国首部中西医学史合论的著作。此书系中华医史学会于1938年举行大会时委请李涛编撰，作为医史课本，1940年由中华医学会出版。

新中国成立后，我国学者翻译了苏联医史学家彼得诺夫的《医学史》，1950年，李涛为医学史师资班编写了《医学史参考材料》。20世纪80年代之后，部分医学院校恢复医学史的教学，陆续编写了一批教材，例如，北京医科大学（现北京大学医学部）程之范主编的《简明医学史》，哈尔滨医科大学如元翼、徐维廉主编的《医学史》，四川医学院（现四川大学华西医学中心）郭成汙著的《医学史纲》，以及第四军医大学（现空军医科大学）龚纯主编的《医学史》等。

进入21世纪之后，医学院校无论是中医院校还是西医院校均非常重视教材的建设，目前已有多个版本的医学史教材在高等院校供学生使用。其中包括《中国医学史》《医学史》《中外医学史》《医学与历史》《程之范医学史》等。以《中国医学史》为例，同名的教材有多个不同版本。如由常存库、张成博主编，中国中医药出版社2017年出版的《中国医学史》是全国中医药行业高等教育"十二五"规划教材。由郭宏伟、徐江雁主编，中国中医药出版社2021年出版的《中国医学史》是全国中医药行业高等教育"十四五"规划教材。由陆翔、陈丽云主编，人民卫生出版社2022年出版的《中国医学史》是全国高等中医药教育本科教材之一，也是国家卫生健康委员会"十四五"规划教材。

《医学史》由张大庆主编，北京大学医学出版社出版，是普通高等教育

"十一五"国家级规划教材之一，到2019年已出版到了第3版。《中外医学史》由王振国、张大庆主编，中国中医药出版社2016年出版。《医学与历史》由高晞主编，复旦大学出版社2020年出版。《程之范医学史》由甄橙主编，北京大学医学出版社2023年出版。

六、教学改革

目前，各医学院校，尤其是中医院校的医学史在课程思政的资源挖掘、建设路径、教学方法、探索实践、专业融合等方面已开展了一些尝试。课程思政无疑是近几年教学改革的热点，但除了课程思政外，各医学院校的医学史教学还在课程内容、教学方法等方面进行了多种形式的尝试，并取得了不错的成绩。

在课程内容改革中，涉及课程目标、课程定位、课程内容体系、课程内容四个范畴的调整。以浙江中医药大学为例，他们以"浙派中医"为特色，开展以地域医派为导向的中医医史文献课程群改革。在医古文、中国医学史、中医各家学说三门课程中，分别结合地域医派内容，修订教学大纲，编撰补充材料，改革讲授内容，在不增加学生负担的基础上，形成前后呼应、阶梯提高、具有校本特色的课程群整体改革方案。南京医科大学利用中国近现代史纲要课程的师资力量与教学资源，进行了医学史课程的学科融合，将医学史放到社会史的背景中，拓展学生的视角。

在教学方法改革中，运用新的教学方法，如影片、教学软件、网络教学等，使医学史课程更加生动有趣。以江西中医药大学中医学院的"中国医学史"课程为例，采用了混合式学习理论指导下的中国医学史微电影教学法，更易使学生聚焦于医学思政的主题，唤醒学生的情感体验，获得课堂讲授难以传达的隐性德育知识，丰富了中国医学史课程教育中的思政教育内涵。山东中医药大学的"中国医学史"课程，开展了线上与线下相结合的混合式教学，线上依托在线开放课程"漫漫医海话医史"，完成医学史知识点的学习、巩固，将线下教学从单一的知识讲授中解放出来。线下传授学习方法，组织教学活动，实现对线上知识的深化。线上的慕课自学到线下的教学活动，全程体现以学生为中心的教育理念。福建中医药大学以"中医药文化博物馆"为平台开设医学史第二课堂。各个学校还开展了诸如翻转课堂的讨论与学习，激发了学生的学习兴趣。

作为近年来教学改革热点的思政教学改革，部分学校的医学史课程尝试对思想政治教育与医学史知识体系的有机结合进行了探索。将医学史课程思政分为"科学精神"教育专题、"人文精神"教育专题、"爱国主义精神"教育专题三类，并用案例法将医学史课程中的部分知识点与课程思政元素的联系以具体案例的形式进行阐释。逐步提升了教师的育德意识和能力，有利于在医学史课程中逐渐加强思想政治教育与知识体系教育的有机统一。同时，各校的医学史思政改革基本实现了教与学的全覆盖，教学设计、课堂授课、教学互动、课外实践、课程考核等，通过各个具体教学环节共同构成多元化的实践路径。

七、研究生培养

目前，各大医学院校在医学史研究生的培养方面正逐步形成完善的体系，主要的研究方向涉及中医医史文献、医学人文、科技史及中外历史等多个学科，着重培养学生的跨学科能力和人文研究素养。21世纪以来，中国医学史研究生培养得到了长足发展。例如，在中国知网上以"医学史"为关键词，检索相关学位论文，显示从2004年到2024年，医学史研究生学位论文的发文量整体呈现上升趋势（图1-7）。

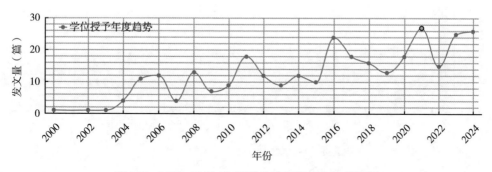

图1-7　2000—2024年医学史学科研究生培养情况

医学史研究生培养取得的成绩，得益于两个方面的进步。一是课程体系的建构。近年来，医学史研究生教育逐渐形成了较为系统的教育体系。许多医学院校及综合性大学设立了医学史相关课程，涵盖中医和西医的发展历程、理论体系、重要人物与事件等内容。研究生阶段的课程设置较为丰富，既包括基础理论课程，也涉及实证研究与文献分析。此外，一些高水平的高校还开设了相关的研究项目与研讨会，促进了学生的学术交流。二是学术研究的增加。随着对医学史研究重视程度的提升，学术期刊的数量和学术会议的举办次数逐渐增多，为研究生提供了展示研究成果的平台。研究生发表论文、参与学术讨论，有助于提升其学术水平。部分高校积极推动国际交流，邀请国外专家进行演讲和合作研究，扩展了研究生的学术视野。

从医学史研究生培养的发展势头看，中医医史文献方向可谓一枝独秀，近20年来，中医医史文献方向的研究生学位论文达百篇以上，遥遥领先于其他方向（图1-8）。这一成就主要得益于两方面的优势。一是丰富的文献资源。我国拥有丰富的医学文献和史料，尤其是在中医领域，古代典籍众多。这为医学史的研究提供了丰富的第一手资料，研究生可以通过对经典文献的研究，深入理解中西医的理论演变及其文化背景。二是国家政策的支持。随着国家对传统文化的重视和对中医药发展的支持，医学史教育逐渐得到政策层面的推动。这种支持不仅体现在资金投入上，还体现在学术评价体系的优化上，为研究生提供了良好的发展环境。

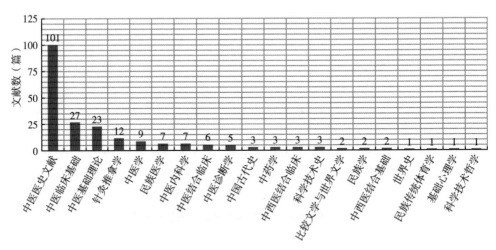

图1-8　不同学科培养与医学史方向研究生情况

除了中医医史文献外，近年来，医学人文、科技史与中外历史等专业方向的医学史研究生培养也取得了发展。这一发展与近年来跨学科研究的兴起和中西医结合的盛行息息相关。医学史作为一门交叉学科，结合了历史学、医学、哲学和社会学等多个领域的理论与方法，跨学科研究可以很好地展现医学史的这一特色。跨学科研究的兴起为学生提供了更为广阔的学术视野，培养了他们的综合分析能力。随着中西医结合的理念越来越深入人心，医学史研究生教育也逐渐融合这两种医学体系的历史与理论，鼓励学生从多元视角分析医学的发展。这种结合不仅丰富了学术内容，也为研究生提供了更广阔的研究主题。但目前中国医学史研究生教育还存在不足，具体体现在以下四个方面。

第一，课程内容的局限性。尽管医学史研究生教育的课程设置较为丰富，但仍存在部分课程内容较为陈旧、缺乏前沿研究的情况。一些高校在医学史的教学中，过于侧重传统知识，而忽视了现代医学的发展和新的研究方法。

第二，研究方法的单一。当前，医学史研究生的研究方法相对单一，主要集中在文献研究与历史分析上。缺乏对定量研究、实证分析等现代研究方法的应用，导致研究的深度与广度受到限制。

第三，实践与理论的脱节。医学史教育与医疗实践之间的联系不够紧密。许多研究生在学习过程中缺乏与临床实践的结合，导致对医学史研究的实际意义理解不深，影响了他们的研究方向和动力。

第四，师资力量的不足。目前，医学史研究的师资来源大致可分为"内史"与"外史"两类，"内史"类是指医学专业的教师，而"外史"类则指非医学专业的教师，如科学技术史与史学出身的教师。近年来，有赖于"内史"与"外史"两类教师的通力合作，医学史研究生培养的师资力量得以增强，但由于医学史本身的学科定位较为模糊，未来师资力量的增强，还需作出更多的努力。

目前，中国医学史研究生培养方面较为突出的高校及科研院包括北京大学、复旦大学和中国中医科学院等。北京大学（以下简称"北大"）的医学史专业招收硕士和博士研究生，课程内容丰富，涵盖中国医学史、西方医学史、医学思想史及中医与西医的交流史。该校鼓励学生开展多学科研究，特别是在科学技术与社会领域。研究生可以选择专攻医学史的不同分支，例如，疾病史、医学伦理史、公共卫生史等。同时，北大的医学史研究生培养过程重视史料分析、档案研究和国际合作。一方面，北大拥有丰富的医学史文献和档案资源，研究生能够广泛利用这些资料进行深入的研究。另一方面，北大与多所国际高校合作，为学生提供参与全球性学术交流的机会。

复旦大学的医学史研究生课程强调跨学科研究，特别是医学史与社会文化的互动。研究生需要掌握历史学与医学相结合的研究方法，学习如何通过医学史分析社会变迁。复旦大学拥有一支强大的导师团队，指导学生进行中西医历史对比、疫病史、医学技术发展史等领域的研究。研究生有机会参与国家重点研究项目，增强研究能力。此外，复旦大学与国际医学史研究机构建立了长期合作，研究生可以参与国际研讨会和学术交流。

中国中医科学院提供了系统的中医药史研究生课程，培养重点包括中医药经典文献的解读与研究、中医文化传播史及中西医结合的历史分析。该校的研究生通常会深入研究中医药的历史文献，撰写关于中医药在不同时期发展的学术论文。同时，该校与国内外的中医学术机构保持紧密合作，为研究生提供国际学术视野。

上海交通大学的医学史研究生项目注重跨学科的培养，特别是医学技术史与社会文化史的结合。学生需要参与跨学科项目，学习如何在历史背景下理解医学技术的发展。该校的医学史研究包括疫病与公共卫生史、现代医学技术发展史等。研究生的培养特别强调数据分析与历史档案研究。四川大学的医学史研究生培养特别强调对西南地区医学史的研究，涵盖中国少数民族地区的医学实践史与西方医学在中国西部的传播史。学生有机会能参加与公共卫生史相关的研究项目，同时参与医学史的档案整理与研究。

综观当前的医学史教育教学，虽相较以往得到了较高的重视，但重视程度仍然不够。特别是西医院校的医学史教育，只有少部分学校将其作为必修课程，大部分还是作为选修或限选课程，这在一定程度上不利于培养医学生的人文精神。而专业人才师资队伍建设也会因课程设置的原因而较为稀缺，近年来，虽有较多的综合性大学历史系医疗社会史方向的硕士研究生、博士研究生毕业后进入医学院校，但其主要教学任务仍会偏向于近现代史课程，这在一定程度上影响了医学史的教育质量。还有部分学校的医学史教育缺乏跨学科的观念，无法充分展现医学知识发展的全貌。

因此，当前的迫切需要是将医学史列为医学生的必修课程，确保所有医学生都能接受医学史教育。同时，建议医学各门课程的教学把学科与知识点的发展历史作为重点。与此同时，加强专业人才师资队伍建设，培养一支具备医学和人文学科背景、教学经验丰富、研究能力强的师资队伍。在教材建设方面，教研团队应编著更适合我国国情的医学史通识教材，以便医学生和研究者使用，并在教材的编写中结合数字化建设，配套相应的数字化教材，提高教学的可及性和互动性。进一步改进教学方法，通过讨论班、翻转课堂等自主学习形式，提高医学生的学习兴趣和参与度。积极开展"以学生为中心"的教育方式和教学方法改革，加强启发式讲授、批判式讨论和探究性学习。强化实践环节，提供更多的实践机会，如参观博物馆，走访医药卫生遗址等，通过实践以加强学生对历史的理解与领悟。最后还需进一步完善评价方式，注重过程评价和学生自评、互评等多元评价方式的结合，以便更全面地了解学生的学习情况和存在的问题。

第六节　社会应用

一、在医学知识科普工作中发挥重要作用

医学史在科普医学知识中扮演着至关重要的角色。医学史书籍通过将复杂的医学历史事件和发现以通俗易懂的语言呈现出来，使得非专业读者也能够了解医学的进步和挑战。例如，《剑桥医学史》自出版以来，被翻译成多种语言，极大地促进了全球读者对医学史的了解。

医学史类科普图书不仅覆盖了从古代到现代的医学知识，还深入探讨了特定主题，如疾病的社会影响、医疗技术的演变等。例如，《荒诞医学史》通过揭示历史上的医疗误区，提高了公众对现代医学方法的认识和信任。通过讲述医学史上的重要人物和事件，启发读者对医学科学的兴趣和尊重。《改变医学史的人》通过介绍那些为现代医学发展做出重大贡献的医学家、科学家的故事，激发了年轻读者对医学事业的热情。此外，医学史类图书还通过揭示历史上的疾病模式和医疗实践，帮助公众理解健康的重要性和预防措施的必要性。医学史类科普图书通过展示历史上公共卫生政策的成功与失败，增强了公众对现行公共卫生政策的理解和支持。例如，《大流感——最致命瘟疫的史诗》对1918年流感大流行的描述，提高了公众对流感疫苗接种重要性的认识。通过深入研究和记录青蒿素的发现历程，北京大学医学史研究中心帮助公众理解青蒿素是如何从传统中医药中被发现并发展成为全球抗疟疾的一线药物的。这不仅有助于提升公众对传统医学的认识和尊重，促进中医药文化的传承和发展，也有助于公众认识到科学研究的复杂性和系统性及多学科、多机构合作的重要性。他们揭示了这一重大科学发现背后的社会文化因素，包括所处的时代背景和科研组织与管理架构。这有助于

公众理解科学发现是与社会环境紧密相关的，增强了公众对科学、技术与社会关系的认识。他们的工作还涉及对青蒿素发现历史中存在的争议进行理性分析和讨论，这有助于公众理解科学争议的复杂性，并学会如何理性地看待和处理科学争议。

二、弘扬科学家精神

近年来，口述史越来越受到重视，口述历史使研究者能够获取到文献史料中难以找到的个性化史实。例如，通过对经历过重大医学事件的医生和护士的访谈，可以收集到关于事件的直接经历和感受，这些信息往往能够揭示历史事件的复杂性和多维度。

自2010年中国科学技术协会开展采集工程以来，对大量科学家，其中也不乏医学科学家的个人成长开展采集工程项目，通过医学科学家的口述历史，记录了医学科学家的科研经历、挑战和成就，以及他们对科学和医学的深刻理解，由此可以传播他们的科学理念、职业精神和创新实践，口述史成为传承科学家精神的重要载体，对医学生和年轻研究者具有重要的教育和启发作用。

在医学教育中，医学史的作用不容忽视。它不仅为医学生提供了医学知识的发展脉络，还培养了他们对医学职业的深刻理解和责任感。医学史的融入使得医疗教育内容更加丰富，医学生可以通过学习历史上的医学发现和治疗方法，理解现代医学知识的发展过程。医学史教育强调科学方法的发展和科学精神的培养，医学生通过学习历史上出现的科学争议和医学错误，培养学生的批判性思维和科学探究能力。

三、在医学博物馆建设中发挥重要作用

医学博物馆是以收藏医学文物和展示医学史为核心任务的机构，其致力于收集、保存、整理和展示与医学发展历程相关的档案文献和实物资料，旨在通过展览等形式向公众传达医学知识，弘扬医学的历史和文化，促进医学教育的普及和发展。因此医学博物馆的建设需要大量医学史学科的专业人才来参与。

20世纪以来，中国各地陆续建有一些医学博物馆，其中以传统医药类博物馆为多，根据中国国家文物局"全国博物馆年度报告信息系统"显示，2021年备案

的博物馆数量总计6183个，其中医学类博物馆62个，中医药类博物馆50个，少数民族医药类博物馆3个，口腔医学类博物馆3个，其他以陈列战争纪念、校史相关的博物馆6个。近年来，医学博物馆受到专家学者们更多的关注，部分高校、企业也开始率先着力于综合型医学博物馆的建设，如河南驼人医学史博物馆。2021年6月起，北京大学医学部启动"现代医学博物馆建设计划"，并陆续策划展出了《厚道行医——北医人的故事》——北大医学办学109周年展、《国外名医手迹展》、《厚道行医——北大医学办学110周年特展》。2023年4月，北京大学医学部举办了首届北京大学医学博物馆论坛，围绕"在医学博物馆事业中汲取中国健康事业高质量发展的力量"主题，研讨医学博物馆建设的理论与实践问题，积极推动中国医学博物馆事业的蓬勃发展，2024年6月，还举办了第二届北京大学医学博物馆论坛，许多医学史专家参加。医学博物馆通过展示医学发展的历史，培养公众特别是学生的科学精神和批判性思维。

四、在智库建设中发挥重要作用

医学史学科对社会各领域有着深远的影响。在公共卫生政策制定方面，医学史中包括对历史上公共卫生事件的深入理解，如传染病的流行与控制对于制定现代公共卫生政策具有重要的参考价值。例如，对历史上鼠疫、天花等传染病的研究，为应对新的疫情提供了宝贵的经验和策略。历史上的疫情应对措施与现代政策之间存在明显的相似性，这表明历史经验在政策制定中的重要性。

医学史智库作为一门综合性学科，在政策制定中扮演着至关重要的角色。其核心价值在于将历史经验与现实需求相结合，为政策制定者提供基于历史视角的决策支持。医学史智库通过分析历史上的医疗政策、公共卫生事件及医疗改革等，为当前政策制定提供经验教训和参考依据。

医学史智库结合医学、历史学、社会学等多个学科的研究成果，为政策制定提供全面的视角和多元化的建议。例如，智库在分析医疗资源分配政策时，不仅考虑医疗效率，还兼顾了社会公平和历史背景。医学史智库在国际合作中发挥桥梁作用，通过比较不同国家的历史医疗政策，为国际医疗合作提供策略建议。

政策咨询报告对医学史研究的影响体现在多个层面，它不仅推动了医学史研究的深入，也为医学史学科的发展提供了新方向。政策咨询报告中提出的问题和挑战，为医学史研究提供了新的研究主题。例如，报告中关于医疗改革的政策建议，促使医学史研究者关注历史上的医疗改革事件，从而拓展了研究范围。

政策咨询报告中提出的建议和方案往往基于医学史的研究成果，使得医学史研究的应用价值得到提升。例如，基于以往疫情研究提出的防控策略，被应用于当前的公共卫生政策中。

政策咨询报告往往涉及多个领域，这促进了医学史与其他学科的交叉合作。例如，医学史研究者与经济学家合作，研究医疗政策对经济发展的影响，这种跨学科合作为医学史研究提供了新的视角和方法。

综上所述，医学史学科在社会各领域的广泛应用和深远影响。从公共卫生政策的制定到医疗教育的改革，再到现代医学实践的创新，医学史学科都发挥着不可或缺的作用。随着社会对医学史学科价值认识的提高，其在社会发展中的贡献和潜力将进一步得到挖掘和拓展。随着学科的不断发展，其在智库建设和政策咨询中的作用也将更加凸显。

第七节　展望与建议

当代医疗卫生服务所需的高层次人才，不仅要具备深入的专业知识和技能，而且要洞悉纷繁的社会文化现象，不仅要追踪科学技术的发展，还要关爱人类的生存与健康。医学史可通过培养医学生从更广阔的时空审视医学的发展，从多方面来理解医学对于人类社会的价值，成为培养高层次医学人才不可缺少的内容。实际上，当代医学所面临的一系列难题，与对医学的片面理解密切相关。医学高新技术引起的问题，人们更多的是注意到医学技术本身的问题，缺乏从动态的、发展的眼光看问题，缺乏对高新技术的正确评价，从而导致盲目应用。因此，可以说医学史作为沟通医学科学与社会人文科学之间的桥梁，是医学生人文素质教育的重要一环。医学史教育对于学生全面理解医学内涵及其与社会、经济、文化互动关系，正确认识医学的目的，把握医学发展的趋势，具有重要作用。目前，一些院校开始重视医学史教育，我们可以相信通过医学史教师的努力，这一课程会成为一门受到学生普遍欢迎的课程。

医学人文学科作为一个学科群在医学教育中为培养高素质的医学人才所发挥的作用已日渐受到关注。医学史在医学人文学科群中的作用将愈加突出。不论是医学哲学、医学伦理学，还是医学传播学、医学人类学等学科都与医学史密切相关。实际上，医学人文学科研究的深入与拓展，不仅需要各学科的独立发展，更需要多学科之间的交流和相互批评，以促进知识的积累和深化。因此，医学史工作者应当积极参与医学人文学科共同体的建设，开展跨学科的研究。不过，我们也应当清醒地看到跨学科研究的复杂性。由于来自不同领域的学者有着各自的学术背景，大多数学者仍基于传统学科的模式，在如何打通医学人文学科各学科间的壁垒，如何进行跨学科沟通，如何开展跨学科批评等诸多问题上，还存在着大量的问题有待解决。我们一方面需要勇气，突破原来学科的束缚，以开放的心态主动与相关学科融合，拓展研究领域。另一方面还需要以包容的态度支持其他学科向本学科的延伸，在这种相互交会中探寻新的学术生长点，推进学术共同体的发展。

一、在推动学科交叉融合的同时，进一步明确医学史的学科定位

医学史作为一门交叉学科，随着研究视野的不断扩大和研究方法的日益多元化，医学史与其他学科的边界日益模糊。例如，随着社会史、文化史研究方法在医学史研究中的广泛应用，医学史与这些学科的界限变得越来越难以界定。此外，医学史研究领域的扩大，从传统的医学史、疾病史、人物史、机构史研究，扩展到医疗制度史、卫生政策史、医学传播史、医学文化史等诸多领域。这种扩展虽然丰富了研究内容，但也带来了研究焦点分散、核心竞争力不足等问题。因此，医学史在医学教育和医学人文中如何应对上述挑战，如何在保持学术独立性的同时，更好地服务于医学教育和医疗实践，是医学史学科需要认真思考的问题。

二、研究方法的创新与整合

随着研究主题的多元化和研究视角的拓展，传统的医学史研究方法面临着巨大挑战，方法创新和整合成为当务之急。首先，如何有效整合定性和定量研究方法是一个重要课题。传统的医学史研究主要依赖于文献分析和叙事方法，但随着大数据时代的到来，如何将统计分析、数据挖掘等定量方法与传统的历史研究方法有机结合，成为学者们需要探索的重要问题。其次，随着医学史研究与社会

学、人类学、文化研究、性别研究等学科的交叉日益深入，需要医学史研究者有效借鉴和整合其他学科的研究方法。此外，数字技术的广泛应用为医学史研究提供了新的可能性，但如何在利用新技术的同时保持传统历史研究的批判性思维和解释深度，如何处理大规模数字化数据可能带来的偏差和误导，是医学史研究者需要认真思考的问题。

三、进一步加强学科人才培养

我国医学史学科的可持续发展离不开高质量的人才培养。理想的医学史研究者应该同时具备历史研究能力和医学专业知识，但现实中这样的复合型人才非常稀缺。传统的历史学培养体系难以提供足够的医学知识，而医学院校的人文教育又往往难以深入到专业历史研究的水平。因此，需要探索一条培养复合型人才的教育体系，尤其是如何提升研究生的培养质量。近年来，医学史及相关专业的研究生招生规模有所扩大，但培养质量参差不齐。一些研究生在研究方法、学术写作、外语能力等方面的训练不足，难以适应高水平学术研究的需要。同时，青年学者的职业发展路径不够清晰。医学史作为一个相对小众的学科，其就业市场相对狭窄。许多硕士、博士研究生在完成学业后难以找到适合的职位，不得不转向其他领域。这不仅造成了人才流失，也影响了学科的长远发展。此外，在全球化背景下，中国的医学史研究越来越需要具有国际视野和跨文化交流能力的人才。然而，当前的人才培养体系在国际化方面还不够充分。

四、改善学科的资源配置

我国医学史学科的发展离不开充足的资源支持，然而，当前的资源配置状况仍存在诸多问题。首先，由于医学史所在的科学技术史一级学科在国家自然科学基金和国家社会科学基金中均未被列入资助学科目录，导致研究经费资助来源有限，这不仅限制了医学史整体研究水平的提升，也阻碍了新兴研究方向的发展和年轻学者的成长。其次，高质量的医学史研究需要丰富的文献资源和先进的研究工具。但许多研究机构在历史文献收藏、数据库建设、数字化设备等方面投入不足。特别是一些珍贵的历史医学文献由于保护和数字化程度不足，难以被充分利用，这在一定程度上制约了研究的深度和广度。最后，当前的学科评价体系过于强调量化指标，如论文发表数量、引用次数等，而忽视了医学史研究的质性特征和长期价值。这种评价体系可能导致一些学者为了短期利益而忽视深入、系统的研究，从而影响学科的长远发展。

五、提升社会服务能力

随着医学史研究的深化与发展，医学史学者应进一步在社会层面提升认知度和充分发挥医学史服务社会的功能。首先，加大医学史知识的传播，在传统的科普出版、电视专题节目、公益演讲的基础上，充分利用现代融媒体技术，提升医学史传播的效率。其次，进一步发挥医学史在医学教育体系中的作用，通过医学史教育有效培养医学生的人文素养和批判性思维，将历史视角融入专业医学教育。再次，医学史研究对了解医学技术的发展趋势、理解当前医疗卫生问题、制定公共卫生政策等方面具有重要参考价值，医学史研究者在学术研究的同时，也应积极探索将学术研究成果转化为卫生政策建议的路径。最后，医学史尤其是公共卫生史研究对理解和应对公共卫生危机具有重要价值，医学史学者应积极参与社会服务，如在重大公共卫生事件中提供历史经验和洞见，体现医学史学科服务社会的重要价值。

参考文献

［1］白艳晖，袁媛. 改革开放以来中国传统医学史研究述评 ——以《中华医史杂志》（1980—2010）为中心［J］. 科学与文化，2016（1）：31-37.

［2］陈邦贤. 中国医学史［M］. 上海：商务印书馆，1937，1.

［3］余云岫. 医史学与医学前途之关系［J］. 中西医药，1936，2（9）：65-72.

［4］佚名. 会员动态［J］. 医史杂志，1947，1（2）：38.

［5］王吉民. 中华医学会医史学会工作报告［J］. 医史杂志，1951，3（4）：63.

［6］张赞臣. 中国历代医学史略［M］. 修订本. 上海：千顷堂书局，1955，1.

［7］王吉民. 十年来本会工作报告［J］. 医史杂志，1947，1（1）：12.

［8］杨奕望，顾云湘，胡蓉，等. 论课程思政资源的挖掘与融入：以"中国医学史"课程建设为例［J］. 中国医学伦理学，2021，34（2）：250-254.

［9］程佩，沈秋莲，胡素敏. 中国医学史课程思政建设的优势与路径研究［J］. 中医教育，2020，39（1）：44-47，70.

［10］王华生，黄蕈华. 基于"课程思政"的医学史教学方法探析［J］. 高教论坛，2019（7）：

34-36.

［11］李德杏，王蕾，赵健，等.《中国医学史》课程思政建设的探索与实践［J］.湖南中医杂志，2019，35（1）：91-93.

［12］曾晓进."课程思政"融入医学史教学初探［J］.教育教学论坛，2020（1）：241-242.

［13］郑洪，吴小明，钱群英，等. 以地域医派为内涵的中医医史文献课程群改革探索［J］.成都中医药大学学报（教育科学版）. 2019，21（3）：13.

［14］杨威，纪焱，金东英，等."医学史"课程思政教育的探索［J］.教育教学论坛. 2023（11）：89.

第二章 医学哲学学科发展报告

第一节 学科起源

医学与哲学的历史渊源

中国医学哲学思想源远流长。中国哲学与中医学自古至今相互渗透、相互影响，中国哲学为中医学提供了理论基础、思维方式和方法论的指导，而中医学则是中国哲学在医学领域的具体应用和实践，两者共同构成了中国传统文化的重要组成部分。阴阳学说、五行学说、精气学说构成了中医学的基础理论。《黄帝内经》《难经》《伤寒杂病论》《神农本草经》《备急千金要方》《肘后备急方》等中国古代医学典籍中，都包含着丰富的哲学思想。天人合一、万物一体的整体观、辩证思维对中医的思维方式和认识方式产生了深远的影响。取象比类是中国哲学和中医学共有的方法论。中医在治疗疾病时所采用的中庸之道，强调诊治疾病要力求扶正祛邪、调整阴阳，使人体达到一种平衡的状态。中国哲学中的仁爱思想、义利观等对中医学的医德医风具有长远和重要的影响。

西方哲学史和医学史中，关于医学与哲学关系的思想十分丰富。古希腊的柏拉图、亚里士多德提出或阐述过医学哲学观点。希波克拉底的诊疗观、疾病观及其整体医学观中包含了丰富的医学哲学思想。欧洲文艺复兴时期的医学思想同样蕴含着深刻的哲学认识。近代西方哲学流派中蕴含着丰富的人体观、生命观、疾病观。西方医学传入中国以后，拓展了中医哲学传统思想的视野。1929年，中西医汇通派的医家张锡纯发表了题为《论哲学与医学》的文章，讨论中国哲学与中医学的关系，赖斗岩、朱席儒合译发表了《古代西洋哲学家之医学观》一文。"医学哲学"作为一个学科概念因这些译著在近代中国的出版而得以初露端倪和开始形成。

作为现代医学人文主要学科之一的医学哲学学科，是新中国成立70多年以来，特别是在改革开放后40多年来建构、发展和逐渐成熟起来的。中国当代医学哲学学科的演进，大体上可分为前后两个阶段，前一阶段主要是1956—1978年，后一阶段是1979年至今。

（一）中国医学哲学研究起步（1956—1978年）

新中国成立后，作为学科医学哲学的形成过程，有一个从自然辩证法到医学辩证法再到医学哲学的演进过程。1956年，党和国家组织制定了《1956—1967年科学技术发展远景规划》，自然辩证法作为学科和实践领域的发展规划，包括在这一规划中。"医学辩证法"概念是1956年于光远先生与北京医学院的彭瑞聪先生等在讨论自然辩证法发展规划的时期首先提出的。彭瑞聪等人运用自然辩证法的原理对医学进行系统思考和研究，举办了学术研讨会。1960年，冯天水在《北京医学院学报》上发表了《预防为主的哲学思想》，1964年，邱仁宗在《自然辩证法通讯》第1期上发表了《1963年国内医学哲学问题论文评述》。医学辩证法是一个中国本土化的概念，源于自然辩证法向医学哲学问题讨论的延伸和拓展。

1978年7月，中国自然辩证法研究会筹备委员会在北京举办了首次讲习会。教育部明确规定将"自然辩证法"作为理工农医类硕士研究生的必修课和本科生的选修课。自然辩证法教材的主体内容中包括"医学中的一些辩证法问题"。

1978年12月，邱仁宗先生在《自然辩证法通讯》上发表了《关于开展医学哲学问题研究的几点想法》，次年3月该杂志又发表了题为《要重视医学辩证法的学习与研究》的文章。医学哲学与医学辩证法这两个概念是并行使用且有交叉的，并不具有学术史的前后延续性。当时编写的教材和著述也大多以"医学辩证法"冠名。从学科形成和前期学科性质上看，医学辩证法最初形态的形成，是运用自然辩证法的理论和方法，将医学作为研究对象所形成的自然辩证法的一个分支学科，医学辩证法被视为自然辩证法所属学科，对医学自然现象、思维现象、社会历史现象等进行哲学的思考和认识。

医学哲学是一个国际通用的概念和学科名称。但这一阶段的医学哲学概念并没有被中国学界所普遍采用。在中国，医学辩证法与医学哲学在学科演变中有一个逐步走向统一的过程。这一阶段其研究工作主要集中在批判对待中医问题上的民族虚无主义，关于魏斯曼－摩尔根学说、魏尔啸病理学说和巴甫洛夫学说的评价，对中西医结合中的骨折治疗、针麻进行了哲学思考，研究了以预防为主的哲学思想，剖析了临床思维中的"大包围、撒大网"现象等。这一阶段的医学辩证法的研究框架、问题和观点以中国本土化为主，带有明显的自然辩证法移植和延伸的痕迹，很多内容是运用自然辩证法乃至马克思主义哲学的基本理论认识、审视、看待和评价医学问题。

（二）医学哲学学科的全面兴盛（1979年至今）

改革开放40多年来，医学哲学作为学科和研究领域获得了长足发展，这一阶段的发展史出现了一系列重要的标志性事件，学科发展进入一个新的历史时期。

1. 广州医学辩证法讲习会举办

1979年3月，中国自然辩证法研究会商定组织一个医学辩证法的学术活动——广州医学辩证法讲习会。参加筹备这项活动的有：大连市科学技术协会杜治政、中国社会科学院哲学研究所邱仁宗、北京医学院阮芳赋和常青、北京协和医院艾钢阳、南京医学院张慰丰、上海中医学院宋传玉、桂林医学专科学校元文玮、苏州卫生局周寿祺等人。1979年12月20日至1980年1月4日，广州医学辩证法讲习会举办，参加讲习班的代表达到800多人，会议主要内容是介绍世界医学发展特点与趋势、中西医结合问题，新中国成立以来我国医学发展的经验教训，医学辩证法教学和研究途径。会议主张西医、中医、中西医结合三驾马车并进，提倡在医学教育中重视医学辩证法的教学及决定主办医学哲学方面的杂志，开启了这一时期我国医学人文事业的新篇章。

2. 中国自然辩证法研究会医学哲学专业委员会成立

1981年10月，中国自然辩证法研究会正式成立。2000年，中国自然辩证法研究会医学哲学专业委员会成立，杜治政任主任委员。该专业委员会成立以后，对指导全国的医学哲学学术研究和教育教学发挥了重要作用。2004年，医学哲学专业委员会发布《医学哲学研究纲要》，为我国医学哲学研究确立了目标，描绘了发展蓝图。全国半数以上的省（自治区、直辖市）相继成立医学哲学研究的学术团体，开展医学哲学的学术研究和教育教学活动。

3.《医学与哲学》杂志创办

1980年6月，《医学与哲学》杂志在大连创刊，杜治政任杂志首任主编。《医学与哲学》从在中国思想解放大潮涌动中亮相开始，一直立足于医学哲学之形而上的思想高地，通过选题设计、活动策划、引领倡导等方式，凸显出关注医学重大问题、探索医学发展问题的编辑思想。以《医学与哲学》杂志为平台，学界围绕"医学模式""医学目的""医学人文精神""医学整合""SCI论文评估标准""医学技术异化""人文医学""身体哲学""医学人文走进临床"等重大学术问题展开深入探讨，为中国的医学发展把脉，为医疗公正呐喊，为政府决策谏言。40多年来，《医学与哲学》的医学哲学问题"专论""医学方法论""医学伦理学""医学社会学""社会医学""医学心理学""医学美学""人文医学""身体哲学"等特色栏目，滋养着医学哲学、医学伦理学、医学社会学、医学美学、医学逻辑学、卫生法学、人文医学等学科的成熟和壮大。《医学与哲学》杂志已被遴选为北大中文核心、中国科技核心和RCCSE中国核心等期刊。同时还被欧洲学术出版中心数据库和哥白尼索引期刊数据库（ICI World of Journals）收录。

4. 医学哲学学术活动蓬勃开展

这一时期，我国医学哲学学术界开展了一系列学术活动，推动了医学哲学的学科建设、学术研究，对我国卫生事业的发展产生了积极和重要影响。1981年，全国第一届医学辩证法学术讨论会在南京召开，会议的主题是"健康、医学与社会"，讨论了我国医学由生物医学模式向生物−心理−社会医学模式转换的重大问题。1983年，第二届医学辩证法学术讨论会在北京召开，会议的主题是"临床思维"，强调医学哲学研究要关注临床思维。2002年，第七届全国医学辩证法学术会议于大连举行，会议的主题是"医学与人"。从第八届开始，医学辩证法学术讨论会更名为"举办地＋医学哲学论坛"，如2011年8月，由宁夏医科大学承办的"塞上湖城"论坛，2015年，由湖北医药学院承办的"武当论坛"。2017年10月，由南京医科大学承办的"宜兴论坛"。

这期间，我国医学哲学界还举行了许多重要的学术活动，如1991年于广州召开的"中西医比较研究"学术研讨会，2004年于上海召开的"医学与人类文化"学术研讨会，2005年于东南大学召开的"全国医学哲学学科建设与发展研讨会"，2006年、2008年于南京医科大学举行的"中国人文医学高峰论坛""医学整合问题座谈会""医学人文走进临床学术研讨会"等。

5. 医学哲学专业教材和学术著作成果丰硕

全国医学人文学者循序渐进，熟读精思，潜心求学，医学哲学学术成就硕果累累。40多年来，涌现出一批较高质量的医学哲学教材和专著，例如，广西桂林医学高等专科学校编写的《谈谈医学中若干辩证法问题（试用本）》，元文玮编写的《医学辩证法》，李今庸主编的《中医辩证法概论》。1983年，中国自然辩证法研究会编写的《自然辩证法文集》，此文集中包括了梁浩材的《社会医学是现代医学发展的重要方向》，彭瑞聪、李天霖、阮芳赋的《经济发展与我国医疗保健事业》和谭郁彬的《西医学思想的发展与唯物主义哲学》。1984年，彭瑞聪主编的《医学辩证法试用教材》由人民卫生出版社出版发行，这部教材在中国医学哲学学科发展及教育教学史上扮演了重要角色。此外，还有孙溥泉编写的《临床医学中的辩证法》，邱仁宗编写的《医学的思维和方法》，任曰宏编写的《漫谈医学与哲学》，刘汝深主编的《中医学辩证法概论》，白正林、边林等主编的《医学哲学原理》，陆干甫、谢永新主编的《中医辩证法原理》，刘正纾编写的《医学哲学概论－医学的主体、客体与整体》，邱鸿钟编写的《医学与人类文化－医学文化社会学引论》，段德智编写的《死亡哲学》，姜学林编写的《医疗语言学初论》，颜成文编写的《医学辩证法》，薛公忱编写的《论医中佛儒道》，刘虹编写的《医学辩证法概论》，李永生编写的《临床医学语言艺术》，张岩波、郑建中、王洪奇编写的《医学与人文》，刘虹、张宗明、林辉编写的《医学哲学》和《新编医学哲学》，杜治政编写的《守住医学的疆界》。这一时期还陆续出版了有关医学哲学方法论方面的著作，主要有侯灿编写的《医学科学研究入门》《祖国医学方法论》、祝世讷编写的《中医方法论研究》、王玉辛编写的《医学科学方法论概论》、彭瑞聪主编的《临床思维及例证》、常青编写的《医学方法概论》等。此外，著名技术哲学家陈昌曙先生的随笔《医学·哲学杂谈》，吴阶平、韩启德、胡大一、凌峰等一批医学专家，从各自的专业领域出发，提出了特色鲜明的医学哲学观点。

20世纪90年代以后，以"医学哲学"概念命名的教材和著作明显开始多于"医学辩证法"。东南大学孙慕义等主编的《医学哲学》、南京医科大学刘虹等主编的《新编医学哲学》、广州中医药大学邱鸿钟主编的以中医学哲学为主题的《医学哲学探微》等，考察了框架、问题、范畴和概念，在保持和延续医学辩证法的传统语境、思维方式和阐释方式的同时，形成了一些新的认识和观点。几十年来，杜治政从多层面、多视角和多方位的探讨，提出了很多重要的医学哲学问题，形成了一系列有重要影响的学术观点，他的《医学哲学：不是多余的话》，反映和代表了他的医学哲学观点。

由柯杨、张大庆主编的国家"十二五""十三五"研究生规划教材《医学哲学》（2014年第1版，2021年第2版），在教材内容和方法、教材框架及逻辑结构上，建构了审视医学问题更广阔视野和新的认识方法。该教材既强调与国际研究的接轨，又注重从中国实际出发，进行了深入的哲学的思考、论证和阐释。

我国医学哲学领域涌现出了一批在国际、国内有一定学术影响的专家、学者。彭瑞聪、邱仁宗、杜治政等是开拓者和学术带头人。柯杨、孙慕义、张大庆、赵明杰、段志光、王一方、程伟、刘虹、边林、李建会、张新庆、刘学礼等学者在这一领域深耕多年。生命科学界和临床医学领域的知名专家韩启德、胡大一、凌锋、何裕民、吴家睿等，提出了深刻的医学哲学观点和提出了深刻的医学哲学观点。一批青年学者视野开阔，思维活跃，勇于探索。此外，我国综合大学从事哲学、科学技术哲学等领域研究的部分学者，为医学哲学学科的发展提供了理论支持。

第二节　学科内涵

一、医学哲学的概念

医学哲学是医学（medicine）与哲学（philosophy）两个词组合而成的概念。这一组合词涉及医学与哲学之间有三种关系方式，即医学与哲学（medicine and philosophy），医学中的哲学（philosophy in medicine）和医学的哲学（philosophy of medicine）。医学与哲学共同关注的问题属于医学与哲学关系范畴。医学中的哲学主要是医学研究、医疗实践及卫生政策中所涉及的哲学问题。而医学的哲学则是应用哲学的思想和方法即批判性反思、辩证推理，揭示医学的价值和目的，追问医学中所涉及的根本性问题。从医学与哲学这三种关系来定义医学哲学，医学哲学是一门研究医学科学和卫生保健领域形而上学、认识论（实践论）、方法论及价值论的学科。医学哲学研究医学的基本概念、基本理论、基本问题、方法论及医学科学技术与社会的关系。探讨医疗卫生实践涉及的自然、科学、技术、工程、道德、社会、文化等诸多方面理论和实践问题。医学哲学既是医学与哲学的交叉学科，也是哲学的分支学科，同时作为医学人文学科体系中的主体学科之一，也具有医学科学属性。

二、医学哲学的学科内涵

作为一个相对独立的学科及研究和实践领域，从不同视角或有所侧重认识和看待医学哲学，其内涵呈现也不尽相同。

作为特定领域的形而上学，医学哲学沿用哲学的认识和思维方式审视和反思医学科学、技术、工程、知识、历史、方法、目的、价值，以及与其他学科、领域特别是与社会的关系，从而形成关于医学的本体论、认识论（思维论、实践论）、方法论、价值论（目的论、意义论）及医学与社会的关系论等。虽然一般哲学意义上的本体论、认识论、方法论和价值论仍然是医学哲学的逻辑架构，医学哲学需要从医学具体领域或现实问题出发，以认识、反思、分析、概括、抽象、评判乃至解决具体问题为学科指向，在以形而上和原则主义立场看待的新哲学问题或新问题的哲学特性的同时，也要立足于完成从哲学理论向医学实践的转化。

三、医学哲学学科的主体内容及逻辑框架

医学哲学学科的研究对象，决定了该学科的研究内容主要集中在医学观、方法论及医学与社会关系等主要领域。医学观所关注和研究的内容，包括医学自然观、医学科学观、医学技术（工程）观、医学价值观、医学社会观及医学方法论等，这些医学哲学观念和观点，在学理上体现于生命哲学、身体哲学、疾病哲学、健康哲学、医学道德（价值）哲学、医学哲学史学、医学（临床）思维学、医学问题哲学、医学教育哲学、医学发展哲学等次级学科中。

医学哲学学科的逻辑框架并无固定模式。从"哲学—科学技术哲学—医学哲学"这一学科系统的链条上，医学哲学学科的逻辑框架是哲学、科学技术哲学逻辑框架向医学哲学的延伸，关注点主要集中在医学理论和实践问题上，探讨医学作为学科和实践领域的发展规律、方法和思维特点，以及医学与社会的关系等。

以问题为出发点的医学哲学学科的逻辑框架，主要包括对现代生命科学和临床医学发展进程及其规律的哲学探索，对医学理论特征的分析与阐释，对临床决策及医患主体间的考察，对传统医学形态与新形态的哲学比较研究，对医药高新

技术和前沿问题的哲学分析。此外，还包括医学与生命和死亡关系的哲学问题讨论，医学发现和发明的思维逻辑和方法等。

医学道德哲学是医学哲学的重要构成部分。伴随医学伦理学、生命伦理学、健康伦理学等学科的发展，医学道德哲学成为这些学科理论基础的构成部分。

第三节　医学哲学专题研究

一、医学科学观

医学科学观的形成、演进及现代形态等问题，是医学哲学的基本问题之一。它为整个医学哲学学科的发展提供了认识方向，确立了整个学科研究的观念形态和理论基础。近代医学科学观，为现代医学观的形成和确立提供了重要基础，但每个阶段医学观的确立，都是在对前一时期观念的扬弃、继承和创新的基础上实现的。医学进步每个阶段的医学观、技术观的形成，都是一个复杂而漫长的过程。

（一）近代医学观形成的背景

一方面，近代物理学、化学、生物学等领域的重大突破，为近代医学科学观的形成提供了基础。实验、观察和数学等研究方法在医学领域得以广泛运用。哥白尼的"日心说"对"地心说"挑战所引发的宇宙观的重大变革，深刻地影响了近代医学家对人体与自然关系的重新审视。牛顿力学原理在医学领域的运用，使医学对人体的生理和病理现象，如血液循环、肌肉运动等建立起了全新的解释。维萨里的人体解剖学，莫干尼等人的病理解剖学，推动近代医学能够更深入地了解疾病的本质。观察与实验方法在临床医学中的运用，提高了对患者症状、体征和治疗反应等记录水平，动物实验、药物试验等运用于医学研究，为医学理论的验证提供了手段和根据。

另一方面，19世纪显微镜技术的应用为疾病的诊断和研究提供了新的手段。推动了传染病学的发展，也促进了抗菌药物和疫苗等治疗技术的研发。麻醉技术的进步为外科手术提供了有力保障，提高了手术的成功率和安全性，推动了外科手术技术的快速发展。20世纪初，X线、超声波等影像学技术的发展能够无创地观察人体内部结构，为疾病的诊断和治疗提供了有力支持。医疗器械研制的精细化和标准化，使得药品的生产能够大规模进行，如抗生素的发现和大规模生产，大大降低了感染性疾病的死亡率和致残率。

（二）近代医学科学观及其影响

一是推动医学理论体系的完善及促进生物医学模式的形成。近代医学科学观促使医学从经验主义向科学理论体系转变，为现代医学建立了坚实的理论基础。生物医学模式认为每种疾病都可以在器官、细胞或生物分子上找到相应的形态和化学改变，以及特定的生物和理化原因。这一模式使得医学研究更加注重对疾病的微观机制的探索，推动了医学在细胞、分子等层面的研究，为疾病的诊断和治疗提供了更精确的依据。

二是确立科学的实验方法，强调实证研究和逻辑推理。实验方法的引入使医学研究从单纯的观察和经验总结上升到了科学验证的层面。医学家们通过设计实验、控制变量、观察结果等方式，能够更加准确地探究疾病的发生发展规律及药物的疗效等。近代医学科学观要求医学研究基于实证数据和逻辑推理，通过收集证据、分析数据支持自己的理论和观点。

三是诊断技术的革新，治疗技术得到全面提升。如显微镜的发明和应用使得人们能够观察到细胞和微生物等微观结构，为疾病的诊断提供了新的视角。X线的发现为医学影像学的发展奠定了基础，使医生能够无创地观察人体内部的结构和病变，提高了疾病的诊断准确性和效率。麻醉术、消毒法、无菌术等技术的发展，使得外科手术的安全性和成功率大幅提高。随着化学制药技术的发展，越来越多的有效药物被研发出来，为疾病的治疗提供了更多的选择。

四是近代医学科学观对临床医学产生的影响。临床产生了诸如内科、外科、妇产科、儿科、眼科、耳鼻喉科等专业学科。虽说专业的细分使得医学研究和临床实践更加深入和专业化，但近代医学科学观也强调各学科之间的相互联系和交叉融合。

五是近代医学观对医学理念和教育体系建构的影响。近代医学观带来整个医学理念的调整。人们认识到疾病的发生与环境、生活方式等因素密切相关，推动了预防医学的发展。近代医学科学观的形成，促使医学教育体系逐渐规范化和标准化。医学院校的建立、统一的教学大纲和课程设置、严格的考试制度等，都是医学教育规范化的体现。这种规范化的教育体系确保了医学人才的培养质量。

（三）现代医学科学观及其影响

现代医学科学观是近代医学科学观变革和演进的产物，这种变革的直接基础是现代医学和技术的划时代进步，也是人类社会全面进步的结果。其科学与技术整体水平、学科性质、存在形态和发展模式对近代医学科学观具有质的超越。

一是由生物医学模式下的科学观向生物、心理、社会模式的观念转变。认为人体是一个生物、心理和社会的统一体，疾病的发生是生物、心理和社会因素相互作用的结果。临床治疗方法不仅包括药物治疗和手术治疗，还包括心理治疗、康复治疗和社会支持等。这种观念，本质上属于整体医学科学观。现代医学不再将人体视为各个器官、系统简单拼凑的集合体，而是强调人体是一个有机的整体。各个部分之间相互联系、相互影响、相互制约，任何一个局部的病变都可能影响整体的功能状态，而整体的内环境稳态及功能状态也会对局部病变的发生、发展和转归产生作用。

二是系统的医学科学观。认为人体是由多个不同层次的系统所构成，从基因、分子、细胞、组织、器官到生命系统，再到整个生物机体，每个层次都有其特定的结构和功能，且各层次之间通过复杂的信号传导、物质交换等机制紧密相连。"人类基因组计划"建立了"组学"（Omics）整体研究策略，将生命体内的研究对象从局部转变为全局，对生命的认知从简单性思维转变为复杂性思维，诞生了系统生物学的新范式。系统生物学被引入医学领域，其方法策略应用到医学概念、研究和实践之中，通过整合不同的学科，包括数学、计算机科学、数据分析、生物学，以及临床医学、伦理和社会实践形成了系统生物医学（systems biomedicine）。

三是生态医学科学观。关注人体与外界环境的相互关系，包括自然环境和社会环境。人体是一个开放的系统，不断与外界环境进行物质、能量和信息的交换。自然环境中的气候、地理、空气、水源乃至人的生活环境等因素对人们的健康有着直接或间接的影响。社会经济状况、文化习俗、生活方式、医疗卫生服务水平等也都在很大程度上影响着人们的健康。不良的生活方式如吸烟、酗酒、缺乏运动等则是许多慢性病的重要危险因素。

四是预防医学科学观。强调预防为主，认为预防疾病的发生比治疗疾病更为重要。这涉及多个层级的预防，从病因预防（一级）到早发现、早诊断、早治疗，再到疾病发生后，采取积极的治疗措施以防止病情恶化，促进患者康复，同时通过康复治疗提高患者的生活质量，预防疾病的复发和并发症的发生。

五是医学人文观。这属于医学道德哲学范畴的问题。强调将人文关怀作为医学的应有之义。强调患者不仅是疾病的载体，更是一个"整全"的人。在医疗过程中，要尊重患者的人格尊严、自主权、隐私权等基本权利，关注患者的心理需求和社会需求。医生要具备良好的沟通能力、同理心和人文素养，与患者建立良好的信任关系，了解患者的痛苦和担忧，给予他们情感上的支持和安慰，从而提高患者的就医体验和治疗依从性。

六是循证医学科学观。以证据为基础指导医疗实践。强调在临床决策过程中，要综合考虑最新的、高质量的临床研究证据，结合医生的临床经验和患者的具体情况（如患者的价值观、偏好等）来制定最佳的治疗方案。

七是"大健康"医学观。人类疾病谱的改变，慢性病高发和蔓延，要求医学的关注点从"治疗疾病"向"维护健康"转变，需要将临床诊治和维护健康整合为一体，形成"大健康"时代的"健康医学"。在"大健康"理念基础上形成的健康中国战略已经上升为国家战略。

二、医学身体哲学

近年来，我国医学身体哲学的研究取得了新进展。相关研究的发文数量和质量都明显增加和提升，已有学术专著出版。

（一）身体哲学的理论及研究背景

身体哲学是在存在主义哲学、现象学哲学的基础上发展起来的，以彰显身体感受、情绪、认知、行为的具身性为特征的哲学思潮。在身体哲学和医学身体哲学的视域中，身体是反映自然与社会、主体与客体、主观与客观交融统一的哲学范畴。身体是肉体的生理性存在，又是心理的、社会的、文化的、哲学的精神性存在。身体是欲望、价值、文明的策源地。身体领略快乐、幸福、高峰体验，遭受痛苦、烦恼和灾难。身体是独立的、真实的"自我"，是个体和群体、自己和他者、肉体和意识不可分割的统一体，正如梅洛－庞蒂所说："身体没有意识是无法想象的，因为存在着一种身体意向性，意识没有身体是无法现象的，因为现在是有形的。"身体是构成世界的世界之肉，如梅洛－庞蒂所言："世界的问题，可以从身体的问题开始。"

身体哲学是西方哲学千年发展的必然。欧洲文艺复兴之后，笛卡尔二元论哲学试图统合灵魂世界和物质世界，并推出"我思"作为度量存在的最高尺度。意识哲学将精神现象奉为哲学研究皇冠上的宝石，却忘却或有意识丢弃了披戴皇冠的身体。布莱恩·特纳指出："人类有一个显见和突出的现象：他们有身体并且他们是身体。"特洛依茨基认为：动物没有身体而仅有肉体，人则不仅有种群性的肉体，更有个体性的身体。

（二）身体哲学的演进过程

这一学术领域苏醒于斯宾诺莎与尼采，发初于胡塞尔，推进于海德格尔与福柯，形成于梅洛－庞蒂。20世纪，西方身体哲学的代表人物，法国哲学家莫里斯·梅洛－庞蒂从知觉、具身感受、具身情绪、具身认知、具身技术、身体主体间性等维度演绎了身体哲学的纵横经纬。

（三）身体哲学对医学发展的影响

身体哲学研究为医学的发展提供了哲学理论和思维方式，为医学人文本质的定位奠定了深厚的思想基石，为人文医学或医学人文学科提供了元哲学理论，是医学迈进回归人文新阶段的思想纲领。身体哲学颠覆了意识哲学千年来构建的理性王国，将研究聚焦于身体存在和身体感受，消解了二元论哲学定制的身心分裂场景，使身体回归于多维——整体的状态，肯定了身体"思"与"能"的一致，匡正了科学哲学只问科学不顾身体的偏颇，建构了"身体－意识－世界""三维一体"的身体哲学体系。

（四）医学身体哲学

医学身体哲学是以患者具身感受、患者具身情绪、患者具身认知、医学具身技术、医患身体主体间性、具身身体关怀等为主要问题域、以患者身体的一般性问题为研究对象、以身体现象学方法为研究进路、以医学具身关怀为目标的理论体系。医学身体哲学研究的问题域初步界定为患者具身感受、具身情绪、具身认知、具身伦理、患者行为、医学具身技术、医患身体主体间性等。医学身体哲学实践研究的落脚点置于患者具身关怀：探讨关怀患者具身感受、具身情绪、具身认知的实践策略。

医学身体哲学理论图式包括四个模块。理论基础模块阐述意识哲学、医学哲学的基本思想和局限，揭示医学哲学向医学身体哲学转向的必然性。基本原理模块由患者具身感受理论、患者具身情绪理论、患者具身认知理论、医学具身技术理论和医患间性理论构成，是原理的核心内容。学术环境模块由医学具身伦理理论、身体人类学理论、身体社会学理论和医学具身政治理论构成，是医学身体哲学理论走向医学具身关怀实践的学术环境、伦理、社会和政治条件。医学身体哲学临床实践模块讨论医学身体哲学临床实践的内容、问题域和复杂性，以及医学身体哲学临床实践的策略和路径，包括患者具身感受关怀、患者具身情绪关怀、医学具身技术关怀、医学具身服务关怀等具身关怀的策略和举措及最终导向医学终极关怀的愿景设计。

关注身体的感受，倾听身体的呼声是医学哲学本真和使命。关注身体和身体感受的身体哲学对医学哲学更具有亲和力，更适合作为医学哲学之元哲学。同时，蕴含着建构医学身体哲学这一新的应用哲学的可能性和必要性。因此，确立身体哲学作为医学哲学元哲学的身份和地位，建构医学身体哲学的理论体系，成为我国医学哲学理论研究迫切的任务。

三、医学工程哲学

20世纪，医学哲学没有涉及医学工程哲学领域，这一主题被纳入到医学"技术观"或"技术哲学"之中。进入21世纪，依托工程哲学的研究成果，近年来这一领域的研究热度持续升温，学术研究成果逐渐增加，学术水平和质量不断提升。

（一）工程哲学的内涵及学科兴起

工程科学以人工物而非天然物为研究对象，以满足社会需求与人类福祉为目的。工程思维的核心是设计性与建造性，工程集成、构建及"科学－技术－工程－产业"之间存在相关的知识链，包涵了诸多技术要素及其相关经济、社会、管理等要素的集成。

进入21世纪，中国工程界和哲学界在学术研究上跨界合作创新，形成了工程哲学的中国学派，提出了工程哲学的五论框架：科学－技术－工程三元论、工程本体论、工程方法论、工程知识论和工程演化论。其中，科学－技术－工程三元论是理论前提，工程本体论是核心。工程哲学、工程伦理涌现出一批标志着学科独立的论著，例如，李伯聪所著《工程哲学引论》，殷瑞钰、汪应洛和李伯聪等编著的《工程哲学》，李正风、丛杭青和王前等编著的《工程伦理》。

（二）工程哲学在医学领域的拓展

工程需要哲学，哲学要面向工程，工程界与哲学界互动是中国工程哲学兴起与发展的基本特点。工程哲学与工程伦理的原理、方法在医学领域中的应用产生了医学工程哲学、医学工程伦理等新兴的学科分支。清华大学出版社出版的《工程伦理》（2019年第2版）一书中的"生物医药工程伦理"提出了生物医药工程伦理分析框架，并具体考察了基因工程、器官移植、制药工程中的突出伦理问题。人民卫生出版社出版的《医学哲学》设有"生物医药技术哲学"专章。2020年《工程研究——跨学科视野中的工程》出版专辑"新兴医药工程的伦理与治理"。其中，"医学工程哲学：一个新兴的研究视域"被《新华文摘》封面报道并全文转载。2020年，在纪念恩格斯诞辰200周年暨中国自然辩证法研究会学术年会上，专设了"自然辩证法中国化：工程、医学与辩证法"板块。

（三）医学工程哲学的研究内容

现代生物医学研究和应用催生了一系列新颖的医学工程技术，值得从哲学视角加以系统考察，主要的研究议题：医学工程含义、要素与特点、工程技术风险及规避、风险与受益的权衡、知情同意、伦理审查等。

（四）医学工程的含义及特点

医学工程指采用特定的科学原理、仪器设备、工具手段，对人的生理和心理行为、发病过程、健康及影响因素进行有效干预，获得医学新技术、医疗新产品和服务，从而达到疾病预防、诊断、治疗和康复之目的的一种创造性实践活动。它是一系列彼此关联的环节和步骤构成的有机整体，具体包括在设计、规划、决策、试验、施工等环节创建医学人工实在。医学工程技术要素既包括有形的工具、仪器、设备，也包括无形的知识、经验、窍门等。

（五）医学工程哲学的研究风格

医学工程哲学研究的风格有两大类。其一，医学工程创造活动自身的哲学问题研究，如医学工程的分类、医学工程周期（如理念、决策、实施和评估）、医学工程创新、医学工程方法论、医学工程知识论、临床批判性思维等。其二，医学工程项目引发的社会、伦理、法律问题研究，如医学工程价值、医学工程伦理等。作为社会活动之"医"包括医理研究、医术发明和医治实践。一项医学工程恰恰集医学研究、医学技术和医疗实践于一身，适合从哲学或伦理学的视角加以系统考察。

（六）医学工程哲学专题研究状况

医学工程设计、研制、加工、试验和创制等环节均会引发诸多"该不该""该如何做""正当与否"之类的伦理问题。

一是医学工程风险及规避。医学工程风险是指影响工程活动目标实现的各种不确定因素的集合。工程风险的原因存在于对工程风险的认知，对工程主客体的判断。工程风险的规避机制包括经济、法律、管理、伦理等机制，特别是要建立起一种涵盖工程师、工程共同体和社会的应对工程风险的伦理。有学者通过技术风险、社会风险与道德风险评估基因－生殖工程运用的基本要素、伦理限度与根本条件，提出了复合型伦理治理框架。

二是医学工程决策设计理念及原则。依据工程及工程决策活动需要遵循科学性、人本性、责任性、功利性、公正性、生态性原则来指导和规约。提高工程决策主体自律能力的道德调控机制来消解。工程决策制度伦理、程序伦理的实现及相关调控机制的构建，则可以有效地改善工程决策的外部伦理境域，从而实现对工程决策的伦理规约。

三是医学人工智能哲学。医学人工智能技术已经从单一的技术手段转变为更多样复杂的工程设计，这就要求工程作为哲学研究的对象，实现范式的转换。医学人工智能面向实践需求的建构性，与临床经验的高度集成性，面向社会的公共性。医学人工智能应遵循的理念：坚持建构性，避免技术悲观主义；立足科学性，准确理解其功能；秉持社会性，尊重公众的知情权与参与权；注意风险性，做好质量控制与风险监控。

四是军事医学工程。军事医学工程的"内在善"（治疗伤病、维护健康）和

"外在善"（提升作战效能）决定了军事医学工程的实践向度，"内在善"与"外在善"之间保持应有的张力，抵制"外在善"对"内在善"的僭越。

五是医学工程技术的异化与人文回归。医学工程技术异化的主要表现，即医学技术主体化、医学技术功利化、医学技术数字与标准化、医患关系物化等现象。医学技术主义和医学技术过度商业化导致了医学技术的异化，偏离了对"人"的关怀，加重了患者的负担，破坏了就医环境。通过人本化使医学技术回归到预防疾病、维护健康、提高患者生活质量。运用技术异化理论、社会建构论、唯物辩证法、利益理论，从本体论层面、认识论层面和方法论层面考察医学技术异化产生的根源与预防策略。

六是医学工程哲学的未来展望。新兴医学工程哲学的主要议题包括：①医学工程的一般哲学问题。②负责任创新问题。③工程风险及伦理治理。④脑计划，脑机接口、合成生物学、异种移植等具体工程技术哲学问题。

四、生命哲学的研究

对生命问题的哲学审视和思考，是医学哲学的重要课题。医学哲学始终将这一主题纳入自身的研究视野。近年来，中国的医学哲学界对这一主题的研究，取得了多方面新的认识和学术成果。生命哲学是一门探讨生命本质、意义及其存在方式的哲学分支。它关注的是生命的起源、价值、目的及个体与宇宙、自然、他人之间的关系。生命哲学通过对生命现象的整体性反思，揭示生命的深层本质，为个体与社会提供意义与理论支撑。

（一）生命哲学学科源起

生命现象从古至今，始终构成哲学的根本性问题。早在古希腊时期医学之父希波克拉底就曾对生命的本质和健康做出了哲学性思考，中国的《黄帝内经》等著作也通过阴阳五行和养生理念，思考生命与自然、宇宙的关系。19世纪末到20世纪初生命哲学在欧洲兴起，以柏格森、尼采和海德格尔等代表的哲学家重新强调生命的创造性、动态性，生命哲学开始与医学伦理、医疗实践逐渐结合。20世纪以来，西方生命哲学传入中国，对中国的哲学界和医学伦理学产生了深远影响，引发了对生命价值、个体独特性及生死观的深层研讨。

与西方生命哲学发展不同，中国哲学一脉相承的文化基因和历史传统，更强调人的生命与生活，在天与人、人与社会、人与人之间的关系中展开哲学运思。当代中国学者，如冯友兰、牟宗三等新儒家学者，通过对儒家"生生之德"和"天人合一"思想的现代化诠释，进一步发展了中国生命哲学。

在全球化和多元文化的影响下，生命哲学逐渐从个体生命的探讨扩展到生态伦理、全球伦理等广泛领域。医学生物技术的飞速发展，如辅助生殖技术、基因编辑、克隆技术、人工智能等引发一系列复杂的生命伦理问题，对传统生命观形成巨大挑战，促使人们生命哲学进行新的反思。

（二）生命哲学学科的内涵

生命哲学关注生命的本质、价值和意义，探讨个体与宇宙、自然、他人之间的关系。探讨生与死的哲学意义，研究安宁疗护、安乐死等现代医疗中的伦理问题。通过对生与死的理解与认知，形成健康管理和生命教育中的核心理念。重视生命哲学在健康、疾病、医疗与社会中的应用，构建生命与健康，生命与社会关系的多维向度。关注医疗技术应用中的伦理边界，研究医学技术、干预手段与人类生命尊严之间的关系。

（三）生命哲学的研究现状

中国的生命哲学以儒家、道家、佛教等传统哲学为基础，结合现代生命科学与医学发展，形成了具有中国特色的生命哲学学派。受生物医学、生态哲学、技术伦理等领域的推动，生命哲学与生物医学、伦理学、社会学、心理学等领域广泛交叉，许多学术机构和研究中心将生命哲学与医药高新技术的哲学问题结合进行跨学科研究渐成趋势。新兴的前沿医药技术对生命的技术改造，生命哲学面临新挑战，如何在技术进步的同时保持对生命的尊重，成为新的哲学问题。生命伦理、临床决策需要生命哲学的理论支持，以解决医患关系、医疗资源分配等临床问题。在全球化进程中，不同文化之间对生命的理解有所差异，生命哲学也面临着如何多元文化生命观的挑战。当代生命哲学倡导全球伦理，避免生态危机，将个体生命的价值与人类共同体的利益相结合，探索在全球化背景下实现生命的普遍价值。

（四）生命哲学在我国的教育与教学

生命哲学现已成为高等教育中涉及生命教育、死亡教育的重要组成部分，尤其是很多医学院校将其视为医学哲学、医学伦理学等课程的基础理论，以帮助医学生理解生命的尊严与死亡的尊严。中国哲学年会、生命伦理学相关学术会议聚焦生命权利、生命尊严、生态伦理等，涵盖生命哲学的多个方面。《哲学研究》《医学与哲学》《自然辩证法研究》等期刊均刊发传播生命哲学研究的成果。近年来，生命哲学相关的理念正逐渐融入学校和社会的生命教育中，帮助公众形成正确的生命观、健康观和伦理观。

（五）对生命哲学学科发展的展望与建议

目前生命哲学在中国的发展尚未成熟，需要不断应对时代和社会发展面临的问题和挑战。一是从学术研究的理论维度看，要勇于跳出西方生命哲学理论形而上学循环的思路与框架，站在中国文化的角度看待人，以及人与外部世界的关系，开辟新的学术之路。中国传统文化的继承和发展始终都是现代中国学者矢志不渝的事业和志向，但是传统学术语言、概念需要现代话语体系的转化创新，才能真正指导社会实践，中国文化的发展与转型时至今日仍然任重道远。二是要对社会问题积极回应。未来生命哲学将继续与生物医学、社会学、科技伦理等领域进行跨学科研究，推动对生命问题的综合性思考和解决。通过不断加强生命哲学与生命科学、医学技术的对话，进一步探讨生命技术的伦理边界和社会责任。尤其是随着基因编辑、人工智能、生物增强等技术的快速发展，生命哲学应关注这些技术对生命伦理的影响，提出应对措施和理论框架，以应对科技发展带来的新挑战。

五、关于疾病观的研究

疾病始终是医学哲学关注的重要领域和问题。这一领域作为主要的研究对象和内容，从未脱离医学哲学学科的视线和视域。人类的文明史就是与疾病斗争的历史。疾病的本质是什么，疾病是怎样产生的，疾病发展变化的规律，疾病存在的价值等，在这些问题上的根本观点和根本看法就形成了人们的疾病观。

（一）关于疾病概念的界定

疾病不单是一个生物医学问题，它广泛涉及人文、心理、社会、历史与文化等多个领域。对于疾病究竟是什么，历史上主要有"本体论"疾病观与"建构论"疾病观两种典型观点。本体论疾病观认为疾病有明确的实体，并能够据此对疾病进行"分类"，把握此类疾病的本质，构建疾病谱的内在逻辑与制定临床诊疗指南等。建构论疾病观认为疾病并不是独立存在的实体，它在很大程度上是社会的建构。两种疾病观也不是完全对立的，本体论疾病观揭示了发生在不同人身上疾病的相同性或相似性以及同类疾病的规律性，为人们认知与把握疾病提供了指导。建构论疾病观是基于科学与实验等，也注重临床症状的有用性。

从患者的角度，疾病就是患病者不想要的自身状况。疾病就是身体或行为功能受阻。对疾病的认定界定为：一是患者体验到疾病的主观感受，二是医生通过检查或化验等发现患者的身体功能不正常，三是患者的症状与某种可识别的临床类型一致（临床类型是诊断者所持有的关于某种疾病的模型或者理论）。疾病是主客观的统一。通过医学科学与技术检测出来的疾病的各种指征，但主观的身心感受能由患者体验到。

（二）疾病发生的原因、自然进程与历史变迁

疾病发生的原因即包括内因、外因。内因包括神经内分泌因素、免疫因素、遗传因素等。外因包括生物性因素、物理性因素、化学性因素和营养性因素，还包括自然环境因素如气候、土壤、阳光、水源，社会心理因素包括社会制度、社会经济状况、社会结构、生活方式、心理过程及人格特征等。

疾病的自然进程，是指机体由健康到疾病的连续过程，主要包括以下阶段：尚未发病但已存在发病基础和条件的易感期。从病因开始作用到出现临床症状、体征前的发病前期或潜伏期，机体在形态结构、功能代谢方面出现相应病理改变、临床症状和体征的发病期或临床期，完全康复、不完全康复、不愈转为慢性、死亡等的发病后期或转归期。

对于疾病的历史变迁，孟君与张大庆在《大众医学史》一书中，从人类疾病的起源、环境与疾病、瘟疫时代、食物与疾病、工业化与疾病以及当代社会的疾病等视角进行了分析。英国学者玛丽·道布森在《疾病图文史》中研究了人类7000年的疾病抗争史，从1500多种疾病中遴选30种疾病进行了分析，她把这30种疾病归为四大类别，即细菌性疾病、寄生虫病、病毒性疾病与生活方式疾病。

（三）疾病的医学认知模式

医学对疾病的认知模式经历了不同阶段的历史变迁。早期是神灵医学的疾病认知模式，认为生命是神灵的赐予，疾病是神灵的惩罚，神灵医学的疾病认知模式也就是本体论的疾病认知模式。自然哲学的疾病认知模式，认为疾病是机体内部整体平衡紊乱的结果，形成了疾病的物理理论。自然科学的疾病认知模式，认为特异性微生物引发特异性疾病。现代生物医学模式下的疾病认知模式，即进化论的疾病认知模式，从基因和分子生物学的角度认知疾病。随着人们对疾病认知的深化，医学对疾病的认知模式也会越来越科学与完善，在生物学模式的认知基础上走向更为全面与科学的生物、心理及社会等综合性疾病认知模式。

（四）患者的患病行为及其过程

不同于医学的疾病认知模式，从患者的视角来看，一个人从感觉到自己身心不适、患病，到开始求助于医学的帮助，乃至诊断与医疗等是一个过程，描述这个患病行为及其过程有助于我们认知疾病。患病行为就是当人们感觉到身心不适、痛苦时而采取的一系列应对行为，一般包括自我保健行为与求助于医疗与卫生保健行为。萨奇曼将其描述为五个不同的反应阶段：经历症状、接受患病角色、接触医疗服务、依赖性的患者角色、恢复与痊愈。图姆斯将这一过程分为四个层面，即"感性的感觉经验""生病""疾病"和"疾病状态"。前三个层面是患者对病情的理解，"疾病状态"则是医生对病情的概念化断定。这些对患病过程描述的重要意义在于，在每一个阶段都需要患者做出决策和行动。

（五）"疾病"与"病痛"

"疾病"一词用来描述机体器官或组织的变化、功能的失调及对正常标准的偏离。"病痛"更加强调症状和患者内在痛苦的社会和生活体验，包括认识到功能的失调，并采取措施进行修复，如接受治疗等。如果说"疾病"的概念主要是聚焦于"病"本身，如病的成因、病的表现、病的医疗等，那么"病痛"的概念聚焦于疾病给患者带来的不适、痛苦或伤害。这种"痛"包括患者身体或心理的，以及由于身体或心理的"痛"造成的生活、工作与社交等都受到影响。例如，"病痛"会造成患者正常的人生进程发生断裂、会受到道德意义上的贬低或者否定，以及由疾病的"污名化"造成对患者的污名化等。疾病主要是基于医者的角度，而病痛主要是基于患者的角度。

（六）疾病的价值

疾病是个体生命的一种存在样态，是生命的一部分，同时也是人类历史与人类文明的有机构成部分。疾病的这种客观存在性与久远的历史延续性使我们必须正视其价值。疾病广泛影响社会生产与生活的各个领域，因而其价值也是多元的。从疾病价值的类型来看，主要有推进医学科学技术发展的价值、对个体健康状况反向标识的价值及疾病广泛关联的社会价值，如疾病的政治价值、疾病的经济价值、疾病的文化价值、疾病的历史价值等。全面认识与把握疾病的价值并充分利用好疾病的价值，有助于增进个体生命的健康与人类文明的进程。

六、关于医学方法论的研究

医学方法论是医学哲学研究的重要领域。现代科学和技术的发展带来了医学方法论革命性变革。梳理、总结和概括前沿科技带来的方法与手段革命形成的新的方法论，成为现代医学哲学的崭新领域。方法论是关于方法的理论、学理和原则，以一般性原则、规律、程序、规则等方式来表达，方法论提供了一套系统的方法和原则，以确保医学研究的科学性和临床实践的有效性。哲学思维是医学实践中最古老的方法。通过哲学思辨对疾病和健康现象进行总结，在西方产生了诸如古希腊和中世纪医学等经验医学传统，以及以中国传统医学为代表的绵延数千年的中医药理论体系，"意象思维"是其重要的方法论。

（一）我国医学方法论哲学研究的历史

医学哲学视域中的医学方法论相对稳定。1983年，第二届医学辩证法学术讨论会在北京召开，会议的主题为"临床思维"。这一时期陆续出版了有关医学方法论的著作。进入21世纪后，随着新的医学科学技术的发展，医学方法也产生了一些新的形态。主要的医学科研方法相关课程，包括文献检索、流行病学、临床流行病学、医学统计学、循证医学等。现代医学方法论主要体现在医学科学思维理论、医学科学与技术方法论和医学实践方法论三大领域。中医学始终坚守并保留着自己传统的独特方法论体系。

（二）医学科学思维方法论

医学思维方法是医学方法论的基础。古代人的认识方法具有直觉性、思辨性和臆测性的典型传统哲学特点，是从整体上笼统的直观把握对象。现代医学思维形式包括如下几组对应互补的思维方法：①比较、分类和类比。②分析和综合。③归纳、演绎和假说。④抽象和具体。⑤历史和逻辑统一。⑥理想化方法。⑦非逻辑方法，包括直觉、顿悟、灵感、审美等。假说方法、实验方法、归纳综合方法是医学研究的基本方法。

分析与综合方法仍然是医学研究与实践中的基本思维方式。非逻辑思维具有很大程度的偶然性，因此多见于在中医研究与实践中的应用。在医学科学思维中，非逻辑思维应在逻辑思维基础上运用，形成整合思维。医学整合，是一种创新思维形式。医学创新思维整合形式的特征是相关思维材料合理迁移、相关思维方式的耦合。医学创新思维是理性思维，需要逻辑思维和非逻辑思维的整合，需要批判性思维和经验性思维的整合。医学创新思维整合形式的研究需要整合理念的方法论引导。

（三）医学科学与技术方法论

科学方法是基于观察、实验和理论分析来获取知识的方法。它依赖于假设的提出、实验的设计、数据的收集、分析和解释及对结果的同行评审。科学方法用于疾病的机理研究、药物的开发、治疗方法的测试等。例如，通过实验室研究和临床试验来验证新药的安全性和有效性。调查与数据分析、科学观察、实验方法等被广泛运用于临床医学、预防医学、公共卫生领域。

面对海量的医学文献，人工智能（artificial intelligence，AI）方法在医学方法中逐渐得到广泛的运用。大语言模型的研究在医学研究方法中的地位越发突出。大语言模型不仅为临床辅助决策、医疗记录管理和药物开发提供了新的工具，还促进了智能助手、医学教育及与患者沟通的改进。然而，其开发和应用仍然面临诸多挑战。人工智能对医学产生革命性变革正在全方位改造医学实践、医学模式和医学教育。

（四）新兴医学研究方法及其理论

其一，循证医学方法及其理论。循证医学原意为"遵循证据的医学"。它是一种医学诊疗方法，强调通过经过精心设计和执行的研究（即证据）来优化医疗决策。其二，精准医学。精准医学是一种新兴的医疗概念和模式，它旨在根据每位患者的个体差异来调整疾病的预防和治疗方法。其三，转化医学。转化医学是一种创新的医学研究模式，它的核心目标是将基础研究的发现快速有效地转化为临床治疗的新方法，以提高医疗保健的水平。

（五）传统医学的思维方法

象数思维是中医学重要的原创思维方法。它是建立在直观基础上的思维方式，其中，象思维又包括取象比类、取象推理两种。当代中医方法论有如下特点：马克思主义哲学方法论处于指导地位，以象数思维为代表的古代哲学方法是中医的基础，以诠释学的方法阐明中医理论内涵，以现象学的方法揭开中医理论本源，以发生学的方法厘清中医理论脉络，以隐喻认知的方法解析中医理论深意，以社会科学的质性研究方法进行理论构建，以系统科学方法为中医理论提供现代科学语言。

中医学是认识人体生理状态和疾病过程的医学，既有一般思维方法的普适性，又有东方文化思维的特殊性。王桂彬等提出涵盖辨病、辨证、辨症、辨机、辨体、辨气的中医临证"六维辨识"思维理念。中医理论中蕴含的叙事思维（"观物取象""参合而行""心身之易""叙事处方""辨证论治"）、中医医者具备的生命健康叙事素养（"保生素养""人际叙事连接意识"）与职业叙事思维（"任物能力""处物能力""四诊合参""治病求本""形神共调"）。

七、关于中医哲学的研究

1956年，任继愈先生在《历史研究》发表《中国古代医学和哲学的关系——从黄帝内经来看中国古代医学的科学成就》一文，是新中国成立后在现代学术意义上开展中医哲学研究的开端。其后，中医哲学各领域的成果逐步有所开展，如《内经的哲学和中医学的方法》（刘长林，1982）、《性理与岐黄》（徐仪明，1997）、《中医基础理论的哲学思考》（澳门中国哲学会主编，2005）等。

（一）近年中医哲学发展取得的进展

1. "中医哲学"在"中国哲学史"学科内得到认可，正式成立专业委员会

"中医哲学"在研究上具有学科交叉性，但从现代学科划分上看，其学科特质仍属哲学，而非医科门类下的中医学，就像医古文本质上应归属于文学学科，中医哲学在学科归属上首先是哲学学科，具有部门哲学的性质，其上位学科是哲学一级学科下属的二级学科，即"中国哲学史"。2007年1月29日，中国哲学史学会中医哲学专业委员会成立大会的召开，是中医哲学发展进入新阶段的重要标志，"中医哲学"自此有了正式的学术团体组织，成为隶属于国家一级学会下的二级机构。这次会议的成果结集为《中医哲学的时代使命》（张超中主编，2009）一书并出版。

2. 中医哲学研究成果持续推进，拓展出众多研究领域

在内经哲学、中医气论、中医象思维、中医哲学方法论、中医伦理学、中医身体观、儒道释与中医学、易学与中医学等领域取得了不少成果。代表性相关成果有《黄帝内经——气观念下的天人医学》《中医原创思维研究十讲》《中医生命哲学》《中医哲学思维方法研究进展》《中国经典医学的身体观与认知特征》《宋明理学与中医理论嬗变》《中医学身体观解读》《中医学的逻辑哲学》《中医认识论的当代建构》等。近年来还出现过以"中医哲学史"为名的初步研究尝试，这表明关于整体性推进中医哲学研究的学术意识已接近成熟。

3. 国家社会科学基金关于中医哲学主题的项目立项情况呈良性发展态势

这一发展趋势表明全国哲学社会科学领域对中医哲学研究的认可和支持。如近几年至少有三个与中医哲学密切相关的选题列入了国家社科基金重大项目选题指南，并分别获得立项：中医原创思维的方法论研究、新编中医哲学思想通史、中医哲学传承体系与创新发展研究。

4. 中医哲学教材建设取得一定进展

中医哲学教材建设取得成果，如《中医哲学基础》（张其成主编，2004）、《中国古代哲学与中医学》（孙广仁主编，2009）。但总体上看，相关教材主要在中医药类专业研究生阶段开设相关课程使用，本科生阶段开设中医哲学必修课程的并不多见。

（二）中医哲学发展存在的问题

一是中医哲学研究具有学科交叉性，导致其研究者可能来自以中国哲学、中医哲学为主的多个相关领域，不同的学科背景和学术训练使"中医哲学"研究中的内涵界定、关注重心及研究层次等都存在不小的差异。

二是与学科交叉特性相关，中医哲学研究在学科底蕴上要求比较高，对研究者的学科背景和学术积累要求也相应较高，目前多元化的研究参与固然有利于研究开展的丰富化，但并不利于推动中医哲学研究共同体的凝聚提升。

三是中医哲学的研究选题还没有形成较为自觉、明确的发展布局和层次架构，多数研究是基于研究者的研究需要或兴趣使然，在选题推进上难免还带有一些"散兵游勇"的色彩，这显然不利于中医哲学研究队伍集体的系统布局及有机推进。

四是中医哲学研究还缺少专属的、高水平的学科刊物，这是制约中医哲学长足发展的重要因素。

五是中医哲学研究著作在主流出版领域的数量和层次也可继续拓展提升。

（三）中医哲学守正创新发展的建议

1. 明确研究定位，不断发掘原创性论题

中医哲学研究应从交叉式研究不断向内涵式研究发展。从内涵界定上看，中医哲学至少包含"中医与哲学""关于中医的哲学""中医里的哲学"三重意涵，中医哲学最终应以讲清楚、说明白"中医里的哲学"为旨归，但另外两个维度也十分重要，是构成深入分析"中医里的哲学"的前提要件，亦即只有首先对"中医与哲学"的关系视角深入切入，对"关于中医的哲学"进行深入追问，才能真正讲好"中医里的哲学"。首先，中医哲学应着重加强中医哲学的基础研究。其次，在具体专题研究上，立足中医学基础理论的架构，中医哲学应始终做好与中国哲学、医学哲学的互动交流和同频共振，同时还应及时关注、持续融汇哲学前沿理论。最后，在基础研究和专题研究的扎实积累上，综合开展好中医哲学历史性、系统性的整体性研究，努力构建具有原创智慧和原创思维的中医哲学理论。

2. 加强教育教学和学术研究，促进学术共同体建设

深化学术研讨导向，以学术研讨与互动引领研究导向，强化学术共同体建

设。此外，应从中医药学相关专业的本科教育抓起，加强中医院校的哲学教育，尤其应将中国哲学教育列入必修课程，从专业培养阶段不断提升中医药学生的哲学思维和哲学素养。加强教材建设不断深化其哲学水准。中医哲学教材因其学科交叉特性，需通过哲学学科和中医学学科各自学科的同行评议，实现向既体现中医学也更具哲学内涵的特色性、专业化推进。目前，在哲学学科领域的评议还需加强。加强刊物建设，搭建中医哲学成果平台，以专栏或专题研究形式逐步加大对中医哲学成果的支持力度。推出高水平的研究论文、专著及研究项目，并努力将中医哲学成果推入哲学社会科学领域，让中医哲学成为哲学社会科学领域研究的常规选题、常态论题。

第四节　学科发展现状

中国医学哲学理论体系是在自然辩证法框架下构建的，充分借鉴了其理论精华。在科学研究、教育教学和社会服务等多个领域，医学哲学取得了显著成就。

一、教育教学现状

（一）课程设置情况

2015年，刘虹和沈超在《医学与哲学》刊发的《独立建制医药院校人文医学教育教学组织状况调查报告》（以下简称《独立建制医药院校调查报告》）表明，在国内81所独立建制医药院校中，开设医学哲学课程的院校有18所，课程开设率为22%，必修课率为0.5%。在课时设置方面，44所独立建制医药院校中，有9所院校开设医学哲学课程，课时设置最少24课时，最多72课时，均数为36课时。14所独立建制中医药院校中，5所院校开设医学哲学课程，课时设置最少44课时，最多54课时，均数为36课时。3所军医院校中，1所院校开设医学哲学课程，课时为24课时。19所医学类高职高专中，有3所院校开设医学哲学课程，课时设置最少16课时，最多50课时，均数为32课时。

根据2020年教育部高等学校医学人文素养与全科医学教学指导委员会（以

下简称"教指委")医学人文教育教学情况调查组进行的"全国高等院校医学人文教育教学现状"的调查显示：在针对28所高等院校的调查中，医学与哲学课程主要开设在本科一年级及三年级第1学期，平均课时数为24.85学时，必修课约占一半。考核方式主要为传统卷面和课程论文形式，上课时采用课堂讲授＋情景模拟＋读书报告＋小组讨论等形式。

（二）教师队伍

根据2020年教指委医学人文教育教学情况调查组进行的"全国高等院校医学人文教育教学现状"的调查显示：在28所高等院校的309位授课教师中，拥有医学与哲学授课经历的教师仅有10人。

根据《独立建制医药院校调查报告》显示：在接受调查的独立建制医药院校中，医学哲学课程教师总人数为24人（表2-1），其中专职教师15人，兼职教师9人。独立建制的中医药院校中，医学哲学课程教师总人数为8人，均为专职教师。军队医学院校中，医学哲学课程教师总人数2人，其中专职教师和兼职教师各1人。医学类高职高专中，医学哲学课程教师总人数5人，其中专职教师2人，兼职教师3人。

表2-1　医学哲学教师队伍情况

院校类型	接受调查比例（%）	总人数	校均人数	专职人数	专职校均人数	兼职人数	兼职校均人数
独立建制的医药院校	22	24	2	15	2	9	1
独立建制的中医药院校	53	8	2	8	2	0	—
军队医学院校	33	2	—	1	—	1	—
医学类高职高专	26	5	2	2	<1	3	<1

注：来源于《独立建制医药院校人文医学教育教学组织状况调查报告》。

（三）教材建设和教学方法

在教材建设方面，主要有1985年，由人民卫生出版社出版的《医学辩证法》。2010年，由刘虹、张宗明、林辉主编，东南大学出版社出版的《新编医学哲学》。2020年，由尹洁著，复旦大学出版社出版的《医学哲学》。2021年，柯杨、张大庆主编的国家卫生健康委员会"十三五"规划教材《医学哲学》。

医学哲学课教学方法与其他医学人文课程教学方法大体一致，常用的教学方法包括传统班级知识授课、医学人文技能训练、基于问题的学习（PBL）、基于案例/病例的学习（CBL）、情景模拟中角色扮演，此外，还涉及基于团队学习、学生自主汇报等方法。在课堂教学中常用的教学手段主要包括PPT讲稿、线上线下混合式教学、网络直播课、翻转课堂、慕课及线下答疑等手段。

二、学科研究现状

依托Citespace6.2.R3工具对医学哲学学科研究现状进行可视化分析。主要以中国知网、维普数据库及万方数据知识服务平台等三大数据库为依托，围绕有关期刊文献进行系统检索，检索时间限定为自建库以来至2024年10月。纳入标准为：与研究主题相符合的文献。排除标准为：重复文献、会议论文、新闻报道、书籍章节及与研究主题明显不相关的文献。依据上述标准依次对期刊论文发文量、发文作者、发文机构、学术组织及关键词进行可视化分析。

中文检索式主题名为"医学观""医学认识论""医学哲学及其分支学科"，以及围绕三大主题相关的研究主题，如"医学本体论""医学哲学思维""身体观"。在对检索结果人工筛选后共得到1142条符合研究主题的有效文献信息，将其导入Citespace6.2.R3软件中，系统筛选并删除重复文献，最终对662篇中文文献进行可视化分析。具体结果如下。

（一）医学哲学领域的发文量趋势分析

文献的发布时间和年度发文量可以有效地反映该领域的研究活跃度和发展速度。医学哲学领域的文献发文量（图2-1）显示，总体趋势为国内外文献的发表数量逐步增加。国内关于医学哲学的研究起步较早，从1956年开始研究并且发文数量逐渐增加，在2014年达到高峰，该年发表论文数为34篇，其次是2017年发

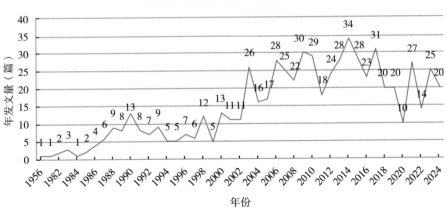

图2-1 1956—2024年医学哲学学术领域期刊论文发文量分析

布数量为31篇，2009年发布数量为30篇。近五年国内的发文数量区间为10～25篇，总体发文量保持平稳趋势。

（二）医学哲学领域的学术团体分析

绘制国内学术期刊论文的作者合作图谱，图谱中的节点表示该作者发表论文的数量，节点越大，发文量越多。节点之间的连线代表作者间的合作关系，连线越粗表明合作关系越密切，图2-2较直观展现了我国医学哲学领域的代表作者和核心研究团队。我国医学哲学领域作者合作共现图谱的节点为721个，连线数量为561条，网络密度为0.0022。我国专家学者发文量前5位的作者依次是杜治政、刘虹、张金钟、何裕民和王华生，涉及我国多所高等医学院校，发文作者合作网络的密度较低，表明医学哲学领域的研究学者众多且涵盖多个学科，但发文作者之间的合作意识和协同性有待增强。

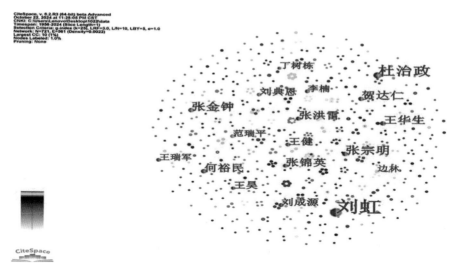

图2-2　文献作者分析图谱

（三）医学哲学领域的发文机构与期刊分析

通过绘制学术机构的共现图谱（图2-3）来反映该领域主要机构之间的合作关系，节点圆圈的大小表示该机构在医学哲学领域发表的文章数量，节点越大，发文量越多。连线的数量和粗细与机构间的合作成正比，机构合作网络情况如图2-3所示。我国在医学哲学领域的研究机构主要为高校及相关的学术期刊，全国排名前五位的分别是南京医科大学、天津医科大学、医学与哲学杂志社、北京大学、南京中医药大学。图谱显示节点数为494个，连线数量为121条，图谱密度为0.001。机构合作网络图谱的密度过低，机构分布零散，单独节点的机构数量较多，呈现多中心、分散式的结构模式，可见各机构之间的联系不够紧密，缺乏合作意识，我国各学术机构应通过加强合作的方式深化对医学哲学领域研究主题、内容和方式的认识。

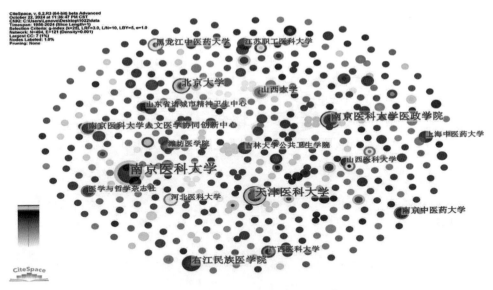

图2-3　国内机构合作网络知识图谱

以论文刊发数量作为重要分析标准，我国学术期刊中涉及医学哲学研究的期刊依次为《医学与哲学》《自然辩证法研究》《自然辩证法通讯》《中国医学伦理学》《哲学研究》《医学与社会》《哲学分析》，发表频数依次为287、85、73、61、43、38、12。这表明我国医学哲学领域发文期刊有一定的集中趋势，以《医学与哲学》为代表的学术期刊收揽了我国医学哲学领域的大部分学术论文，推动了我国医学哲学领域的学术研究进展。

（四）医学哲学领域的期刊论文关键词分析

1. 关键词共现分析

通过绘制关键词共现图谱（图2-4）分析该领域的研究热点，不同的节点代表不同的关键词，节点越大，表示该关键词在文献中出现的频次越高，对研究领域的重要性也越大。图中连线表示关键词之间的共现关系，即两个或两个以上的关键词在同一篇文献中同时出现的情况。我国医学哲学领域学术期刊文献的关键词共现图谱节点数为459个，连线数量为824条，图谱密度为0.0078，关键词之间的关联性较差。研究的关键节点有医学哲学、医学观、医学模式、医学人文、整合医学、医学教育等。表明我国医学哲学领域研究的主题和内容较为宽泛，涵盖医学与哲学领域的各个方面，但是研究主题相对不集中，研究方向较为分散。

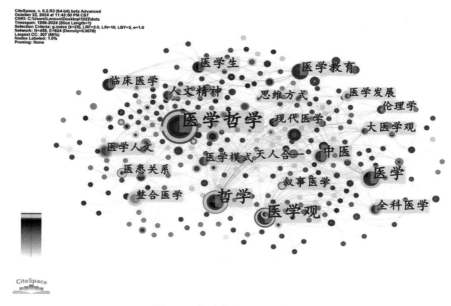

图2-4 文献关键词共现图谱

2. 关键词聚类分析和突现分析

采用CiteSpace6.2.软件对关键词进行聚类和突现分析，以此明确医学研究领域的研究主题和发展趋势，其中聚类表明该领域形成的研究主题，包括与该主题相关的热点关键词。关键词突现是指在短时间内发表文章中出现频次极高的关键词，从关键词突现开始至突现结束形成红色横线标记，表明关键词在该研究领域的重要程度和被关注度，突现长度越长，说明该关键词热度持续时间越久、研究前沿性越强。

文献关键词聚类图谱（图2-5）中显示Q值为0.776，S值为0.943，表明聚类结果合理，结构显著。国内文献关键词共筛选出8个有效聚类主题，依频次由高到低分别为：医学哲学、医学教育、医学观、医学、中医、大医学观、整合医学、认识论。

从文献关键词实现图谱（图2-6）中选取了突现强度最高的前13位关键词。持续时间最久的关键词有时间医学、古代医学、医学哲学、医学观等。突现强度最大的有医学人文、整合医学、医学观、医学哲学等。其中，国内初期对医学哲学的研究集中在医学观、医学价值等理论探讨，并聚焦于分析古代中医相关医学理论与哲学理论的关系。自2014年起，"医学人文"以5.03的突现强度成为出现频次最多的关键词，持续至2019年，体现了国内学者对该领域的浓厚兴趣与深入研究，部分学者以医学人文、医学教育领域的实际问题作为切入点，重新审视医学的本质与价值，调整医学前进的方向。"整合医学"以4.43的突现强度从2017年起成为较为显著的关键词，持续到2021年，成为了医学哲学领域当前较为热门的研究主题，近年来专家学者致力于整合医学的应用效果和跨学科研究，仍密切关注医学专科分化与整合趋势的相关话题。

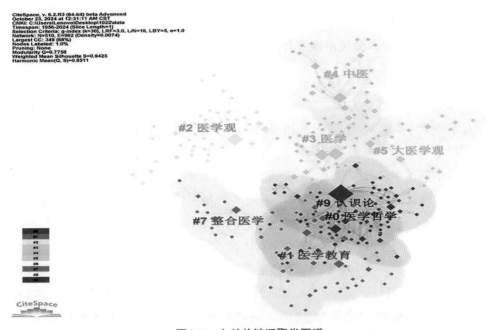

图2-5 文献关键词聚类图谱

引文量排名前13的关键词

关键词	年	时间跨度	开始	截止	1956—2024
时间医学	1991	2.19	1991	2001	
医学模式	2003	1.74	2003	2010	
医学哲学	1996	3.37	2004	2009	
医学教育	2008	2.60	2008	2014	
医学生	2003	1.96	2009	2014	
医学观	1998	4.60	2010	2012	
医学人文	2014	5.03	2014	2019	
杜治政	2014	1.99	2014	2017	
临床医学	2003	1.80	2014	2016	
思想	2015	1.84	2015	2016	
医籍	2015	1.84	2015	2016	
古代	1988	1.76	2015	2016	
整合医学	2017	4.43	2017	2021	

图2-6 文献关键词突现图谱

（五）医学哲学领域的学术会议与国际交流的开展情况分析

开展医学哲学领域学术会议的机构主要有中国自然辩证法研究会医学哲学专业委员会、河北省自然辩证法研究会医学与哲学专业委员会等。从举办机构看，主要由专业学术委员会举办。从学术研讨的议题看，主要集中在医学哲学理论、医学哲学思维问题、医学认识论、医学本体论、生命哲学、身体哲学、疾病哲学、健康哲学、（医学）科学观、技术（工程）观、社会观、医学科学技术社会一体化等。

（六）医学哲学领域出版著作情况分析

1. 医学哲学及其分支学科

在医学哲学理论方面，贺新华等（2002）在《医学辩证法》中论述了医学辩证法理论体系的基础范畴和临床思维活动中的认识论范畴，并指出医学辩证法是对思维对象本质和关系的概括。刘虹在《医学与哲学》（2004）中深入探讨了医学哲学的基本理论和应用，并在《医学哲学范畴》（2014）中进一步阐述了医学哲学思维对象本质和关系，对医学问题在思维形式上进行逻辑归类。郭航远等（2011）在《医学的哲学思考》中把人文精神和哲学思想引入医学目的和医学本质的反思、回归和提升之中。在医学本体论方面，肖正权（2016）在《物质整体哲学与整体医学》中阐述了物质整体的哲学观、人体生命物质系统观、人体生命系统科学观的整体医学理论与临床应用。王一方（2020）在《医学人文十五讲》中提出医学本体论应关注人的本质。在医学社会哲学方面，王晓波（2018）在《医学人文教育概论》中深入探讨医学人文教育的相关概念，探讨医学人文教育的内容、价值、功能与使命等问题。

2. 医学观

在医学科学技术观研究方面，邱仁宗（2004）在《医学与哲学》深入探讨了医学伦理、医学决策、医学与社会等问题。在生命观、疾病观与健康观方面，王一方（2008）在《人的医学》中指出，生命观应关注生命的尊严和价值，身体观应关注身体的健康和完整性，疾病观应关注疾病的预防和治疗。韩启德（2020）在《医学的温度》中提出应回归以患者为中心的价值医疗。以上学者的观点系统体现了医学人文学科对生命、身体、疾病和健康的全面关注。

3. 医学认识论

在医学解释及理论方面，曹文彪（2008）在《科学与人文：关于两种文化的社会学比较研究》中从多个方面探讨"科学"与"人文"的认识范畴，并梳理了二者之间的关系。杜治政（2012）在《医学在走向何处》中探讨了医学专科分化与整合趋势。在医学哲学思维方面，闻玉梅（2017）在《医学与人文交响曲》中提出在依靠治疗疾病的技术观、对生命保持敬畏的人文观之间，重新审视医学的目的与价值。高晞（2020）在《医学与历史》中重新认识东西方医学对人类文明进步的贡献。在实践论方面，李宁先（2014）在《中西医学认识论》中详细对比了中西医在认识论上的差异，包括对人体与生命的关系、健康与疾病的认识、疾病的诊断、治疗和预防等方面。在方法论方面，刘珺（2016）在《医学整体系统思维方法》中探讨了医学思维方法的问题，从人的有机整体内在的结构与功能、整体与局部之间的相互作用等方面进行阐释。在临床思维逻辑方面，刘虹在《临床哲学思维》（2011）中梳理了医学内涵、临床思维基本逻辑，在《医学逻辑思维》（2011）中系统介绍与医学思维关系密切的医学逻辑的知识和方法。

三、学科发展存在的问题

（一）师资队伍建设与人才培养的问题

1. 师资力量不足

医学哲学作为跨学科领域，目前，师资力量不足问题较为突出。国内高校开设医学哲学课程的教师数量有限，部分院校只有少数专职教师，更多依赖兼职教师维持课程运转。这一现象在综合类大学的硕士和博士阶段尤为严重，教师多以哲学或医学单一背景为主，缺少复合型跨学科人才，难以提供全面的教学指导。

2. 人才培养机制薄弱

部分高校仅设选修课，缺乏系统的课程体系和教学内容。医学哲学课程的开设率较低，尤其在硕博阶段，相关课程的开设率不足20%。影响了学科的持续发展，限制学生在医学和哲学交叉领域的深入学习。

（二）教材建设的问题

1. 教材的更新滞后

目前，医学哲学教材的更新较为滞后，现有的教材主要基于传统哲学理论，难以紧跟医学科技进步的步伐。一些现有教材在面对医学伦理、人工智能等新兴领域时缺乏深入探讨，难以应对当代医学科学技术发展的新情况和新问题。

2. 教材编写的多样性不足

医学哲学教材的编写与使用较为单一，各院校之间教材的差异较大，导致不同高校的学生接受的教育内容不一致。部分教材的理论性过强，难以结合实际医学案例进行讨论，一定程度上削弱了学生的实践应用能力。

（三）研究方法与理论框架的问题

1. 定性与定量研究失衡

目前，医学哲学研究主要以定性分析为主，主要集中在文献分析、哲学探讨和案例研究等，常聚焦于医学伦理领域，对伦理困境的个案分析，讨论患者自主权与医疗干预之间的权衡。在认识论领域，对医学知识的哲学基础进行探讨，如不同医学模式对疾病的理解差异。在本体论领域，对"健康""疾病"等概念的哲学定义进行阐释。这些定性研究往往缺乏量化的实证研究，尤其是伴随着医疗技术、人工智能的发展，有必要依托有效的数据进行理论分析，以免影响理论的广泛性与可靠性。

2. 前沿领域研究滞后

医学哲学相关文献数量逐年增长，但大部分集中于基础理论探讨，涉及伦理、身体观等领域，缺乏新兴医学科技（如基因编辑、人工智能等）对医学哲学影响的研究。亟需结合时代条件对技术、公平、效率、社会正义等内容深化研究。

3. 跨学科理论框架缺失

医学哲学本身就是一个跨学科的领域，但目前的研究往往缺乏有效的跨学科合作。不同学科之间的交流与合作不足，导致研究成果不能在更广泛的领域内发挥作用。研究缺乏与社会科学、心理学、法学等学科的深度融合。在社会观方面，现有研究往往未能将医学哲学的视角与社会学理论相结合。在技术观方面，随着医学技术的迅速发展，技术哲学研究薄弱，缺乏对技术在医学实践中的伦理与哲学影响的深度探讨。

（四）教育教学改革的问题

1. 教学方法陈旧

传统的讲授式教学方法在医学哲学的教学中依然占主导地位，难以激发学生的主动学习和批判性思维。虽然一些院校尝试引入基于问题的学习和案例分析，但在医学哲学的教学中仍处于探索阶段。许多院校尚未全面实施这些教学方法，缺乏相应的教材和指导，未形成规范的教学模式。

2. 课程内容缺乏创新

现有课程多基于传统教材，难以涵盖现代医学和哲学的交叉前沿问题，如基因伦理、数字医疗等。应及时更新课程内容，融入当代医学的最新发展和相关哲学思考。

3. 师资队伍的跨学科整合不足

尽管有些院校已在尝试培养跨学科的师资队伍，但现状依然不容乐观。教师往往仅具备哲学或医学的单一背景，缺乏综合性知识，无法提供全面的教学指导。

（五）国际交流的问题

1. 国际合作机会有限

医学哲学作为国际化程度较高的学科，国内高校的国际交流与合作机会较为有限。许多高校的医学哲学研究和教学尚未与国际前沿接轨，学生无法及时获取最新的国际学术动态，限制其全球视野的拓展。

2. 缺乏国际标准教材

国内高校医学哲学课程主要使用自编教材，国际标准教材引入较少，制约了国内学者与国际学术界的接轨和互动。

四、学科发展趋势

（一）医学哲学范畴的拓展演进

医学哲学的分类经历了从"以疾病为核心"向"以患者为核心"的转变过程，这一转变强调了对人的全面关怀，以及对个体差异和生活质量的重视。随着这一转变，医学哲学的研究范畴得以拓展，涵盖了理论、思维、认识论、本体论、生命、身体及疾病哲学等领域，预示着该学科未来将发展成为一个更为丰富和多元化的学科体系。

1. 医学身体哲学的构建与临床应用

人是一个生命的有机体，心身统一。无论多么精细的研究仍然需要回到人的生命这个有机整体上来，需要回到解决疾病、健康的实际问题上来。医学身体哲学强调在医学实践中，医生应关注患者的身体感受和心理状态，实现身心治疗的统一。随着医学身体哲学的深入研究，未来医学将更加注重人的整体性，推动医学模式向更加人性化、个性化的方向发展。

2. 医学工程哲学的前沿挑战与伦理反思

新兴医学工程哲学将受到更多的关注和深入研究。随着脑计划、脑机接口、合成生物学、异种移植等前沿技术的快速发展，医学工程哲学将面临新的挑战和机遇。例如，脑计划的实施将引发对人类意识、认知和行为的深入探讨，脑机接口技术的发展将触及人机交互的伦理和法律问题，合成生物学的进展将挑战我们对生命本质的理解，而异种移植技术的探索将涉及物种界限和生物伦理的复杂议题。医学工程哲学需要在这些领域中发挥其理论指导和批判性分析的作用，为技术发展提供哲学基础和伦理指导，确保技术进步能够更好地服务于人类的健康和福祉。

3. 中医哲学的系统研究与现代转化

为了深入挖掘和传承中医哲学的精髓，我们必须致力于开展对其历史性、系统性的整体性研究。这意味着我们需要全面审视中医哲学的发展脉络，从古至今，从理论到实践，深入探讨其内在的逻辑和演变过程。通过这种全面的研究，我们可以更好地理解中医哲学的核心思想和基本原则，从而为当代中医哲学的创新发展奠定坚实的基础。努力构建并形成一套具有原创性的智慧和思维的当代中医哲学理论体系。

（二）医学与哲学的实践融合

在当今社会，医学领域正面临着前所未有的现实挑战和时代变革。为了应对这些挑战，医学哲学必须将理论研究与医学前沿发展紧密结合，确保研究成果能够直接转化为医疗实践中的有效工具和方法。

1. 医学科技发展中的伦理探索

随着医学科学技术的迅速进步，医学高新技术引发的社会、伦理和法律问题日益增多。如何在保障科学研究自由的同时，确保技术的安全和伦理合规，成为一个亟待解决的问题。医学哲学的任务在于为科技发展提供指导和规范，确保科技的进步能够在伦理和道德的框架内进行，以确保科技进步能够真正造福人类。因此，医学哲学在未来的发展中，将更加重视对新兴科技伦理问题的深入研究。

2. 医学人文素养的深化与患者关怀

医学哲学将深入探讨和分析如何在充分尊重患者个人意愿和自主权的基础上，提供高质量的医疗建议与治疗方案。这不仅涉及医学伦理的基本原则，还需要综合考虑患者的个人价值观、文化背景和社会环境等因素。医学哲学亦将致力于将人文关怀的元素更多地融入医学实践中，提升患者的总体医疗体验，确保其在治疗过程中感受到更多的关怀与尊重。

3. 医学哲学与临床实践的融合发展

医学哲学需结合理论与实践，为医疗提供深入的哲学支持。在临床决策过程中，医学哲学应分析如何平衡医学伦理、患者自主权及医疗资源的合理分配，以实现最佳的医疗效果。在公共卫生政策制定方面，医学哲学应研究如何在政策制定中融入社会公平、伦理道德及公共卫生的整体利益。通过理论与实践的紧密结合，医学哲学要为医学实践提供深层次的哲学支撑，推动形成理论前沿、人文实践和社会服务三者之间的有机结合。

（三）医学哲学教育的创新与发展

医学哲学教育改革已成为医学哲学研究领域中备受瞩目的核心议题。随着医学领域的持续进步与拓展，为适应未来医学领域的需求，医学哲学对医学教育改革与发展的关注日益增加，更加重视其实际应用价值。

1. 医学哲学教育培训体系的优化

这一研究旨在探讨如何将人工智能、大数据分析等现代前沿技术整合到医学哲学教育体系，致力于研究理论知识向解决现实医疗问题的有效转化，以及如何培养具备批判性思维和强烈道德责任感的医学人才。

2. 医学哲学多学科人才培育模式的构建

这一研究聚焦于医学哲学教育的多元化人才培育，强调医学与伦理学、社会学、心理学等领域的交叉融合，同时也倡导与计算机科学、生物工程等其他学科的交叉合作，以培育出具备综合素养的复合型医学人才。

（四）医学哲学的跨学科建设与融合研究

医学哲学需要继续深化学科体系的研究，将更多的学术力量集结在一起，形成跨学科的合作与交流。医学哲学与医学史、医学心理学、医学社会学、科技哲学、临床医学、公共卫生等学科紧密融合，共同探讨和解决医学实践中遇到的伦理、法律和社会问题。跨学科合作将促进医学哲学与其他学科之间的知识互换与方法论借鉴，进而推动医学哲学理论的创新及方法论的多元化。

综上所述，医学哲学将继续在医学科学与人文社会科学之间架起桥梁，不断适应并引导医学实践的发展，以应对日益复杂的健康问题和挑战。通过跨学科合作、教育改革和对现实问题的深入探讨，医学哲学将为建立一个更加人道、公正和高效的医疗体系做出重要贡献。

第五节　展望与建议

医学哲学作为新时期需着力推进的跨学科交叉研究领域，面向人类未来发展的重大议题，通过对新兴技术的生物医学伦理、医患沟通及人文实践等问题的研究，为人文基础学科支撑"新医科"的建设实践开辟新路径。构建具有鲜明中国特色的医学哲学学科体系、学术体系和话语体系，提升中国医学哲学在全球范围内的影响力，推动理论与实践的创新发展。展望未来，医学哲学需要继续深化其学科体系的研究，加强对医学哲学理论体系的建设与完善，更好地推动医学哲学的发展，确保其在新时代的医学实践中发挥更重要的作用。

（一）坚持问题导向，深化理论挑战应对能力

中国医学哲学研究的理论水平尚有较大提升空间。医学哲学的系统性研究尚未全面展开，整体进展较为缓慢。以《医学哲学研究纲要》提出的各项研究主题为例，"医学哲学的历史与概念""医学本体论""医学观""医学认识论""医学方法论""医学价值论""医学伦理学的哲学问题""卫生保健政策的哲学问题"等多个领域的研究均处于不同的进展阶段。其中，部分方向虽已初具成果，但大

部分主题的研究深度与系统性仍有待加强。

现阶段对医学本体论、医学观及医学认识论等基础性议题的哲学解析和系统论述尚不完善，缺乏整体性的理论框架。此外，随着医学技术的飞速发展，"医学方法论"与"医学伦理学"面临着新的社会需求和伦理挑战，亟需深入探讨并构建与现代医学相适应的理论体系和伦理规范。与此同时，医学价值论及卫生保健政策的哲学问题也在公共健康和全球健康治理的大背景下逐渐显现出重要性，如何通过哲学视角指导卫生政策的制定与实施，提升公共卫生决策的合理性和伦理正当性，已成为当前急需开展的研究课题。

加强医学哲学范畴的系统研究。这些范畴包括医学实践、医学范式、医学价值、医学人文精神、临床认识的主体与客体、无症状、疾病假象、典型症状与非典型症状等，它们共同构成了医学哲学的核心内容。其不仅揭示了医学认识对象的深刻内涵，更是医学本质的逻辑表征，构成了医学思维与认识体系中的关键纽结。

医学哲学需要结合实际情况，提出具有针对性的理论观点和解决方案，为学科发展注入新的活力。同时，需重视医学哲学的实践应用，通过推动医学哲学与临床实践、政策制定、公众教育等领域的深度融合，促进医学哲学理论发展，提升其在实际医疗和公共卫生中的应用价值。

（二）推动医学哲学在时代挑战下的实践融合

随着医学科学技术的迅速进步，医学高新技术引发的社会、伦理和法律问题日益增多。现代医学在特异性诊断和治疗上成效显著，但在应对慢性病和老年病方面却面临诸多局限。同时，医疗保健服务的市场化趋势不断加强，医疗费用不断上涨，患者的权益意识也在不断增强。面对现实与时代的挑战，医学哲学亟须将理论研究与医学实践紧密结合，为医疗实践提供深层次的哲学支撑。例如，在循证医学、临床决策和公共卫生政策等领域，医学哲学应从理论高度出发，深入分析其中的关键问题，以促成理论前沿、人文实践和社会服务"三位一体"的成果转化创新链条。

（三）推动医学哲学研究人才队伍和平台建设

医学哲学的人才培养是推动学科持续发展与创新的关键保障。当前，中国在医学哲学人才培养方面仍显薄弱，医学哲学的研究生数量有限，师资力量也相对稀缺，要实现医学哲学人才培养的目标，必须重视其学术素养与创新能力的培养。应通过专题课程、实训项目和工作坊等多样化的培训形式，有效提升学生和研究人员的理论基础与研究技能。此外，定期开展高水平的学术交流，促使医学哲学人才的学术思想不断丰富和深化。

采取多层次、多元化的人才培养模式，鼓励高等院校与科研机构之间的合作，推动课程体系的完善与创新。同时，应注重培养学生的批判性思维与跨学科研究能力，促进医学哲学与伦理学、社会学、心理学等相关领域的交叉融合。此外，建立更为完善的实践基地和实习机制，使学生能够在实际医疗和社会服务中增强其综合素质与实践能力。

同时，形成一支高水平的师资队伍，是提升医学哲学人才培养质量的重要保证。通过开展学术交流、研讨会和国际合作项目，推动师生与国内外同行的广泛互动，从而拓宽人才的学术视野，促进学术成果的传播与应用。这些措施将共同助力于医学哲学领域的可持续发展，为未来的医学研究与实践注入新的活力。建立医学哲学研究中心，为研究人员提供丰富的文献资源和数据支持，促进多学科的交叉融合，激发创新思维，推动学术成果的转化与应用。

（四）推动医学哲学的跨学科融合与国际协作

医学哲学与医学史、医学心理学、医学社会学、科技哲学、临床医学、公共卫生等学科的交叉融合，拓宽了医学哲学的研究视野，增强了学科的综合性与跨学科性，也有助于形成更深刻的医学伦理思考与更系统的理论框架，为应对当代医学挑战提供了多维度的理论支持。同时，医学哲学应保持自身独特的学科视角和优势，充分发挥其在思考医学根本问题和人文关怀方面的深刻洞察力。此外，医学哲学还需不断加强学术交流与协作，积极参与国际医学哲学学术会议，组织跨学科的学术论坛，既能拓展医学哲学的学术视野，又能丰富其研究方法与实践应用。

综上，中国医学哲学学科的未来发展需要以问题为导向，积极应对理论挑战，推动实践与时代深度融合。同时，建设高素质的研究人才队伍、完善研究平台，将为学科的进步提供坚实保障。此外，跨学科融合与国际协作将为医学哲学注入新的活力与视野。我们期待中国医学哲学在全球学术界和实践领域中发挥更为显著的影响力，促进医学与人文关怀的深度交融，为人类健康事业的发展提供理论支持和智慧启迪。这将不仅推动医学哲学的国际化进程，也为全球健康治理提供具有中国特色的理论视角与实践经验。

参考文献

［1］杜治政. 过度医疗、适度医疗与诊疗最优化［J］. 医学与哲学，2005，（7）：1-4，16.

［2］柳云，边林. 论中国医学伦理学发展的几方面关系［J］. 医学与哲学，2024，45（18）：13-18.

［3］刘云章，边林. 主体间性视域下的医患主体可通达性初探［J］. 医学与哲学，2023，44（4）：12-16.

［4］杜治政，赵明杰. 医学人文与临床医学结合的若干构想——广州医学专业与医学人文结合研讨会的倾听与思考［J］. 医学与哲学（人文社会医学版），2009，30（6）：1-5.

［5］边林. 当代中国医学伦理学再启程的基础与方向探微［J］. 医学与哲学，2024，45（2）：13-18.

［6］杜治政. 医学人文与医疗实践结合：人性化的医疗［J］. 医学与哲学（A），2013，34（8）：6-11.

［7］杜治政. 当代医学人文理念与实践论纲［J］. 医学与哲学（人文社会医学版），2009，30（1）：2-7，80.

［8］边林. 从科学与人文关系看当代医学人文的实践逻辑［J］. 医学与哲学，2022，43（21）：9-14.

［9］杜治政. 关于医学人文教学几个问题的认识［J］. 医学与哲学（人文社会医学版），2006，（5）：5-9.

［10］高峰，赵明杰. 医患共同决策最新研究进展［J］. 医学与哲学（B），2016，37（1）：1-4.

［11］杨阳，赵明杰. 医学高新技术在现代医患关系中扮演的角色［J］. 医学与哲学（人文社会医学版），2006，（6）：44-46.

［12］孔祥金，杜治政，赵明杰，等. 医学专业精神的核心：医师职业责任感——全国10城市4000名住院患者问卷调查研究报告之二［J］. 医学与哲学（人文社会医学版），2011，32（3）：10-15.

［13］杨阳. 不同医疗体制下医患信任关系之比较：中国与新西兰［J］. 医学与哲学（人文社会医学版），2009，30（6）：34-35，45.

［14］杜治政. 医学生的培养目标与人文医学教学［J］. 医学与哲学（A），2015，36（6）：1-6.

［15］杜治政. 再论医学伦理学新启程［J］. 医学与哲学，2024，45（18）：1-6，29.

［16］王一方，姚靓. 患者主体性与临床境遇中主体间性的认知拓展［J］. 医学与哲学，2023，44（4）：7-11.

［17］王一方. 健康的哲学修辞：互文性、范畴与身体间性［J］. 医学与哲学（A），2017，38（6）：10-13.

［18］王一方. 健康的哲学叙事与深度反思［J］. 医学与哲学（A），2016，37（1）：15-17.

［19］王一方. 癌症文学穿越疾苦与生死［J］. 中国医学人文, 2022, 8（2）: 7-8.

［20］王一方. 叙事医学: 从工具到价值［J］. 医学与哲学（A）, 2018, 39（5）: 1-6.

［21］张洪雷. 身体哲学视域下对中医学的思考［J］. 医学与哲学, 2020, 41（18）: 19-22, 45.

［22］王一方. 步入深水区的叙事医学［J］. 医学与哲学, 2021, 42（23）: 8-11.

［23］张洪雷, 张宗明. 医学技术化与人: 医学哲学的反思［J］. 医学与哲学（A）, 2014, 35（11）: 7-9.

［24］刘振, 张宗明. 智慧医疗的价值优势、伦理问题与可能出路［J］. 医学与哲学, 2023, 44（13）: 40-44.

［25］钱玺, 张宗明. 中医全科医学的哲学反思和现实思考［J］. 医学与哲学, 2020, 41（21）: 75-79.

［26］张洪雷, 张宗明. 健康中国视域下整合医学的哲学思考［J］. 医学争鸣, 2018, 9（6）: 5-8.

［27］周程, 段丽萍, 张金钟, 等. 医学人文教育思辨［J］. 中国医学伦理学, 2018, 31（4）: 497-513.

［28］张金钟. 循证医学的道德内涵［J］. 医学与哲学, 2003,（4）: 23-25.

［29］刘虹. 论医患身体主体间性［J］. 医学与哲学, 2023, 44（4）: 1-6.

［30］施浩, 杨君洁, 刘虹, 等. 身体哲学视角下医学学科交叉发展的问题与对策研究［J］. 医学与哲学, 2023, 44（14）: 20-24.

［31］刘虹. 论身体哲学思想对医学发展的历史价值［J］. 医学与哲学（A）, 2018, 39（11）: 1-6.

［32］姜海婷, 刘虹. 医患沟通中的"工具行为"及"交往行为"研究［J］. 医学与哲学（A）, 2016, 37（6）: 50-52.

［33］邹明明, 刘虹. 综合性大学医学院（部）人文医学教育教学组织状况调查报告［J］. 医学与哲学（A）, 2015, 36（7）: 19-23.

［34］陈洁, 刘虹, 姜柏生. 医学院校人文素质教育课程体系的实践研究［J］. 杭州师范学院学报（医学版）, 2008,（3）: 229-232.

［35］刘虹. 论准生命——寻找剖析生命伦理疑难问题的"奥卡姆剃刀"［C］//国家"985"哲学社会科学创新基地东南大学伦理学研究所, 东南大学医学人文系. 伦理研究（生命伦理学卷·2007—2008）上册. 南京医科大学, 2007, 7.

［36］赵欣悦, 姜柏生. 基于患者感受视角的医学人文关怀现状调查与影响因素分析［J］. 中国医学伦理学, 2019, 32（12）: 1607-1611.

［37］曹凯, 姜柏生. 预先医疗指示视角下患者自主权与医师自由裁量权的冲突与解决［J］. 中国医学伦理学, 2021, 34（2）: 143-147.

［38］邵至超, 姜柏生. 基于保护动机理论的医疗数据隐私关注研究［J］. 中国医学伦理学,

2024，37（1）：45-53.

［39］姜姗，周宁，姜柏生. 晚期肿瘤患者安宁疗护实践中的认识误区、伦理困境及对策探讨［J］. 南京医科大学学报（社会科学版），2019，19（2）：110-114.

［40］姜柏生，陈洁. 医学人文精神培育路径的质性研究［J］. 医学与哲学（A），2014，35（7）：76-78.

［41］陈洁，姜柏生，刘虹. 医学生人文素质教育课程体系的构建与实践研究［J］. 中国高等医学教育，2008，（9）：94-97.

［42］杨芳，姜柏生. 试论医学技术进步对民法制度的冲击［J］. 南京医科大学学报（社会科学版），2003，（2）：121-123.

［43］周晴，于双成，李佳迪，等. 吉林省某高校临床医学毕业生人文关怀能力现状及其影响因素［J］. 医学与社会，2021，34（10）：104-107，128.

［44］佟成涛，于家傲，于双成. 对医学人文关怀的理性思考［J］. 医学与哲学（A），2018，39（4）：49-51，92.

［45］张慧颖，王锦帆，马宇昊，等. 新时代中国医学人文研究热点及趋势探析［J］. 中国医学伦理学，1-16.

［46］杜治政. 守卫人类的神圣与尊严［J］. 医学与哲学，2022，43（11）：5-12.

［47］杜治政. 论医学科学的现代性构建——也谈医学与科学［J］. 医学与哲学（A），2016，37（6）：1-8.

［48］杜治政. 困惑与忧思：医学的边界在何处［J］. 医学与哲学（A），2014，35（8）：14-19.

［49］杜治政. 医师的权威与病人自主——三论医师专业精神［J］. 医学与哲学（人文社会医学版），2011，32（6）：1-4.

第三章 医学伦理学学科发展报告

第一节 学科起源

医学伦理学作为一门独立学科，其起源与发展受到了古代医学、哲学思想和社会需求的深刻影响。从最初的道德规范到逐步形成系统的学科体系，医学伦理学经历了漫长的发展过程。在全球范围内，医学伦理学的起源与演变紧密结合了医学实践的进步与社会文明的演变。

一、医学伦理学的起源与背景

医学伦理学的起源可以追溯到古希腊时期。随着医学的不断发展，尤其是19世纪医学科学的革命，医学伦理学逐步从古代的道德规范中脱颖而出，成为关注医学实践、医学知识与道德责任之间关系的学科。

（一）全球医学伦理学发展的关键节点

古希腊时期（公元前5世纪）：希波克拉底誓言的提出标志着医学伦理学的最初形成，其强调医生的职业道德责任及对患者的关怀，是历史上倡导医学道德最早、最系统、最重要的文献之一，为后来医学道德的发展起了不可磨灭的奠基作用。

18世纪末至19世纪初：医学与科学的结合使医学伦理学从宗教和哲学中独立出来，逐渐形成以患者权利和治疗规范为核心的伦理体系。德国著名医学家胡佛兰德发表了《医德十二箴》，提出救死扶伤、治病救人等具有人道主义思想的医德要求。英国医学家、医学伦理学家帕茨瓦尔于1791年为英国曼彻斯特医院起草

《医院及医务人员行动守则》，并在此基础上于1803年出版世界上第一部《医学伦理学》（*Medical Ethics*）著作，该书首次使用"医学伦理学"的概念，帕茨瓦尔的《医学伦理学》的出版，标志着医学伦理学学科的诞生。从此，医学伦理学作为一门学科走上广泛研究、影响日益深入的发展道路。

20世纪中期：在第二次世界大战德国战败后，纽伦堡国际军事法庭首次制定了人体实验的基本原则，作为国际上进行人体实验的行为规范，即《纽伦堡法典》，并于1946年公布于世。1948年，世界医学会采纳并颁布了在希波克拉底誓言基础上形成的《日内瓦宣言》，作为全世界医务人员共同遵循的行为准则。1964年，第十八届世界医学大会颁布了《赫尔辛基宣言》，该宣言制定了涉及人体对象的医学研究道德原则，是一份包括以人作为受试对象的生物医学研究的伦理原则和限制条件，也是关于人体试验的第二个国际文件，比《纽伦堡法典》更加全面、具体和完善。（该宣言于2024年10月重新修订）

（二）医学伦理学在中国的引入与发展

医学伦理学在中国的引入与发展相对较晚，经历了多个阶段，并随着时代变迁而不断演进。最初，医学伦理的研究与讨论集中在医德上，侧重医生的医德修养和对患者的基本责任。随着中国社会的现代化进程，医学伦理学逐渐从医学实践中独立出来，形成了独立的学科。

19世纪末至20世纪初：第一次鸦片战争后，中国封闭的国门被打开，中国步入近代社会。随着西方医学的传入，中国的医疗制度和医疗技术开始接触到现代医学伦理学。新民主主义革命时期，广大医师继承我国古代医家优良道德传统，发扬救死扶伤的革命人道主义精神，建立了民主革命的新型医患关系，使中国医学道德步入一个新的历史阶段，中国医学伦理思想发生了革命性的新变化。1926年，《中国医学》刊载中华医学会制定的《医学伦理学法典》，表明中国近代医学伦理学开始与国际接轨。1933年，我国知名医学教育家和医学伦理学奠基人宋国宾撰写出版了我国第一部医学伦理学专著《医业伦理学》。

1949年中华人民共和国成立后：中国现代医学伦理学进入了快速发展阶段。1981年，第一次全国医学伦理道德学术讨论会在上海召开。同年，卫生部、各高等医学院校、各省（自治区、直辖市）科协开始加强医学伦理的宣传教育，全国高等医学院校普遍开设了医学伦理学课程。1988年，我国第一本医学伦理学研究专刊《中国医学伦理学》杂志在西安医科大学创刊，随后许多省市也成立了医学伦理学学术组织。2011年，中国医师协会发布《中国医师宣言》，郑重承诺6条医学守则：平等仁爱、患者至上、真诚守信、精进审慎、廉洁公正、终生学习。这些医学伦理规范的制定，推动医学伦理学的发展。

目前，中国的医学伦理学不仅关注医疗实践中的伦理问题，还涉及公共卫生、生物医学研究、医疗卫生政策等领域的伦理问题。同时，中国也在积极推进医学伦理学的国际交流与合作，借鉴国际先进经验，推动本土医学伦理学的创新与发展。

二、里程碑事件

（一）纽伦堡法典

第二次世界大战结束后，纽伦堡国际军事法庭对在集中营犯下暴行的纳粹医生进行了审判（1946），法官们对审判的决议形成了《纽伦堡法典》（1947）。《纽伦堡法典》是第一个描述医学研究专业伦理的原则。10个道德要点包括"现实中的受试者的知情和自愿同意是绝对必要的。"道德要点强调了医学研究在科学上的有效性和人道主义的重要性。必须保护受试者，保证受试者没有遭受"得不到伦理学辩护的"风险是研究者的义务，应确保受益明显大于最低风险。该规定也要求，在人体试验前应完成动物实验；应避免所有不必要的身体和精神的痛苦及损伤；受试者可能遭受的风险不得超过"人道的重要性"；应通过"合适的准备"使风险最小化；受试者应总能够从试验中自由地退出。在涉及人类受试者的医学研究中，这些原则必须得以遵守以满足道德、伦理和法律上的要求。

《纽伦堡法典》事实上是第一个规范医学研究的国际性标准的基础，被誉为医学研究伦理史上最重要的规范性文件。

（二）国际医学科学组织理事会

国际医学科学组织理事会（The Council for International Organizations of Medical Sciences，CIOMS）是由世界卫生组织和联合国教科文组织于1949年联合成立的一个国际性、非政府、非营利组织。CIOMS通过其成员组织，代表了国际生物医学科学界，包括众多生物医学学科、国家科学院和医学研究理事会。CIOMS通过指导包括伦理、医疗产品开发和安全在内的健康研究和政策促进公共健康。

1982年首次发布《涉及人类受试者的生物医学研究国际伦理准则》(*International Ethical Guidelines for Health-related Research Involving Humans*)。准则经历了多次修订，直至2016年第四版（最新版本）。2023年发布了《研究机构最佳治理实践国际准则》(*International Guidelines on Good Governance Practice for Research Institutions*)。该准则考察了与相关研究领域的现行国际标准和最佳实践，为研究机构提供了有关如何实施这些标准和最佳实践的详细具体指导，目的是帮助研究机构更好地履职。

（三）联合国教科文组织

2005年，联合国教科文组织发表《世界生命伦理与人权宣言》（以下简称《宣言》）。《宣言》涉及与医学、生命科学和应用于人类的相关技术有关的伦理问题，同时考虑到其社会、法律和环境层面。虽然这是针对国家政府的《宣言》，但它也为个人、群体、社区、机构、公共和私营公司的决定或做法提供指导。同年，《联合国关于人的克隆宣言》发布。这是一份具有里程碑意义的国际文件，旨在规范人类克隆技术的应用。该宣言明确表明国际社会对于违反人类尊严的克隆实践的反对立场，特别强调禁止以生殖为目的的人类克隆活动。总的来说，这份宣言为平衡科技发展与人类尊严保护提供了重要的指导框架，对各国相关立法和政策制定产生了深远影响。

（四）世界卫生组织

2018年，中国基因编辑婴儿事件震惊世界，关于基因组编辑技术的应用和监管，成为各国政府、科研机构和学界共同关注的焦点。2019年，世界卫生组织成立基因组编辑国际专家委员会，这是一个全球性、多学科的专家组，负责考查与人类基因组编辑（体细胞和生殖细胞的编辑）有关的科学、伦理、社会和法律挑战，讨论如何制定国际标准。

2021年7月12日，世界卫生组织发布《关于人类基因组编辑促进公共卫生的新建议》。首次提出了全球建议，这些建议侧重于在所有国家能力建设所需的制度层面的改进，以确保人类基因组编辑被安全、有效和合乎道德地使用。

（五）国家科技伦理委员会

2019年7月24日，中央全面深化改革委员会第九次会议审议通过了《国家科技伦理委员会组建方案》。成立国家科技伦理委员会，目的是加强统筹规范和指导协调。2023年3月，根据《党和国家机构改革方案》，国家科技伦理委员会作为中央科技委员会领导下的学术性、专业性专家委员会，不再作为国务院议事协调机构，这一变化使科技领导工作更加步调一致。国家科技伦理委员会的建立是新时代科技伦理建设的里程碑，这一历史性的重大战略举措必将强有力地推动我国科技伦理建设，使之形成更完善的制度规范和更健全的伦理治理机制。

在健全工作机制方面，按照《国家科技伦理委员会组建方案》的部署，先后成立了人工智能、生命科学、医学三个伦理分委员会。2024年7月8日，国家科技伦理委员会医学伦理分委员会在主任委员王辰院士的带领下编制发布了《人类基因组编辑研究伦理指引》（以下简称《指引》）。该《指引》是国家科技伦理委员会医学伦理分委员会编制的第一份伦理规范，其结合中国国情，提出与国际准则一致、符合国家规范和中国实践的指南，回应了国际学术共同体对基因编辑技术医学研究和应用极大的关切，为国际学术界提供了在医学伦理学领域的中国经验和中国智慧。

第二节　学科内涵

医学伦理学是医学与伦理学相交叉的跨学科领域，主要研究医学实践中涉及伦理问题的各种情境与决策。随着医学科技的迅速发展与社会变革，医学伦理学逐渐从单纯的医德教育发展为一门具有独立学科地位的领域。

一、医学伦理学的基本概念与学科内涵

医学伦理学（Medical Ethics）是一门研究医学实践中伦理问题的学科。它不仅包括对医学行为、决策、政策和医学研究中涉及的伦理规范进行探讨，还涉及如何在复杂的医学环境中作出道德判断、平衡不同伦理价值和实现伦理责任。医学伦理学随着医学科学的进步和患者权益意识的增强，逐步发展成为具有系统理

论体系和研究范畴的学科。

（一）医学伦理学的基本内涵

医学伦理学的核心任务是探讨医学实践中的伦理问题，尤其是如何应对医疗行为、临床决策、医学研究中的道德冲突与伦理困境。主要内容涵盖如下几个方面。

临床伦理。临床伦理是医学伦理学中最常见的领域，研究的核心是如何在临床实践中应用伦理原则。例如，如何在面对临终患者时决定是否实施积极治疗，如何处理治疗中的不确定性和风险，如何平衡医生的专业判断和患者的选择。

生物伦理学。生物伦理学是医学伦理学的重要分支，关注医学技术和生物技术进步带来的伦理问题。例如，基因编辑、克隆技术、干细胞研究、器官移植等技术应用过程中，如何确保伦理合规，如何平衡技术创新与伦理底线之间的矛盾。

公共卫生伦理。随着公共卫生问题的日益严峻，公共卫生伦理成为医学伦理学的重要研究领域。公共卫生伦理研究关注的焦点包括，如何在公共卫生危机中进行资源分配、如何应对全球性传染病的伦理问题、如何保障全民健康和公共安全等。

医学研究伦理。医学研究伦理着重于探讨医学研究过程中涉及的伦理问题，包括临床试验的伦理审查、知情同意、实验对象的保护等。医学研究伦理要求确保所有参与者的自主性和尊严，避免任何形式的胁迫或欺诈。

（二）医学伦理学的学科定位

医学伦理学是一门交叉学科，属于哲学伦理学的分支，又与医学科学、法律、社会学等学科紧密相连。它的学科定位既要考虑医学科学和医学技术的进步，又要在尊重患者权利、保证公平正义、促进社会和谐方面起到指导作用。

医学伦理学作为伦理学的一个分支，注重研究医学实践中的伦理判断和行为规范。与哲学伦理学相比，医学伦理学更侧重于医疗情境中的实际伦理问题，涉及的伦理问题具有较强的现实性和复杂性。其研究内容不仅限于伦理理论的探讨，还包括医学行为规范、医学政策的制定、临床伦理委员会的组织等实践问题。

二、医学伦理学的核心理论

医学伦理学的核心理论和框架主要涉及四大基本原则——尊重（自主）原则、有利（行善）原则、不伤害原则、公正原则，这些原则构成了医学伦理学判断和决策的基础。随着医学科技的进步，医学伦理学的核心理论也经历了不断的发展与完善。

尊重（自主）原则：尊重患者的自主决定权是医学伦理学的核心原则之一。这意味着医生应尊重患者的知情同意权，让患者在充分了解治疗方案、风险和预期效果的基础上作出自己的治疗决策。在医疗实践中，尊重患者的自主权意味着医生不仅要提供医疗建议，还要确保患者能够理解并参与决策过程。

有利（行善）原则：有利是医学伦理学的核心原则之一，强调医务人员应以患者的最大利益为目标，积极采取行动促进患者的健康与福祉。这一原则要求医生不仅要治病救人，还需关注患者的整体生活质量，尽量减轻疾病和治疗过程中的痛苦。同时，有利原则还要求医疗决策要综合考虑患者的短期和长期利益。通过这一原则，医学实践体现了对患者生命价值和尊严的深刻尊重。

不伤害原则：要求医生避免任何可能伤害患者的行为。这不仅包括医疗操作中的不当行为，也涉及医学研究中的不当实验和未经同意的临床试验。无害原则强调医生的首要责任是避免对患者造成身体、心理或情感上的伤害，体现了医学伦理学中的"首先不伤害"理念。

公正原则：关注资源的公平分配，特别是在资源有限的医疗环境中，如何确保不同患者平等地接受治疗，特别是如何保障贫困群体、边远地区和弱势群体能够公平地获得医疗资源。公正原则还体现在如何平衡患者的治疗需求与社会经济现实之间的关系，避免医学资源的浪费和不公平分配。

三、医学伦理学与其他学科的交互关系与学科边界

医学伦理学的跨学科特性使其与许多其他学科之间存在着紧密的交互关系，包括哲学伦理学、法律学、社会学等。医学伦理学不仅借鉴了哲学伦理学中的道德理论，还与医学科学、社会政策和医疗法律密切联系，共同推动医学伦理学的理论建设与实践应用。

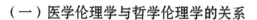

（一）医学伦理学与哲学伦理学的关系

医学伦理学与哲学伦理学有着深刻的理论联系。医学伦理学源于哲学伦理学的基本道德理论，如功利主义、义务论、德性伦理学等。在医学伦理学的发展过程中，哲学伦理学为其提供了理论基础，帮助医学伦理学明确判断标准与行为准则。尤其是在面对复杂的伦理困境时，医学伦理学常常需要借助哲学伦理学中的道德理论来进行理论阐释与分析。

然而，医学伦理学与哲学伦理学的区别在于，医学伦理学更加强调实践性和应用性，它关注的是医学实践中的具体伦理问题，而哲学伦理学更多关注的是道德理论的构建与抽象的道德原则。

（二）医学伦理学与法律学的关系

医学伦理学与法律学的交集主要体现在医学行为的规范和患者权益的保障上。在医疗实践中，医学伦理学提供了道德判断的框架，而法律学则通过明确的法律条文规范医生的行为。二者共同作用，保障患者的基本权益，推动医学实践的规范化。

（三）医学伦理学与社会学的关系

社会学与医学伦理学的交集主要体现在医疗文化、医患关系、医疗公平等问题上。社会学的研究为医学伦理学提供了社会背景和文化视角，使医学伦理学不仅关注个体层面的道德问题，还能够从社会结构、公共卫生政策等更宏观的角度思考伦理问题。

第三节　学术研究现状

随着医学科技的进步、社会需求的变化和患者权益意识的提升，医学伦理学在中国逐步从一个初步的学科领域发展成具有一定影响力的学术领域。在这一过程中，医学伦理学在理论构建、研究热点、学科交叉等方面不断发展，形成了一定的学术特色。

一、医学伦理学的研究热点与前沿动态

（一）临床医疗伦理

1. 医患关系模型

医患关系始终是医学伦理学中的核心议题，随着医学的快速发展，医患关系中的伦理问题变得更加复杂。医生有责任根据其专业知识和技能最大限度地促进患者的健康，而患者则有自主选择治疗方式的权利。医生在促进患者健康与患者对治疗方案的自主选择之间时也会发生冲突。患者的自主决定与医生的专业判断之间的张力反映了医学伦理学中关于个体自主权与医学干预必要性之间的复杂问题。

2. 辅助生殖技术伦理

辅助生殖技术是许多不育者的福音，能够增进他们家庭的幸福，改善他们的生活质量。但辅助生殖技术在应用中也不断面临种种伦理挑战。最初提出的问题主要是，这些技术是否伤害孩子及其父母，改变人们对生育、家庭和做父母的意义的理解。由于用这些技术生出的孩子的健康状况良好，人们逐渐地认识到，原则上辅助生殖技术在伦理学上可以接受。理由是辅助生殖技术帮助夫妇生出孩子不过是自然生殖的延伸。但是自1990年开始，这些理由受到了挑战，人类对生殖过程的干预越来越频繁、复杂和使用高技术。妇女可以出租其子宫代人怀孕、体外创造的胚胎可冻存以备未来为遗传学父母或其他人使用，克隆技术的使用、外原生殖等新技术的出现和使用，人们很难被认为是自然生殖方式的延伸。

新型的辅助生殖越来越被用于生出与抚养者在生物学没有联系的后代。这些科学和社会的变化使辅助生殖引起的老而未解决的伦理问题有了新的重点，同时又提出了新的问题。此外，随着基因技术的进步，遗传检测可以确定个体对某些遗传疾病的易感性，但这些信息如果不加以保护，可能被保险公司、雇主和政府机构用于不正当的目的，从而给检测者带来伤害。

3. 产前遗传学检测和遗传咨询伦理

遗传学检测的目的是找寻问题（不排除智力问题），应只限于对有医学指征的妇女进行产前遗传学诊断。当胎儿有出生缺陷或遗传病时，检测可使妇女有了选择是否继续妊娠。对于选择继续妊娠一个有病胎儿的妇女，检测可使她们对产前或早期的婴儿治疗进行安排，对生育和抚养一个特殊的孩子好好准备。从社会整体看，产前遗传学检测似乎制造了某种社会准入标准，成为控制社会组成的工具，因此引发人们从伦理学视角对优生学的担忧。生殖遗传服务不应该用于寻求优生（Eugenics）的目的，而是提供信息。生殖遗传服务的标准应该是重视信息提供、教育和咨询而不仅仅是检测程序。生殖决策应强调尊重个体自主性，遗传信息的日益激增并不能直接转化为对个体生育决策的指导。

遗传咨询是预防医学的有用工具，是咨询者与求咨者之间的交流，目的是减少遗传病带给求咨者及其家庭的痛苦，帮助他们作出符合他们最佳利益和价值的决定。伦理学的要求是：自愿同意、咨询者与求咨者所关注的利益一致，并应遵循非指令性原则（价值中立原则），不把个人的价值观投射到求咨者身上。

4. 生命维持技术伦理

在医疗实践中，医务人员常常不得不做出的至关重要的决定，涉及何时不给或撤除生命支持措施是合适的？甚至何时为解除临终患者极度痛苦而不得已采取一些"非常"措施是合适的？而什么又是合理化医疗的边界？

脑死亡概念的提出使得医学伦理学重新审视生命的定义，尤其是在涉及使用生命维持技术时，引发了学界对死亡的定义、生物学意义上的生命、人格意义上的生命等一系列哲学问题的讨论。这些哲学问题在涉及干细胞研究、胚胎研究等新兴领域，也再次触发了对人的本体论和道德地位的讨论。关于胚胎的道德地位，学者们在哲学上曾有长期的争论。这些问题已经成为医学伦理学中不可回避的哲学讨论。

5. 器官移植技术伦理

器官移植伦理问题主要集中在脑死亡判定、分配公平及经济激励等方面。首先，脑死亡与人死亡概念问题最先被提出。人死的论证看似是一个医学问题，是一个临床医生对死亡的判断问题。但事实上，在公众接受脑死亡等于人死亡这个观念的过程中，涉及对死亡的准确理解和认识，涉及对脑死亡的哲学和伦理学的讨论。其次，器官分配的公平性问题也尤为重要，其涉及如何确保需要器官移植的患者能够公平地获得移植机会，以及如何处理不同患者之间的优先级问题。器官分配政策需要公平地对待所有患者，无论他们的种族、性别、宗教信仰或社会地位。最后，经济激励在器官移植领域是现阶段最具争议的问题。一些观点认为，提供经济激励可能增加器官捐献的数量，从而帮助更多需要移植的患者。然而，经济激励可能会导致器官商业化，从而引发一系列社会问题，如器官贩卖、道德滑坡，以及对贫困人群的不当利诱等。器官捐献遵循"自愿无偿"的基本准则应始终不变，对于捐献行为的激励策略和机制应最大限度地确保公平。

（二）新兴技术医学应用伦理

1. 异种器官移植伦理

异种移植是指将一个物种的组织器官移植到另一个物种体内。20世纪伊始，学界开始探索将动物器官作为人类移植手术的供体，但研究始终面临两个难以逾越的挑战，即科学和伦理挑战。

随着基因组编辑等基因工程技术的发展，异种移植再次进入公众视野并点燃伦理学研究的热度。尽管基于同情治疗的异种器官移植案例点燃了异种移植的希望，但异种器官移植临床研究和应用仍面临诸多科学、公共卫生、伦理和挑战，我国在异种移植领域面临着科学上、伦理学上和监管上的严峻挑战。

2. 基因编辑技术伦理

随着生物医学研究揭示了越来越多的疾病遗传机制，人们对利用基因组编辑解决相关健康问题产生了浓厚的兴趣。目前，基因组编辑已广泛应用于医学领域实验室基础研究，并在体细胞基因组编辑进行了一些早期临床应用，有望在技术上通过基因组编辑的方式治疗或预防疾病、残疾的发生。通过基因组编辑的基因治疗可以对人类健康产生巨大影响，并有可能彻底改变医学。

但人类基因组编辑研究涉及对人遗传物质的改变，风险难以预测，不仅关乎人类个体的尊严和福祉，还可能引发一系列伦理、法律和社会问题，对人类社会造成显著而深远的影响。人类基因组编辑的前景提出了许多重要的科学、伦理和社会问题。

3. 神经技术伦理

神经调控，尤其是脑机交互神经调控，涉及对脑信号的采集、处理与解码、外部设备的控制，以及神经调控与反馈，使其与人类最私密和珍视的价值密切相关，包括对意识解读，以及对人格同一性、自由意志、能动性和自主性的影响。因此，神经调控技术的伦理问题引起了公众、政策制定者、科学家及伦理学者等各方的关注。

鉴于人脑的高度复杂性和特殊性，神经调控技术的发展引发了广泛的伦理讨论，其在医疗领域的应用面临着严峻的伦理挑战。在适应证的选择、受试者纳入排除标准、知情同意及研究设计等方面值得重点关注。此外，部分神经调控技术涉及有创手术，可能带来未知的器质性改变和难以精确量化的心理影响，以及短期和长期的大脑可塑性改变，都对该技术的风险受益评估构成挑战。学术界对脑机接口伦理担忧还包括隐私与数据安全，研究者采集并解码参与者脑信息，必然会使个人隐私受到严重威胁，使用脑机接口技术面临的最严重风险是可能会失去自我控制，严重影响人类的生理属性，甚至引发身份认同的困惑。这还会影响个体自主性和自我认知，引发人格同一性问题，并对道德与法律责任认定构成挑战。神经调控的临床研究与应用还涉及社会公正问题，包括风险受益与负担的分配公正、技术可及性，以及利益攸关方参与等问题。神经调控技术作为当下重要的新兴技术，其所引发的诸多伦理学问题属于研究前沿，其研究直接影响到技术的发展与治理。

4. AI医学应用伦理

近年来，AI在医学领域的研究热点主要集中在医学影像分析、精准医疗、药物研发及智能健康管理等方面。AI技术的发展也带来了一系列伦理、法律和社会问题，如算法偏倚、算法歧视、算法透明度与可解释性、数据隐私保护、责任归属、认识论义务、诊疗能力倒退、人机关系及气候影响等问题。

（三）群医学及卫生政策伦理

近年来，公共卫生领域的伦理问题引起了广泛关注，特别是在全球大流行病如艾滋病、埃博拉出血热等背景下，公共卫生实践中的伦理问题尤为突出。为了应对全球范围内的疾病传播，医学伦理学家提出了在卫生政策中考虑社会公平、公共健康和个人自由权利的平衡问题，强制性干预政策的伦理学可辩护性问题，以及涉及艾滋病、疫苗接种、人体挑战研究、卫生资源分配等热点问题。

1. 卫生资源分配伦理

卫生资源是维护个体与人群健康的基础。不同于传统医学伦理强调医患关系与医学专业精神，现代医学促进人群健康的目的有赖于从社会的视角通过政策与行动调集并配给必要的人力、物力及财力等资源、研发更有效的药物、更高效率地提供健康促进及医疗服务。从人人平等享有健康权益与个人健康需求实际不均等的视角而言，卫生保健资源分配的公平与可及是影响人群健康的重要伦理问题。

2. 艾滋病防控伦理

在艾滋病防控中，存在一些突出的伦理问题，包括隐私与保密、歧视与污名化、知情同意、资源公平分配等。随着抗反转录病毒疗法等艾滋病防控手段的不断进展，艾滋病在科学界已被视为一种可防可治的慢性病，但其仍存在耐药性和终身服药等局限性，这促使全球加速探索艾滋病治愈策略，并伴随着一些伦理问题，包括科学有效性审视、研究参与者的公平选择与多样性保持、中断人类辅助生殖技术（ART）治疗后面临的病毒反弹甚至传染给性伴侣的风险，以及受益风险权衡、非研究参与者的风险监测、治愈的认识论差异和"治愈误解"等。

3. 疫苗犹豫问题

疫苗犹豫现象是当代公共卫生面临的重要伦理挑战之一。疫苗犹豫现象反映了个人自主权与公共卫生利益之间的张力，也凸显了科学传播、信任建设和公共卫生治理的复杂性。

从个人层面看，疫苗犹豫涉及个人对健康决策的自主权或监护人为子女做健康决策的权利。被视为理性行动者的每个人都有权对自己或其未成年子女的医疗干预做出选择。然而，这种自主权的行使往往受到信息获取能力、认知偏差、文化信仰等多种因素的影响。特别是在社交媒体时代，错误信息和虚假信息的传播加剧了公众对疫苗安全性和有效性的怀疑。过量信息中包含的恶意虚假信息和误传虚假信息造成的"信息疫情"，妨碍有效的公共卫生应对。保护公众健康需要公共卫生专业人员参与应对不实医疗建议和谣言的行动。

从公共卫生层面看，疫苗接种是实现群体免疫、保护脆弱人群的关键措施。当疫苗犹豫导致接种率下降时，不仅危及选择不接种者自身，还可能损害无法接种疫苗的人群（如免疫功能低下者）的健康权益，这就产生了个人选择与公共卫生利益之间的伦理张力。

4. 疫情信息问题

错误信息和虚假信息挑战公共卫生，其中的伦理问题也成了新时代伦理学研究关注的重点。言论自由是现代社会的基本价值，但绝对的言论自由可能带来公共利益的损害。虚假信息的传播会误导公众，扰乱公共秩序。伦理学研究需要探讨如何在维护言论自由的同时设置合理"边界"，遏制恶意虚假信息，维护公共利益。用AI等技术手段识别、过滤虚假信息，固然有助于净化信息环境，但"算法审查"有可能影响言论自由。

数字鸿沟使弱势群体在获取疫情资讯方面处于劣势，更易受到虚假信息的误导和伤害。伦理学研究关注并消除这种信息不平等，为弱势群体获取真实信息创造条件。疫情全球大流行背景下，不同国家和地区在应对错误和虚假信息方面的伦理考量可能不尽相同。新媒体平台日益成为信息传播的主渠道，传统公共媒体伦理强调责任和职责，同样适用于新媒体时代的自媒体。

5. 人体挑战研究伦理

人体挑战研究涉及故意使健康的试验志愿者故意暴露于传染性物质。有意使健康的参与者患病以测试试验疫苗的人体挑战研究，引起了国际社会巨大的伦理争论，虽然人体挑战研究有着眼于公共卫生的需求——挽救生命，但考虑到生物医学研究应将参与者的潜在风险降至最低，避免受试者遭受不必要的伤害和负担，特别是在对参与者的风险评估问题方面，都使人体挑战试验面临种种伦理困境。

人体挑战研究提出了很多需要人们认真思考的问题。科学知识的产生并不能够使科学家免除其他义务，包括保护受试者不致遭受本来可避免的伤害，或得不到辩护的风险的义务。如果不是禁止所有可能对受试者健康造成危害的研究，包括有意使受试者感染某种病原体的人体挑战研究，那么就需要伦理学指导用以决定应该进行何种研究，不应该进行何种研究。

6. 健康大数据伦理

最早的关于健康大数据的知情同意、隐私保护问题集中在生物样本数据库的情境之下，并且形成了大量研究成果。生物样本数据库体现了健康大数据很多的共性问题。目前，生物样本库的运行流程一般为样本采集、收集、运输、入库、储存、分发、共享、使用等环节，而每一个环节都会引发伦理问题。知情同意问题上，采用的模式多样化，有具体同意、泛同意、动态同意、层列式同意等，目前，尚未就哪种知情同意模式最适合生物样本库达成一致。其次是隐私保护问题，生物样本库包含了各类数据信息，如家族谱系、基因组数据等，隐私泄露这一问题进一步引发了学者对于具体后果的讨论，如歧视。再次，数据确权问题，包括数据的所有权、使用权、转让权、许可权等权利的归属，以及这些权利的行使方式和范围等。最后是数据共享问题，目前人类基因组数据通常在孤立的学科或机构孤岛中进行分析，并且使用不兼容的方法。应有明确的保障措施防止滥用或未经授权访问神经数据和认知生物特征识别数据，包括肯定性同意、数据最小化和目的明确化、数据权（如访问权、更正权和删除权）及数据安全，特别是在这类数据可能与其他来源的数据相聚合的情况下。

（四）医学研究伦理

1. 保护研究参与者

研究人员对受试者保护负有首要责任：知情同意并不是一切。研究应该由胜任的研究人员以负责任的方式进行，绝不能将受试者置于验证医学知识的危险之中，不应该为了获得更多的临床科学知识，为了未来大多数患者的健康利益而置当前研究中受试者的安危于不顾。

在研究中应向受试者提供有关临床研究的现状及可能风险的确切信息，并获得有完全决策能力受试者的有效知情同意。对于缺乏完全自我决策能力的受试者，应该获得其法定监护人的同意。无完全行为能力的受试者可发表与其智能相适应的意见，且应被尊重。

在国际生物医学共同体倡导下，伦理审查已成为科研伦理中保护受试者权益的一个重要手段。作为医学伦理学在实践中体制化的立足点并为了践行落实保护受试者权益的科研伦理理念，完善伦理审查涉及如何以科研伦理的理论探索牵引伦理审查委员会的能力建设，还涉及探索在不同情形下如何将对实质性伦理问题的思考落实为切实可行的伦理审查制度程序。

伦理审查委员会肩负着评估临床研究的科学价值和伦理合规性的重任，以保障研究的价值和参与者的权益。为有效履行职责并妥善处理潜在利益冲突，伦理审查委员会需建立独立的管理架构，明确划分职权，制定相关政策。

权衡研究的风险与受益时，伦理审查应评估其风险和社会价值是否在合理范围内。通过评估和审查，在研究为社会带来利益的同时，也要确保参与者的个人风险不超过伦理可接受的程度。

2. 科研诚信

科研诚信是从事科学研究必须遵循的行为规范。从科研诚信研究与制度化建设的发展历史看，在国际上经历了三个发展阶段：首先，20世纪80年代的主要工作是制度化建设。其次，20世纪90年代的主要工作是推进科研诚信教育制度化。最后，21世纪初的主要工作是营造和培育倡导负责任学术行为的科研环境，这一治理理念目前已经成为国际共识。

目前，科研诚信学术研究与制度建设，主要由三大内容组成：第一是查处学术不端行为，即惩治。第二是科研诚信教育，即预防。第三是培育有利于负责任的学术行为的科研环境，即保障。

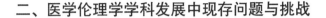

二、医学伦理学学科发展中现存问题与挑战

随着医学科技的迅猛发展和医学伦理学的不断深化，尽管中国的医学伦理学在多个领域取得了显著进展，但仍面临诸多问题和挑战。尤其是在医学伦理学的教育、应用及理论体系的构建方面，仍存在诸多亟待解决的问题。

（一）医学伦理学教育中存在的不足与问题

医学伦理学的教育是学科发展的基础之一。然而，在中国，医学伦理学的教育仍然面临许多瓶颈，影响着医学伦理学的普及与实践能力的提升。尤其是在医学伦理学的课程设置、教育方法、教材体系等方面，仍存在较大差距。

1. 课程设置与教学体系不完善

近年来，中国一些医学院校虽然已开始开设医学伦理学课程，但总体来看，医学伦理学的课程设置和教学体系仍然不够完善。许多医学院校将伦理学课程作为选修课而非核心课程，课程内容偏重于基础理论和医德教育，缺乏具体的临床应用和案例分析，不能充分应对当代医学实践中的复杂伦理困境。

医学伦理学课程的设置多侧重于道德理论的介绍，而忽视了实际操作和决策层面的培训。医学生在课程学习中，很少涉及如何在临床中处理具体的伦理问题，例如，如何平衡患者自主权与医生的专业判断，如何应对医疗资源短缺时的伦理抉择等问题。教师在教学中的角色也存在一定的局限性，很多医学院校并未培养出专业的医学伦理学教师，伦理学教师的学术水平和实践经验不足，导致课堂教学质量难以提高。

2. 教学内容的局限性与实践性不足

中国的医学伦理学教育体系仍偏向理论层面的讲解，缺少必要的实践环节和多样化的教学方法。尽管一些院校已开始引入临床伦理实践、伦理委员会参与等环节，但总体而言，伦理学教育过于抽象，难以与具体的医疗实践相结合。

伦理学教育的局限性在于，当前的教学模式多依赖于讲授式、理论性强的教学方法，学生更多是在理论学习中构建伦理认知，而缺乏通过案例分析、伦理委员会讨论、角色扮演等实践环节提升伦理决策能力和临床判断力。此外，医学伦理学在一些医学院校的课程安排中常常只是短期讲座，未能系统地融入整个医学教育体系之中，导致学生在实际临床工作中遇到伦理问题时，缺乏足够的准备和应对能力。

3. 学生伦理素养提升困难

医学伦理学的教育不仅需要传授理论知识，更重要的是培养学生的伦理判断和决策能力。然而，由于医学生在面对复杂的伦理困境时，往往缺乏足够的情感共鸣和伦理敏感性，这使得他们在临床实践中更容易忽视患者的情感和需求，倾向于简单地遵循医学规范，而非考虑患者的全面利益。

医学伦理学的教育需要更加关注学生伦理素养的培养，不仅要加强学生的知识性教育，还要通过多样的教学方法提升学生的伦理判断能力。学生应学会从不同的伦理角度看待医疗问题，培养批判性思维，具备在复杂伦理情境下做出合理决策的能力。

（二）医学伦理学理论体系薄弱

虽然医学伦理学已经逐步形成了基于核心伦理原则的理论框架，但在中国，尤其是在面对现代医学技术的挑战时，现有的伦理框架仍然不足以应对越来越复杂的伦理问题，尤其是对于新兴技术（如基因编辑、人工智能等）带来的伦理冲突，缺乏足够的理论支持。

1. 对现代医学技术的伦理应对不足

随着基因编辑、人工智能、精准医学等新兴技术的发展，医学伦理学面临着前所未有的挑战。例如，基因编辑技术的应用引发了是否应该允许"设计婴儿"的伦理争议，人工智能在医疗决策中的应用引发了是否可以完全依赖机器做出医疗决策的讨论，精准医疗中的个体化治疗也带来了如何平衡患者自主权与医生专业判断之间的伦理问题。中国医学伦理学在面对这些新技术时，相关的伦理理论和实践指导仍然相对滞后。

2. 缺乏跨学科的伦理理论整合

医学伦理学本身具有强烈的跨学科特性，涉及哲学、法律、社会学、心理学等多个学科的交叉。然而，当前中国医学伦理学的研究主要集中在传统的伦理学理论与医学实践的结合上，缺少跨学科的理论融合。特别是在医学伦理学面临的复杂问题中，涉及社会公正、社会责任等伦理议题时，单一学科的理论难以应对。例如，在医学资源分配、公平性、公共卫生政策等问题上，医学伦理学与社会学、公共政策学等学科的互动尚显不足。通过跨学科的结合，医学伦理学可以为社会健康政策的制定提供更为全面的理论支持，同时解决一些具有全球性和普遍性的伦理问题。

3. 基本伦理原则的适用性问题

当前，医学伦理学的核心理论多依赖于四大基本伦理原则（尊重原则、有利原则、不伤害原则、公正原则），这些原则构成了医学伦理学的基础框架。然而，随着医学实践和社会环境的变化，这些基本原则在具体应用中的适用性和局限性逐渐显现。例如，如何平衡患者自主权与医生的专业判断、如何处理不同文化背景下的患者需求等问题，这些复杂伦理情境下的决策，往往无法通过简单的四大原则来解决。因此，医学伦理学亟需进一步完善伦理框架，特别是在伦理决策过程中，如何权衡不同伦理原则、如何制定更具操作性的伦理指南，是未来学科发展的关键。

（三）医学伦理学的实践应用挑战

医学伦理学的理论体系如果不能有效地转化为实际的伦理指导，则难以在医疗实践中产生应有的影响。当前，中国医学伦理学在实践应用中仍面临着许多挑战，尤其是在处理医患关系、医疗资源分配、知情同意等方面，存在一定的困难。

1. 医患关系中的伦理冲突

随着患者对自身健康权益的重视程度逐渐增加，医患关系中的伦理冲突问题愈加突出。患者的知情同意权、隐私保护、治疗选择权等逐渐成为医患沟通中的核心议题。而医生则往往受到技术和治疗效果的制约，面临着治疗方案选择与患者需求之间的冲突。在临床实践中，如何在尊重患者自主权的基础上，兼顾医生的专业判断，仍是一个挑战。

在中国，医患矛盾的加剧和医疗纠纷的增多，部分源于患者对医疗信息的不完全了解，以及知情同意制度的不完善。尤其是在一些重大疾病治疗中，患者往往无法完全理解治疗方案和治疗风险，导致医生与患者之间缺乏足够的沟通和信任。因此，如何在临床实践中实现更为有效的沟通，如何平衡医学专业判断与患者的自主决策，成为医学伦理学面临的重要问题。

2. 医疗资源分配与公正性

在中国，随着医疗资源的供给逐渐紧张，如何确保公平、合理的资源分配，成为医学伦理学的关键问题之一。在重大公共卫生事件中，如何平衡资源分配的公正性与医疗效果，如何保障弱势群体的医疗需求得到满足，依然是一个悬而未决的问题。尤其是在农村地区、贫困地区和一些少数民族地区,医疗资源分配的公平性仍面临挑战。

(四)医学伦理学与全球化的伦理挑战

随着全球化进程的加快,医学伦理学的研究不仅面临国内的复杂情况,还需要应对跨文化、跨国界的伦理问题。随着医学技术的发展,尤其是在生物医学、人工智能和大数据等领域,全球范围内的伦理标准和规范逐步成了影响医学伦理学发展的关键因素。中国作为世界上最大的发展中国家,如何在全球医学伦理学的背景下制定符合本国国情的伦理规范,已成为当前亟待解决的问题。

1. 全球伦理标准与本土伦理框架的碰撞

随着医学伦理学国际化进程的加速,全球医学伦理标准和本土伦理框架的碰撞愈加明显。例如,西方医学伦理学的核心原则,如尊重患者自主权、知情同意和无害原则,深受欧美医学体系的影响。中国在引入这些标准时,虽然强调患者权益和社会公平,但中国传统文化中对于权威和集体主义的强调,使得一些核心伦理原则的应用面临挑战。在处理个体与集体、个人自由与社会责任之间的伦理冲突时,如何在传统文化的基础上对这些国际伦理标准进行本土化解读和适应,成为中国医学伦理学的一个重要课题。

2. 国际合作中的伦理争议

我国参与国际医学合作和跨国临床试验时,如何确保自身伦理标准与国际伦理规范相协调,同时避免出现伦理漏洞或冲突,是医学伦理学未来需要关注的领域。跨国研究中的知情同意问题、患者隐私保护、数据安全等方面的伦理争议,需要国际医学伦理学界共同制定统一的标准,以确保全球医疗研究的伦理合规性。

第四节 科学研究

医学伦理学的理论与实践研究在学科发展中起到了基础性和引领性作用。系统的理论研究为学科奠定了坚实的基础,特别是对基本概念、原则和范畴的与时俱进的解析和阐释,能够避免学科发展陷入僵化,保持其前沿性和创新性。高水平的研究成果不仅能为学科的壮大提供源源不断的动力,还能为解决医学中的复杂伦理问题提供理论支撑。

随着医学科学的快速发展及相关社会问题日益复杂多样，学术研究在应对伦理挑战时，充当着"思考之锚"和"应对之基"的角色，为学科发展指引方向。通过深入分析和处理复杂的伦理与政策问题，医学伦理学研究不仅提出了伦理治理的方法和策略，还制定了相应的指南和规范，在推动医学进步的同时，也发扬了人文精神。无论是应对基因编辑、克隆技术等前沿技术带来的伦理挑战，还是涉及临终关怀和器官捐赠等现实问题，医学伦理学的学术研究始终在提升学科影响力和推动社会进步中发挥着重要作用。

一、中国医学伦理学领域的科研发展历程

我国医学伦理学的系统性教学和研究始于20世纪80年代。1981年6月，全国首次医学伦理学学术会议在上海召开，标志着我国医学伦理学理论建设的开端。会议探讨了学科的一些基本问题，同时也对当时较为前沿的安乐死和器官移植问题进行了初步讨论。自20世纪90年代以来，随着科学技术的迅猛发展，医学伦理学领域面临着人类辅助生殖技术、器官移植、严重缺陷新生儿的处理、人体试验等大量涉及社会、伦理和法律的挑战。为此，医学伦理学工作者开展了一系列学术活动，推动学科向前发展。

进入21世纪，人类基因组研究、克隆技术、遗传生殖技术的应用等伦理问题引发了广泛关注。这一时期，各种专门的学术组织相继成立，例如，中华医学会医学伦理学分会于1988年成立，中国自然辩证法研究会生命伦理学专业委员会于2007年成立。同时，重要的学术期刊和学术会议逐渐成为交流的主要阵地。《医学与哲学》等专业期刊集中发表了大量学术成果，中华医学会医学伦理学分会学术年会和全国生命伦理学学术会议也成为学术交流的重要平台。此外，邱仁宗的《生命伦理学》等著作，奠定了我国医学伦理学学科发展的重要基石。

我国医学伦理学的发展还得益于规范性伦理文件的制定、伦理委员会的组建及伦理审查工作的开展。例如，2000年我国卫生部成立医学伦理专家委员会，该委员会推进了系列伦理规范性文件的制定。这些进展背后，都有大量相关科研成果的支撑和解读，为学科的制度化发展提供了坚实基础。

从科研活动的组织形式与参与主体来看，全国性的科研会议主要由国家级学术组织、高校和科研院所主办，特别是医学类院校因具备教学科研的传统，成为科研活动的主要承办和参与主体。随着对医学伦理的重视程度提高，医疗机构也

日益加强在这一领域的投入。科研经费主要来自国家级、省部级社会科学基金，此外，与医学和生命科学领域结合的自然科学基金项目也在不断增多。

在国际合作方面，中国医学科学院北京协和医学院的生命伦理学研究中心与美国国立卫生研究院、英国纳菲尔德理事会等国际机构，以及新加坡国立大学、澳大利亚莫纳什大学、美国纽约大学等学校建立了长期合作关系。中南大学的医学伦理学团队也与耶鲁大学保持紧密合作，联合开展了多项研究项目，如 *Research Ethics Training and Curriculum Development Program with China* 及 *Masters Level Bioethics Program at Central South University in Changsha，China*，这些项目均获得了美国国立卫生研究院的资助，进一步推动了我国医学伦理学的国际化发展。

二、科研项目情况

（一）重点科研项目情况

随着医学伦理学在医学和社会发展中的重要性日益凸显，国家及各省市不断加大对该领域的支持力度，设立了一系列课题和研究计划，涵盖基础理论研究、实际问题应对及政策措施的制定。国家级科研项目的资助方向逐渐多元化，除了国家社会科学基金的一般项目和青年项目外，还向重大课题和跨学科方向拓展。据统计，2006—2021年，国家社会科学基金资助了60余项生命科学领域的伦理问题研究，其中包括5项重大项目。近年来（2022—2024年），在国家社会科学基金立项的项目中，医学伦理领域的研究超过20项，显示出该领域研究的持续增长。

此外，国家重点研发计划等科技类资助项目也开始涉及伦理学的软科学研究领域。例如，2017年的国家重点研发计划重点专项"精准医学的伦理、政策与法规框架研究"项目，标志着科技部首次将人文社会科学主题纳入重点专项，涵盖生物医学大数据安全、跨系统数据共享的保障体系、以伦理原则为基础的监管体系，以及精准医疗保障的政策研究等多个领域。2018年，国家重点研发计划中的"合成生物学伦理、政策法规框架研究"项目则在合成生物学这一前沿领域设立了人文社会科学类国家重点研发计划，项目组撰写了多份研究报告和政策建议，并建立了合成生物学伦理治理的持续人才培养机制和科普传播平台。项目组牵头起草的中英文版《合成生物学伦理治理宣言》成为国内首个规范合成生物学伦理的指南，为不同应用领域和研究周期的伦理治理提供了具体准则。

在科研项目的方向上，研究聚焦于医学伦理学的当代话语体系和实际应用。例如，"现代医疗技术中的生命伦理及其法律问题研究"和"大数据时代生物样本库的哲学研究"便是其中的代表性课题。此外，前沿科技的快速发展也推动了对新兴领域如人脑模型研究、人源类器官中的伦理问题的探索，拓展了医学伦理学的议题范围。这些研究更加注重伦理学与法学、社会学及医学的学科交叉，并在实际治理和政策制定中体现了重要价值。

与此同时，这些研究成果逐步实现了向实践领域的转化。一方面，政府资助项目主导的研究正在推动伦理学在医疗实践规范、医学政策制定，以及伦理审查制度完善中的应用；另一方面，国际合作的深化为国内医学伦理学研究带来了更多前沿视角和资源支持。这种多层次的协作不仅提升了学科的国际影响力，也为应对全球化背景下的伦理挑战提供了更加务实和系统的解决方案，进一步推动了医学伦理学的持续发展。

（二）科研项目的热点领域

根据对2020—2024年立项的国家社会科学基金项目的统计，当前医学伦理学研究主要集中在以下几大热点领域。

1. 生物医学技术与伦理学的交叉研究

随着基因编辑、人工智能医疗、生物增强技术等新兴生物医学技术的飞速发展，伦理学与前沿科技的交叉研究成为医学伦理学领域的核心热点。这些研究围绕技术应用中的伦理风险与社会责任展开，例如，"人类基因编辑的伦理学研究"探讨基因编辑对人类本质和生命价值的潜在影响，"全球治理视域下我国人类基因编辑伦理治理路径研究"聚焦如何在国际规则中体现中国特色的治理路径。类似的项目还包括"非人灵长类神经系统基因编辑的生命伦理学研究"，这不仅涉及实验动物权益，还延伸至研究结果可能带来的社会影响。

此外，人工智能技术的崛起也催生了众多医学伦理研究议题。例如，"人工智能医学应用的伦理框架与治理研究"探索AI在诊断、治疗中的公平性与透明性问题，"脑机融合的伦理问题研究"关注技术对人类自主性与隐私权的挑战，"神经伦理学"课题试图揭示神经科技对个人身份和行为责任的潜在影响。这些研究不仅紧扣前沿技术，还致力于构建适应技术快速发展的伦理体系，提供全球视角的理论支持。

2. 医学伦理传统问题领域的新进展

在健康中国战略和医药卫生体制改革的背景下，传统医学伦理学议题焕发新生，研究领域进一步深化。长期关注的临床诊疗伦理、生殖伦理和卫生管理伦理逐步拓展到更多实际问题。例如，"疾病伦理认知与实践"重新审视疾病观念在医学决策中的作用，为医患沟通提供伦理指导；"新生殖技术应用的伦理问题研究"则从社会、伦理和政策层面探讨体外受精、基因筛查等技术的规范化应用；"创新性疗法的伦理评估"针对新药和新疗法应用中的伦理挑战，提出保障患者安全和权益的策略。这些课题不仅推动了传统伦理学研究的现代化转型，也为政策优化和临床实践提供了理论支撑。

3. 伦理治理与伦理保护举措研究

生命科学技术的迅猛发展不断引发新的伦理问题，加强伦理治理能力建设和保护措施成为学界关注的重点。以"医学伦理委员会及其伦理审查能力建设研究"为例，该课题聚焦伦理委员会在技术发展背景下的职能拓展与标准化运作。此外，"活体器官移植伦理审查标准化流程研究"进一步解决器官移植中存在的伦理争议，优化审查流程。而"人体生物样本库的伦理挑战及治理对策研究"则从数据安全、知情同意和隐私保护等多维度入手，构建平衡科研价值与参与者权益的治理框架。

这些研究不仅回应了国内伦理治理的实际需求，也为国际治理提供了借鉴。通过标准化流程和能力建设，这些项目推动了从个体案例到系统治理的全方位提升，助力构建更为完善的伦理管理体系。

4. 公共卫生伦理研究

近年来，突发公共卫生事件频发凸显了公共卫生伦理学研究的紧迫性和重要性。这一领域的研究聚焦于如何在紧急情况下平衡个体权益与集体利益。例如，"重大疫情防控的伦理研究"分析疫情防控决策中可能产生的伦理冲突，提出公平、透明的应对原则；"我国应对全球突发疫情防控伦理核心价值研究"则试图构建在全球合作背景下具有中国特色的伦理价值框架；"重大疫情防控《伦理指南》建构问题研究"提供了基于实际案例的政策指导，推动卫生领域的治理标准化和规范化。

公共卫生伦理研究的深化不仅提升了对卫生危机的理论应对能力，还对重大突发事件中的伦理决策起到了重要的实践指导作用。这一领域的成果表明，伦理学在全球公共卫生治理中的地位正变得愈发重要，为未来国际合作和公共卫生政策的制定提供了坚实的理论支持。

三、科研成果情况

（一）学术成果情况

近年来，随着我国医学伦理学研究的国际化程度不断提升，学术成果的多样化和高质量进一步显现。2019年，中国伦理学家首次在 *Nature* 上发表评论文章，呼吁加强生物医学研究的伦理监管，并提出建立我国科技伦理治理体系的六项建议。这一突破性成果不仅标志着中国医学伦理学研究在国际学术界的重大影响，也为全球科技伦理治理提供了重要参考。此外，我国学者还首次在 *American Journal of Bioethics* 发表论文，拓展了中国医学伦理学的国际影响力。在 *Bioethics*、*BMC Medical Ethics* 和 *Asian Bioethics Review* 等国际知名期刊上，中国学者的研究成果也频频发表，涵盖基因编辑、医疗人工智能、伦理治理等多个前沿领域。统计显示，截至2021年8月，中国学者在 Web of Science 核心合集中发表的生命科学伦理英文文献有96篇，在中国知网（CNKI）发表的相关中文论文达1290篇。

现代的医学伦理的研究范围已不仅仅局限于临床医学、公共卫生等领域，值得高度关注的是，新兴技术所引发的对机构、社会乃至全人类的风险。有研究显示，从2000年至2022年国内外科技伦理发文量如图3-1所示。

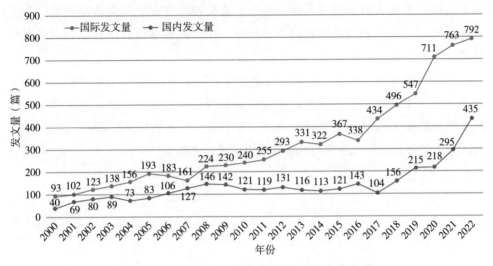

图3-1　2000—2022年科技伦理研究历年发文量

从总体上看，国内外科技伦理研究的发文量呈递增趋势，尤其是2016年之后增幅更加明显，说明科技的快速创新也继发地引起伦理学界的探讨。国内外在2000—2008年阶段差距波动并无太大差异，而自2008年，特别是2017年之后，国内外发文量差距越来越大。造成这种情况的原因可能是多样的。随着科技的迅猛发展，伦理考量变得更加复杂和紧迫，研究人员和学者可能越来越有动力在学术环境中探索这些进步的伦理含义。并且科学技术进步带来的伦理挑战往往需要跨学科的视角，不仅需要伦理学，还需要来自哲学、法律、社会学和科学技术研究等不同领域的学者共同合作应对这些挑战，这种跨学科的方法有可能导致科技伦理研究的增长。不过从发文量来看，我国关于科技伦理的重视程度相较于国外，还有待进一步提高。根据一项研究，高校科研伦理治理作为科技伦理治理的桥头堡，有29.47%的被调查高校没有设立科研伦理监管机构，或者虚设科研伦理监管机构。这也进一步佐证了我国科技伦理还有较长的征途。

通过高频词反映出不同年代科技伦理研究的热点和动态变化，得到中英文关键词聚类图谱（图3-2，图3-3）。

关键词突现分析能展示某一关键词阶段性的衰落或兴起，进而预测该领域内的发展趋势及研究前沿。通过Cite Space软件的突发性探测功能，得到国内外科技伦理研究领域关键词突现统计图，其中，中英文前25个突现词见图3-4及图3-5。

从关键词聚类和突现来看，20多年以来涌现包括克隆技术、基因编辑技术、人工智能技术和大数据使用等新兴科技，这些技术在促进社会进步和增进人类福祉的同时也带来各种风险和挑战，甚至对现代法律秩序及社会伦理构成新的挑战。

在出版物方面，国内外医学伦理学领域的重要著作持续涌现。例如，《中华医学百科全书·医学伦理学》系统梳理了基础理论和实践问题，是研究医学伦理学的重要参考。《人工智能医学影像伦理手册》则聚焦新兴技术中的伦理风险，为医疗人工智能的全生命周期风险管理提供了具体指引。

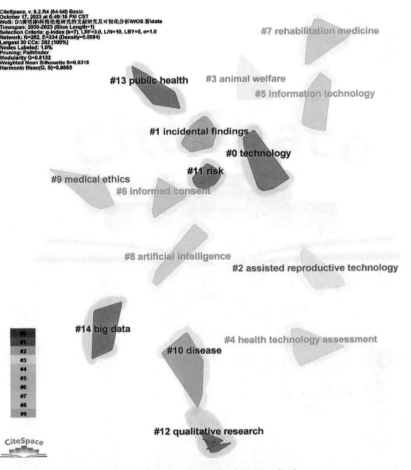

图 3-2 国际科技伦理研究关键词聚类

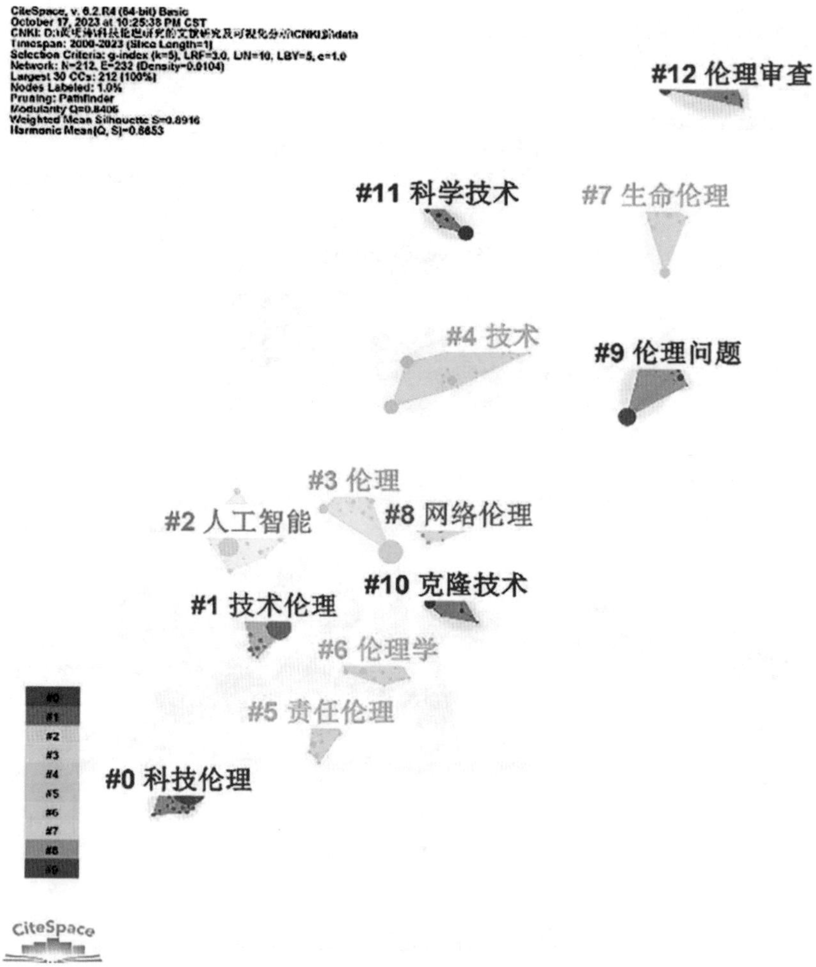

CiteSpace, v. 6.2 R4 (64-bit) Basic
October 17, 2023 at 10:25:38 PM CST
CNKI: D:\科技伦理研究的文献研究及可视化分析\CNKI\data
Timespan: 2000-2023 (Slice Length=1)
Selection Criteria: g-index (k=5), LRF=3.0, L/N=10, LBY=5, e=1.0
Network: N=212, E=232 (Density=0.0104)
Largest 30 CCs: 212 (100%)
Nodes Labeled: 1.0%
Pruning: Pathfinder
Modularity Q=0.8406
Weighted Mean Silhouette S=0.8916
Harmonic Mean(Q, S)=0.8653

#12 伦理审查

#11 科学技术　　#7 生命伦理

#4 技术　　#9 伦理问题

#3 伦理
#2 人工智能　　#8 网络伦理

#1 技术伦理　　#10 克隆技术

#6 伦理学

#5 责任伦理

#0 科技伦理

CiteSpace

图3-3　国内科技伦理研究关键词聚类

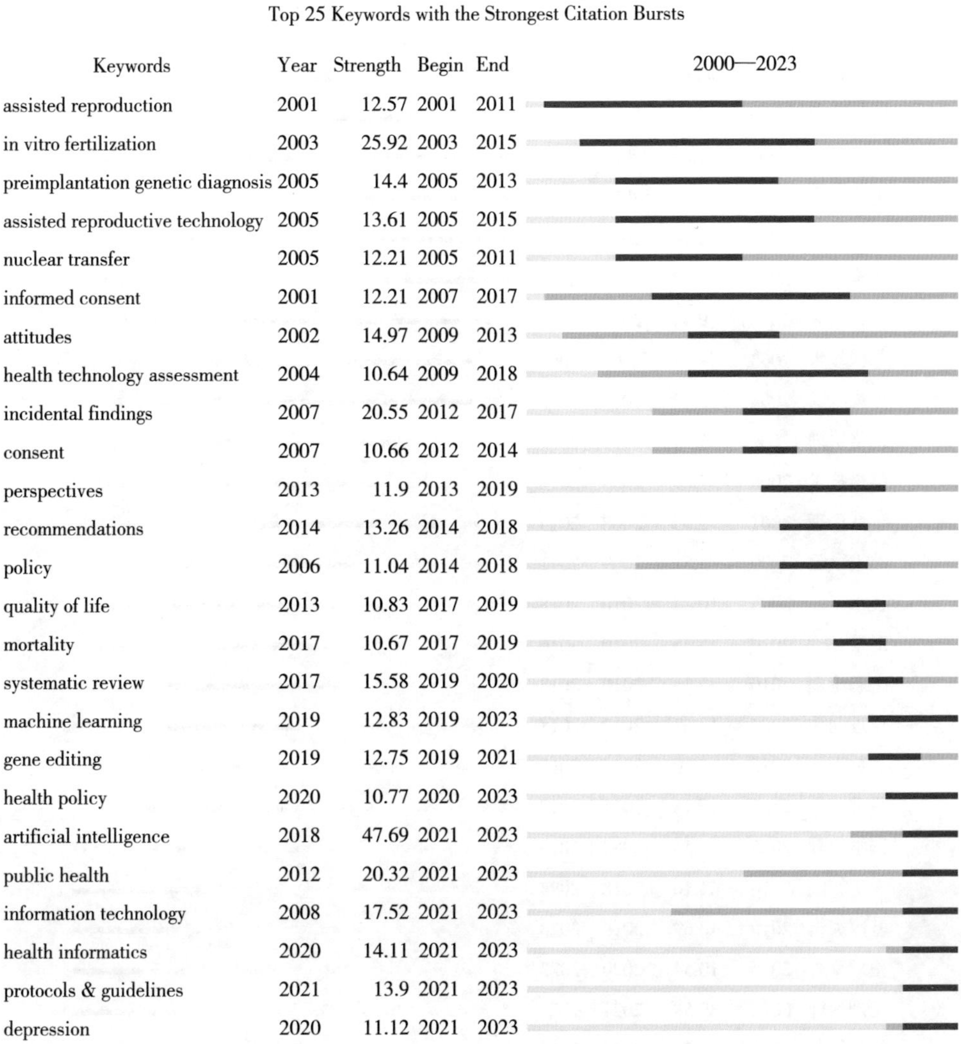

Top 25 Keywords with the Strongest Citation Bursts

Keywords	Year	Strength	Begin	End	2000—2023
assisted reproduction	2001	12.57	2001	2011	
in vitro fertilization	2003	25.92	2003	2015	
preimplantation genetic diagnosis	2005	14.4	2005	2013	
assisted reproductive technology	2005	13.61	2005	2015	
nuclear transfer	2005	12.21	2005	2011	
informed consent	2001	12.21	2007	2017	
attitudes	2002	14.97	2009	2013	
health technology assessment	2004	10.64	2009	2018	
incidental findings	2007	20.55	2012	2017	
consent	2007	10.66	2012	2014	
perspectives	2013	11.9	2013	2019	
recommendations	2014	13.26	2014	2018	
policy	2006	11.04	2014	2018	
quality of life	2013	10.83	2017	2019	
mortality	2017	10.67	2017	2019	
systematic review	2017	15.58	2019	2020	
machine learning	2019	12.83	2019	2023	
gene editing	2019	12.75	2019	2021	
health policy	2020	10.77	2020	2023	
artificial intelligence	2018	47.69	2021	2023	
public health	2012	20.32	2021	2023	
information technology	2008	17.52	2021	2023	
health informatics	2020	14.11	2021	2023	
protocols & guidelines	2021	13.9	2021	2023	
depression	2020	11.12	2021	2023	

图3-4　国际科技伦理研究关键词突现分析

引文量排名前25的关键词

关键词	年	时间跨度	开始	结束	2000—2023
科学技术	2000	23.11	2000	2013	
伦理道德	2000	12.87	2000	2015	
克隆技术	2000	8.51	2000	2009	
伦理学	2000	6.11	2000	2007	
克隆人	2001	5.17	2001	2007	
科技	2002	9.44	2002	2014	
基因技术	2003	8.47	2003	2009	
道德	2003	5.97	2003	2013	
网络伦理	2007	5.84	2007	2009	
纳米技术	2008	7.29	2008	2014	
生命伦理	2001	5.95	2008	2013	
技术风险	2009	5.57	2009	2011	
技术	2003	10.27	2010	2018	
对策	2010	5.35	2010	2016	
生态伦理	2010	5.33	2010	2018	
伦理问题	2000	13.63	2012	2018	
大数据	2015	5.20	2015	2019	
伦理	2000	7.78	2016	2017	
医学伦理	2005	5.51	2017	2019	
人工智能	2016	41.10	2018	2023	
基因编辑	2019	10.69	2019	2023	
伦理审查	2015	10.54	2020	2023	
伦理治理	2016	30.58	2021	2023	
伦理风险	2016	12.21	2021	2023	
科研诚信	2016	6.45	2021	2023	

图3-5　国内科技伦理研究关键词突现分析

在学术资源建设方面，由国内顶尖高校联合开发的"医学伦理与生物伦理数据库"已成为研究者的重要工具，整合了国内外的伦理案例、政策法规和研究文献。此外，高校和研究机构如中国医学科学院北京协和医学院生命伦理学研究中心正通过开展跨学科研究、举办学术活动和培养高端人才，为学科发展注入新动力。

与此同时，科研成果的实际应用价值日益凸显。例如，基于伦理学研究的"医疗人工智能伦理指引""基因编辑技术监管框架建议"和"人体生物样本库管理准则"等政策文件，为医疗领域的伦理实践提供了重要依据，推动了科技与社会的协调发展。2019年发布的《重大疫情防控伦理指南》，同样以学术研究为基础，为应对突发公共卫生事件提供了规范化的伦理指引。

尽管如此，我国医学伦理学研究仍面临一些挑战，例如，国际化程度需进一步提升，跨学科合作深度不够，研究成果的社会影响力仍需增强。未来，中国医学伦理学需在全球化视野中深化与国际同行的合作，持续加强研究成果向政策、教育和行业实践的转化，为全球医学伦理学的发展贡献更大的力量。

（二）科研成果应用

近年来，我国医学伦理学的研究成果逐渐从学术理论转化为实际应用，为政策制定、伦理审查制度完善及医疗管理优化提供了坚实支持，推动了这一领域的全面发展。

1. 政策制定

医学伦理学的研究为相关法律法规的出台及监管制度的完善奠定了基础。例如，邱仁宗教授在20世纪90年代成功推动取消"限制劣生生育条例"，对我国生物伦理政策的发展具有深远影响。随后，基于一系列研究成果，我国陆续出台了一系列伦理监管政策，包括《人胚胎干细胞研究伦理指导原则》（2003）、《涉及人的生物医学研究伦理审查办法》（2016）和《人体器官移植条例》（2017）等。这些法规在规范新兴生物医学技术研究和临床应用方面起到了重要作用。2022年，《关于加强科技伦理治理的意见》的发布明确了科技伦理治理的基本要求与五项伦理原则，成为我国推进科技伦理体系建设的里程碑。2023年，《科技伦理审查办法（试行）》进一步细化了伦理风险管理的机制，为新兴技术活动提供了更完善的监管框架。

2. 伦理审查制度的完善

我国伦理审查制度的建立和完善得益于医学伦理学研究的持续推动。自20世纪80年代末伦理审查工作启动以来，我国在伦理委员会的建设方面取得了显著进展。1990年，中华医学会医学伦理学委员会制定了《医院伦理委员会组成规则》，开启了伦理委员会的规范化建设历程。1999年，《药物临床试验管理规范》首次明确医疗机构需设立伦理委员会；随后的一系列政策文件，例如，《关于人类辅助生殖技术管理办法》和《涉及人的生物医学研究伦理审查办法（试行）》，进一步完善了伦理审查的标准与程序。近年来，区域伦理委员会的建立成为重点发展方向，各地逐步形成了国家、省级及机构层级分明的伦理审查体系，为不同领域的医学研究提供了有力支持。同时，专业伦理委员会的设立（如生殖医学伦理委员会和干细胞研究伦理委员会）显著增强了对特殊领域的伦理监督与指导。

3. 伦理指南和共识的编撰

为提高伦理审查工作的科学性和规范性，国内研究人员主导制定了多项伦理指南和专家共识文件。2024年，由国家科技伦理委员会医学伦理分委会编制并颁布的《人类基因组编辑研究伦理指引》，根据不同类型基因编辑研究制定了分级规定，为前沿技术的研究划定了伦理界限。此外，一些领域特定的伦理指南（如《涉及脑机接口临床研究的多学科伦理审查专家共识》和《涉及精神障碍临床研究的伦理审查指南》）为特殊研究领域提供了明确的操作规范，有助于提升伦理审查的实践质量。

通过这些政策法规的制定、伦理审查机制的完善及伦理指南的系统化建设，我国医学伦理学研究不仅在理论上取得了重要突破，更在实践中推动了医药卫生领域的合规发展，保障了技术进步与伦理价值的平衡。

四、科研对学科发展的推动作用

（一）通过科研推动医学伦理学理论的发展

在新医科建设的背景下，医学教育正经历从"以生物医学科学为主要支撑"向"医文、医工等多学科有机融合的新医学专业结构"转型。这种趋势不仅彰显了技术在医学发展中的重要地位，也对医学伦理学的理论研究提出了更高要求，促使研究内容更加多元化，研究视角更具前瞻性，以涵盖日益复杂和多样的前沿问题领域。科研，特别是跨学科合作的科研活动，成为拓展医学伦理学理论边界的重要途径。

在这一过程中，学术研究需要既立足于国际前沿，又深度融入中国语境。在积极参与国际学术对话的同时，必须关注中国社会特定的文化氛围和思想传统，探索具有鲜明中国特色的伦理表达。特别是在价值层面，要在全球视野下提炼出兼具普遍性与本土性的伦理理念，进而形成稳定的社会共识，为制定具体的伦理行为规范奠定理论基础。

此外，当前的医学伦理学研究更加注重问题导向和现实应用性。不再局限于传统道德哲学自上而下的演绎推理，而是通过贴近医学实践，发现现实问题并给出具有可操作性的解决方案。在研究方法上，医学伦理学也经历了从单一的哲学理论探讨向多学科方法综合运用的转变，涵盖社会学、人类学、心理学等领域的研究路径，应用量表分析、访谈调查、实验研究等具体方法。这种多元方法不仅使研究结果更具实证基础，也通过理论创新提升了医学伦理学的学术价值和现实意义。

（二）实践应用的深化

科研成果的实践转化推动了医学伦理学从理论框架走向临床实践，在医疗决策、技术应用和医患沟通中发挥着越来越重要的作用。通过科研，医学伦理学者与医护人员及医学科研人员加强了对话与互动，深入了解他们在实际工作中的伦理困惑与需求。这种双向交流，不仅有效提升了医护人员的伦理意识，也促使他们更加自觉地将伦理学知识应用于日常工作中，使医学伦理学逐步成为临床工作的核心组成部分。

在实践中，伦理原则不再是静态的理论框架，而是通过不断的验证与修正，更贴合实际需求。例如，伦理学者通过深入参与医疗过程，针对复杂的临床情境提出具体的伦理指导意见，既推动伦理学理论在实践中的应用，也反哺了理论研究的创新发展。这样一来，医学伦理学变得更加"可用"和"可信"，不仅为临床实践提供了明确的价值指引，也为推动医疗技术的负责任应用奠定了基础。

（三）形成高水平的科研团队

中国医学伦理学的快速发展离不开一批高水平科研团队的持续努力，这些团队的卓越表现推动了学科的整体进步和国际化进程。其中，中国医学科学院北京协和医学院生命伦理学研究中心作为国内领先的研究机构，已成为学科发展的中流砥柱。该中心依托其广泛的国内外学术资源，在生命伦理学研究领域完成了多项国家重大委托项目，包括参与起草《实施人类辅助生殖技术伦理原则》《人胚胎干细胞研究伦理指导原则》和《涉及人的生物医学研究伦理审查办法》等重要文件，为我国的伦理治理提供了规范化依据。这些工作不仅展现了中心的学术权威性，更体现了其对中国医疗伦理体系建设的深远影响。与此同时，中心积极构建多学科交叉研究平台，汇聚哲学、伦理学、社会学、医学和法律等领域的专家，深入开展生命伦理学基础理论研究，并注重从中国传统文化和伦理资源中汲取思想养分，形成具有中国特色的话语体系。例如，中心在基因编辑、人工智能医疗等前沿领域的伦理研究中，结合中国文化背景提出了独特的伦理框架，不仅为国内政策制定提供理论支持，也在国际学界赢得了广泛认可。

除了基础研究，该中心还注重推动伦理学在临床实践中的应用，通过广泛参与医疗机构的伦理审查和专业培训，帮助医护人员和科研人员提升伦理素养，增强临床决策中的伦理敏感性。这种理论与实践的有机结合，不仅使伦理学更加贴近实际需求，也让中国医学伦理学在国际舞台上展现出强大的综合竞争力。

此外，华中科技大学、中南大学、山东大学等高校的科研团队也在医学伦理学研究领域崭露头角，形成了各具特色的研究方向。这些团队以问题为导向，通过持续的理论创新和实践探索，推动我国医学伦理学在理论和实践两方面的双向发展，进一步巩固了学科的国际地位。

五、未来医学伦理学科研方向展望

（一）新技术带来的伦理挑战

新兴技术的快速发展将持续推动医学伦理学研究向纵深迈进。未来，人工智能在医疗领域的应用及其伴随的伦理问题预计仍是最活跃的研究方向之一。复旦大学、北京师范大学等高校已建立人工智能伦理实验室，致力于制定AI在医疗中的道德应用标准和治理框架。然而，随着进入数据与智能化时代，算法黑箱和机器学习在决策中的应用引发的伦理问题愈加复杂。特别是患者和健康人群的医疗数据在收集、共享及退出中的界限，亟待进一步明确，以更有效地保护个体的隐私权和信息权利。

此外，脑机接口等人机融合技术的应用正带来全新的伦理风险，尤其是侵入式脑机接口在神经和精神疾病治疗中的临床研究中，需对其安全性、有效性和伦理性进行严格评估。以阿尔茨海默病等慢性病的治疗探索为例，这些技术虽然充满潜力，但其潜在的伦理隐忧，如知情同意的复杂性和长期风险的不确定性，也不容忽视。对这类前沿技术的安全性和伦理性进行深入思考，将助力技术在医学中的有效应用，提高患者福祉水平，推动技术创新与伦理实践的协同发展。

（二）全球化背景下的健康伦理

随着医学使命从单纯的疾病诊疗拓展到全面维护健康，医学伦理学的研究范围也从疾病伦理延伸到健康伦理。健康已经成为衡量社会发展水平的重要指标之一，在全球卫生体系改革、健康资源分配及精益医疗管理的过程中，如何运用伦理思维协调各方利益，是一项迫切的现实需求。

全球化背景下，健康不平等现象依然严峻。跨国医疗合作和科技协作的加速发展带来了"伦理倾销"的潜在风险，这尤其体现在低收入国家面临的不公平技术应用或资源分配问题上。此外，国际公共卫生治理和疫情防控中的伦理对话与协商效率，也对当前的医学伦理学研究提出了新要求。如何在多元文化与价值观背景下协调各方利益、制定合理的全球健康政策，将是未来研究的重要课题。

（三）重要发展战略与政策伦理内涵的深入探讨

近年来，国家层面的一系列政策和发展战略为医学伦理学的创新研究提供了全新机遇。以《科技伦理审查办法（试行）》为例，其颁布标志着我国科技伦理治理进入了规范化阶段。然而，如何在这一框架下高效开展伦理审查工作，特别是当科技伦理审查的范围拓展至生命科学以外领域时，现有医学伦理委员会的职能与新设立的科技伦理审查中心之间如何实现协同，仍需深入探索。

此外，《科技伦理审查办法（试行）》中提出探索建立专业性、区域性的科技伦理审查中心，这些中心如何在跨部门、跨学科的协作中发挥作用，是未来研究的重要方向。同时，党的二十届三中全会审议通过《中共中央关于进一步全面深化改革　推进中国式现代化的决定》提出的"健康优先发展战略"，为医学伦理学注入了新的发展动力。在深化公立医院公益性导向改革过程中，卫生管理伦理如何为政策的制定和实施提供理论支持与实践指导，将是当前学科亟需回答的核心议题。

第五节　教育教学

医学伦理学在医学人文教育体系中占据了核心地位，其作用不仅限于帮助医护人员在日常临床实践中处理医患关系和尊重患者自主权等基本伦理问题，还涉及如何在科技快速进步的背景下，平衡技术进步与生命价值之间的关系。随着基因编辑、器官移植、临终关怀和人工智能等新技术的不断发展，这些技术所引发的伦理挑战已经超出了传统医学伦理学的范畴。面对这些复杂多样的伦理问题，医学伦理学教育已成为培养医护人员在道德困境中做出理性决策的关键环节。

医学伦理学教育不仅在课堂教学中发挥着重要作用，还通过案例教学、模拟情境和实践教学等多种形式，全面培养学生的伦理思维和决策能力。这种教育不只是对理论的传授，更是对医学生人文精神的培育，使他们在未来的职业生涯中能够关怀生命、尊重个体，具备高尚的职业道德和伦理素养。医学伦理学教育应贯穿医学生从理论学习到临床实践的各个阶段，才能切实提高医学职业的道德水准，为构建和谐的医患关系和促进社会的健康发展奠定坚实基础。

一、教育教学现状的概述

（一）学科定位与发展

在我国医学人文学界，医学伦理学作为医学与伦理学的交叉学科已成为普遍共识。自1981年医学伦理学课程首次开设以来，经过40余年的发展，我国的医学伦理教育取得了显著的进步，医学伦理学逐渐成为医学教育中的必修课程。这一变化不仅凸显了医学伦理学在医学教育中的重要地位，也对高校医学伦理课程的教学提出了更高的要求。医学伦理学的主要目标是提升医学生在临床环境中的伦理决策能力，最终追求培养具备良好医德和高尚人格的医疗专业人才。

然而，当前的医学伦理学课程还存在诸多问题，如课程内容与临床实践之间的衔接不够紧密，对于日常诊疗中的伦理问题关注不足，特别是对特殊伦理情境的覆盖较少等。作为新文科建设的重要组成部分，医学伦理学课程在推动新科技革命与哲学社会科学的融合方面具有重要作用。它不仅有助于培养创新能力和综合素质兼备的复合型人才，也为解决医学领域的现实伦理问题提供了有力支持。因此，思考和实践医学伦理学教学的未来发展，不仅是教育者的责任，更是推动医学事业健康发展的必要措施。

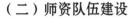

（二）师资队伍建设

医学伦理学的教学团队通常由哲学、伦理学教师、临床医生及从业律师等组成，以形成多元化的专业背景。然而，目前我国的医学伦理教育仍处于相对起步阶段，师资队伍建设与人才培养目标之间还存在明显差距。当前，医学伦理学的师资主要以哲学和伦理学专业背景的教师为主，而具有医学、法律或护理专业背景的教师相对较少。这种情况在一定程度上限制了课程的跨学科特性和教学效果，导致任课教师在医学专业知识上的相对匮乏，无法有效地将医学人文知识与医学专业知识相结合，难以指导学生应对复杂的伦理问题。

为解决这一问题，部分院校采取了整合教学团队、集体备课的措施，以促进不同专业教师之间的协作和互补。此外，还制定了一些措施鼓励教师跨专业听课，以提升他们在医学科学和人文医学方面的知识储备。这些措施有助于增强教学团队的综合能力，使教师在教学中能够更好地结合医学专业知识和伦理学理论，为学生提供更全面的伦理教育。

二、课程设置

（一）现有课程体系

医学伦理学的教育模式并非固定不变，不同院校和师生的需求可能有所不同，但在长期的发展过程中，已经形成了一定的趋势和共识。医学伦理学课程的演变通常经历了四个主要阶段：最初没有开设相关课程，随后引入哲学课程，再逐步发展为由临床医生和医学人文教师共同授课，最终形成了多学科教师队伍参与的教学模式。这种演变反映了医学伦理学在教育体系中的不断完善和成熟。

目前，我国的医学伦理学课程主要采用理论讲授与案例讨论相结合的教学方式。课堂上，教师通过传授基本理论、伦理原则和相关法律法规，结合具体案例分析，帮助学生将理论知识应用于实际问题中。在考核方式上，以传统考试为主，辅以案例分析评估学生的学习效果。然而，这种以讲授为主的教学模式在互动性和深度思考上仍存在局限性。学生更多的是通过听课、观看演示和回答问题被动地接受知识，难以充分激发其自主学习能力和对伦理问题的深入理解。

部分院校已经尝试在医学伦理学教育中引入微课和翻转课堂等新型教学模式。学生在课前需要观看教学视频或查阅相关资料，并带着问题和思考进入课堂。课堂上，教师通过引导和讨论，促进学生的深入思考和自主学习，进一步加深对职业伦理的理解和感悟。这种教学方法有助于提高教学的效果，激发学生的学习兴趣和主动性。

尽管如此，我国尚未建立覆盖本科生、研究生、住院医师规范化培训及继续教育的多阶段、多层面的医学伦理学持续教育体系。目前的伦理教育主要集中在本科阶段，在研究生教育中的普及程度相对较低，许多院校的研究生课程缺乏系统的伦理学教育。而在住院医师的规范化培训过程中，医学伦理学也未能得到充分重视。在继续教育领域，医学伦理课程的内容往往较为浅显，未能充分满足医务工作者的实际需求。为此，国内学者开始对部分科室的研究生和住院医师的规范化培训进行医学伦理学教育的研究与探索，强调从学校、医院及培训讲座等多层面加强医学伦理教育的实施。

（二）课程改革

传统的医学伦理学教育过于注重基础知识和理论的传授，这在一定程度上忽视了对医学生沟通能力、临床思维能力和综合决策能力的培养。2020年发布的《国务院办公厅关于加快医学教育创新发展的指导意见》要求强化医学生的职业素养教育，推进医学伦理学教育的课堂教学改革，全面提升教学质量。虽然国内大多数高校和医学院校已设立了医学伦理课程，但部分课程设计依然偏重临床知识，忽略了人文教育的深度和广度。医学伦理学作为医学与伦理学的交叉学科，需要在内涵发展上进行深入探索。课程设置应积极涵盖国际标准和前沿主题，并融入中国特色的文化元素，形成具有本土特色的教育框架。

在新医科的视域下，医学伦理学课程的改革应建立在新医科与新文科交叉知识体系的基础上，结合人工智能和智慧医学的发展，构建多层次、多样化的教学体系，培养学生应对伦理问题的能力。现代多媒体技术的灵活应用可以创造以"学习者为中心"的教学环境，促进师生之间的互动，增强学生对伦理概念和实际应用的理解。此外，医学人文素养的提升应作为课程的重要目标之一，注重职业精神和道德的培养，帮助学生应对科技进步带来的伦理挑战，最终培养出具备社会责任感和使命感的医疗专业人才。

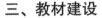

三、教材建设

（一）教材的现状

自改革开放以来，我国出版了大量医学伦理学的专著和译著，其中一些经典作品对学科发展产生了深远影响，如邱仁宗教授的《生命伦理学》（1987）。目前，我国已有多种版本的医学伦理学教材，由不同出版社出版，近五年来的新教材包括2022年全国医学专业学位研究生教育指导委员会编著的《医学伦理学——理论与实践》，以及2023年全国中医药行业高等教育"十四五"规划教材《医学伦理学》等。经过多年的发展，我国的医学伦理学教材建设取得了显著成效，主要表现在以下几个方面：首先，教材数量众多，据不完全统计已有约250种。其次，教材内容不断丰富，新兴医学伦理问题被纳入教材之中。最后，教材的表现形式更加多样化，注重结合新兴的辅助教学工具以提升教学效果。

（二）教材改革

尽管我国已出版了多种版本的医学伦理学教材，但目前还未形成全国统一的教材体系，专家学者根据各自的研究领域和经验编写的教材在内容和表达上存在较大差异。早期的教材在基本概念和术语的表述上不够一致，甚至出现一定的混乱，一些教材在医学道德基本原则的定义和内容上存在争议，影响了教学的统一性和系统性。当前的教材仍然存在一个突出问题，即过于偏重知识传授，对伦理观念的引导和实际应用的教学设计不足，难以满足医学生应对复杂伦理情境的需求。

为了推进教材的改革，应从医务工作者的实际需求出发，构建以临床应用为导向的教材体系，关注临床伦理问题及其在医患关系、同事合作和社会责任中的体现，确保教材内容贴近学生的学习需求，并强化伦理知识与道德行为的实践性学习。改革还应增加医学礼仪和法律知识的比重，帮助学生理解伦理规范和法律要求之间的关系，从而提升道德素养和实际操作能力，促进和谐的医患关系。

在教材形式上，应以提升学生的实际应用能力为目标，建议结合真实案例和道德判断训练，改变教材的表现形式，使学生不仅掌握伦理学的理论知识，还能在学习中培养伦理实践能力。此外，可以增设以个案讨论为主的视听教材，虽然国外已有许多录像资料供医学伦理学教学使用，但由于这些资料多为英语，国内学生难以充分利用。通过讲故事的方法提出个案虽然可以帮助教学，但在一定程度上会削弱现实感。因此，结合本土文化和语言特点，开发符合中国学生需求的多媒体教学资源至关重要。

四、教学方法与手段

医学伦理学的教学方法涵盖了多种形式，包括理论教学、案例教学和辩论式教学等。可以将其分为传统教学模式和创新教学模式两大类。

（一）传统教学模式

传统的教学模式以理论讲授为主，侧重于传授医学伦理学的基本知识、理论和技能。教师通过讲授、演示等方式直接传递知识，学生被动接受。这种灌输式教学适用于概念性较强的学科，能够迅速让学生掌握大量基础知识和形成初步的伦理价值观。然而，这种"一言堂"的教学模式缺乏互动性，容易导致课堂气氛沉闷，学生的学习积极性难以充分调动。

此外，部分教师虽然在专业知识传授方面效果良好，但对学生实际伦理问题的解决能力、人文素质的培养和职业精神的塑造重视不足。在教学过程中，与临床见习环节没有形成良好衔接，导致医学生在进入工作岗位时，尽管掌握了扎实的专业知识和技能，却在伦理决策能力上相对薄弱。

（二）创新教学模式

为提升医学伦理学的教学效果，应引入跨学科、跨专业的教学手段，鼓励学生开展自主学习和探究式学习。以下是几种主要的创新教学方法。

1. 案例教学法

案例教学是重要的创新教学方式之一，能够将医学理论教学与实践紧密结合。通过引入真实的临床案例，学生可以在课堂上分析问题并探讨解决对策。这种方法可以激发学生的思考，增强学习的主动性和参与感，使他们身临其境地利用所学知识对案例进行分析和判断，有助于将理论知识向实践应用提升。

2. 辩论式教学

辩论教学通过让学生围绕特定的伦理问题（如临床医患纠纷）展开讨论，扮演不同角色的身份，体验各种立场和感受。这种方式可以增强学生的角色体验，提升其人文关怀能力和医德修养，帮助他们树立正确的世界观、人生观和价值观，同时提高沟通能力、逻辑思维能力和批判性思维能力。

3. 翻转课堂

为解决课堂人数多、师资少的问题，许多高校已尝试引入翻转课堂模式。在课下，学生可以依托国家级一流线上课程或其他省级课程观看教学视频和阅读资料进行自主学习，课上则进行案例讨论和作业指导。这种模式结合线上课程和线下讨论，使学生能够在观看视频过程中遇到问题时及时在讨论区交流，教师也能及时进行反馈。在实体课堂上，教师可集中解决学生的疑问，并对案例讨论中具有争议的内容进行引导，加深学生对医学伦理的理解。

五、研究生培养

（一）研究生课程体系

医学研究生教育以培养高级临床和科研人才为目标，特别是临床医学研究生，他们不仅是临床研究的重要参与者和实践者，更是未来临床研究的实施者和主导者。随着国内临床研究单位的增加，研究数量的不断扩大，以及研究的伦理标准和审查要求逐步与国际接轨，研究的形式、内容和质量正在全面提升。这一趋势对临床研究实施者的伦理素养和能力提出了更高要求。在这一背景下，临床医学研究生的伦理教育变得尤为重要。

2020年，全国专业学位研究生教育指导委员会编制的《专业学位研究生核心课程指南》将医学伦理学列为临床医学专业学位研究生的核心课程之一，旨在进一步提升研究生在实践中运用医学伦理学解决具体问题的能力。研究生医学伦理学课程的教学目标应在本科基础上进行深化，从掌握基本知识向深入理解理论原则、运用医学伦理方法批判性分析伦理问题的实践导向转变。然而，目前研究生医学伦理学课程内容存在与本科重复的问题，课程体系的前沿性、国际性不足，理论与实践的结合也不够紧密。特别是科研伦理问题与医学研究生培养密切相关，课程内容中应专门加强科研诚信、学术不端行为、伦理审查和知情同意等伦理问题的教学，以满足学生在实际研究工作中的需求。

（二）科研能力与伦理素养的培养

通过科研项目培养研究生的伦理思维和研究能力，是提高他们实际应用能力的有效途径。科研项目不仅提供了实践机会，也让学生在解决实际问题的过程中深入理解和应用伦理学原理，从而提升他们的伦理思维能力和科研能力。通过参与科研项目，学生有机会接触到真实的伦理问题，并在解决这些问题时运用伦理学原理进行分析和判断。这种方法不仅能够锻炼学生的实践能力，还能促使他们从多视角审视问题，培养批判性思维和创新能力。

此外，科研项目通常涉及多方面的合作，这有助于培养学生的团队合作意识和沟通能力，这些技能对于发展伦理学思维也是至关重要的。为了进一步加强学生的伦理实践能力，学校应鼓励研究生参与伦理审查委员会、临床实习等实践活动，通过实际操作加深对伦理问题的理解，丰富他们的实践经验。

六、教育教学中的优势与不足

（一）教育教学中的优势

近年来，医学伦理观念在社会上逐渐获得广泛认同，并形成了基本共识，不仅被纳入国家相关管理和决策部门的视野，还成为医疗机构普遍接受并付诸实践的指导原则。医疗卫生领域的伦理意识不断增强，几十年来医学院校广泛开展的医学伦理教育开始显现出显著的成效。随着时间的推移，医学生在校期间接受的医学伦理教育逐渐发挥作用，医疗机构的伦理文化氛围更加浓厚，医学伦理的实践水平和质量不断提升。医学伦理学教育正在逐步从学术研究、规范文本和职业道德要求，转化为医护人员在临床活动中的自觉行为。

在课程建设和师资力量方面，近年来取得了显著进展。学术界通过多次举办相关学术活动，探讨和设计将医学伦理融入临床实践的途径和方法，为医学伦理学教学提供了新的思路和策略。部分医学院校和学者与医疗机构建立了密切联系，开展医学伦理的临床实践活动，力求在医学伦理教学与临床实效之间建立有效通道。这些探索不仅推动了具有中国临床医学特点的医学伦理学教学模式的发展，还推动了医学伦理临床胜任力评价标准的建立，为医学伦理教育的持续优化奠定了基础。

（二）教育教学中存在的不足

尽管医学伦理学教育取得了一定成就，但当前国内高校的医学伦理教学体系仍不健全，教学资源相对匮乏，资源分配不合理，师资力量水平不均衡且队伍建设较为滞后。能够承担医学伦理学教学任务的教师数量严重不足，缺乏既熟悉伦理学知识又拥有丰富临床经验的复合型人才。这种情况导致大多数高校的课程内容与医学技术的发展存在一定的脱节，特别是在实践教学环节，与临床实际的联系较为薄弱，难以有效培养学生的伦理实践能力。

在教育的层次安排上，本科生的理论教育相对扎实，但实践经验较为欠缺。研究生阶段的医学伦理学教育往往流于选修课的形式，缺乏系统性，导致一些学生对课程的重视程度不高，甚至不同程度地将其视为"水课"。这种现象在国内多所高校普遍存在，影响了研究生伦理教育的质量和效果。

此外，尽管学术界在过去40多年里在医学伦理理论、基本概念和基本问题等方面进行了大量探索和研究，但当面对新的伦理问题需要解释和论证时，现有的理论支撑仍然显得不够有力，难以充分说服人。特别是在实践伦理学和规范伦理学的领域，随着临床伦理审查等医学伦理活动的程序化、标准化和规范化，给人们造成了一种错觉，即医学伦理学的所谓"实践活动"不需要深入的伦理理论支撑。这种趋势容易引发"伦理理论无用论"的误解，导致伦理理论与实践的明显割裂。

七、改进建议与前瞻

（一）加强师资队伍建设

提高教师的教学和科研水平，建立完善的教师培训体系是医学伦理学教育改革的重要措施。教学团队应由具有多元专业背景的教师构成，包括哲学、伦理学教师、临床医生和从业律师等。哲学和伦理学教师可以侧重于临床前的伦理学教育，而临床医生则在医学生的临床实习和见习阶段承担伦理教育，以充分体现跨学科教育的特点。借鉴哈佛大学医学伦理学教育的经验，其课程由3～7名同时在医学和医德教育领域有建树的学者负责教学，通过跨学科的师资组合，使医学伦理学教育更加丰富和立体。通过跨学科增强师资力量，将医学伦理学教育从形式主义中解放出来，多方位塑造医学从业人员的职业道德和人本精神。

（二）优化课程与教材建设

多样化呈现教学方法，在课堂讲授的基础上加强师生互动交流。可以通过邻座交流、小组讨论、线上线下相结合的翻转课堂等多种方式开展案例讨论。同时，在工作坊教学时结合表演、漫画等艺术形式，仿真模拟临床情境，进行实践教学，利用思维导图和创造性案例写作贯穿教学过程。这些教学方法能够引导学生成为学习的主体，促进主动学习和能力培养，密切结合理论知识与实际践行。

课程内容还需加强与国际医学伦理学前沿接轨，特别是在案例分析和实践教学上，培养学生的实践伦理能力。教材的编写和更新应吸纳国际先进经验，不断丰富和完善，以提升教学的深度和广度。

（三）推动教学方式改革

深化创新教学模式的应用，提升学生的参与度与学习效果。医学伦理学课程的独特地位和功能，使其不仅需要传授伦理知识，更需培养学生的职业精神和正确的生命观、价值观。在教学内容上，注重思想政治教育的内涵，培养医学生的政治认同、家国情怀和文化素养，发挥课程的立德树人功能。

鼓励学生积极参与医学伦理学方向的科研项目和社会实践，开展第二课堂教育，促使学生在主动思考和探索中深化对医学伦理的认识，培养他们对该学科的兴趣。进一步加大信息化手段在教学中的运用，如在线课程、虚拟课堂等，为学生提供多样化的学习资源。通过以案例为基础的学习并结合讨论会，即Seminar教学模式，可在一定程度上弥补传统讲授法的不足，帮助学生实现主动性学习和拓展性学习。此外，还应建立完善的教学评估和反馈机制，以增强教育教学的灵活性和适应性。

（四）提升研究生培养质量

强化研究生的科研能力和伦理思维培养，鼓励跨学科的创新研究。通过科室培训、讲座、高校录播慕课或伦理精品课程等方式，提升研究生在科研伦理方面的素养。将科研伦理培训与临床实例相结合，从多角度促进伦理理论知识与实际研究工作的结合。为确保学习内容的时效性，应每年定期举办科研伦理培训会或研讨会，学习最新的伦理审查政策文件和规定。

此外，为研究生提供更多参与伦理审查委员会和临床实践的机会，丰富其实践经验，将学术研究与伦理实践相结合，为培养具备伦理素养和科研能力的高素质人才打下基础。

第六节　社会应用

不同于纯粹的理论学科，现代医学伦理学以应用为导向，从诞生之初到不断发展都源自对现实的关切——医疗卫生保健及生物医学研究中层出不穷的价值冲突使得人们在社会，尤其是公共政策层面需要运用伦理理论与方法加以分析，并最终提出指引、规范或政策建议。正是秉持着这一"源于实践、复归实践"的学科特点，全球范围内诸多医学伦理学研究转化成国际准则、各国法律法规及政策文本，指导相关生物医学实践。

医学伦理学的社会应用体现为法律法规的制度化与软性倡导的双轨并行。一方面，全球各国通过法律法规为符合医学伦理学的实践奠定了坚实的法律基础，确保伦理原则在实践中得到有效执行。另一方面，国际社会通过宣言、会议和宣传等软性手段，广泛倡导伦理理念，推动全球伦理标准的制定与认同。这种多层次、全方位的协同推进，构建了一个更加完善和持续发展的医学伦理学体系，为全球医疗健康事业的善治提供有力支持。

一、学科应用的国际影响

全球范围内主要体现为世界卫生组织等专门性医学国际组织颁布的医学伦理治理框架和原则，以及专门性世界峰会、会议所形成的医学伦理共识、规程和宣言等。这些成果凝练为对全球生物医学共同体科研及医疗保健活动的规范。如在总结惨痛的历史教训基础上形成的首部医学科研的国际规范《纽伦堡法典》、世界医学协会的《赫尔辛基宣言》及国际医学科学组织理事会和世界卫生组织《涉及人的健康相关研究国际伦理准则》等，这些文件的陆续出台和不断修订标志着现代人类社会逐渐形成愈发清晰的价值共识，即在获得科学知识、追求生命健康、谋求社会发展的过程中，人的基本权益始终是不可逾越的底线。这一观念的深入人心将更加有利于促进生物医学研究及应用遵照其关怀人类疾苦的初心，将更加有利于合乎伦理的崇高追求，区别于将少数人仅仅视为手段而加以不当利用的不法行为，将更加有利于医学科学工作者践行其专业精神而赢得民众与社会的信任。

近年来的多个公共卫生事件（如埃博拉疫情和新冠疫情）让全球公共卫生体系的脆弱性凸显。同时，一系列公共卫生伦理的核心议题，如资源分配的公正性、疫苗接种的优先排序、个人隐私保护等问题，也凸显于国际视野之中。面对这些挑战，国际社会迅速响应，积极推动一系列相关政策的制定与实施。如《国际卫生条例》作为世界卫生组织制定的国际法律框架，特别强调了在公共卫生危机管理过程中必须重视的伦理要素，确保信息的公开透明及鼓励广泛的公共参与等，为各国政府提供了应对公共卫生挑战的法律和伦理基础。《传染病暴发中伦理问题管理指南》（*Guidance For Managing Ethical Issues In Infectious Disease Outbreaks*）确定了传染病暴发的核心伦理原则，指引有限资源的分配、平衡个体权利与公共健康利益并确保社会公平。世界卫生组织《公共卫生监督伦理问题指南》（*WHO guidelines on ethical issues in public health surveillance*）旨在帮助政策制定者、从业人员及利益相关者解决公共卫生监测中的伦理困境，促进人群福祉和社会公平，同时平衡隐私、自主权、公平和公共利益。此外，世界各国的公共卫生政策的制定和执行中都融入了医学伦理考量因素。

二、学科应用的国内经验

我国的医学伦理、法律、规范等制度化建设，响应了国际医学伦理规范的一般性要求，从而建立起既符合我国国情，又与国际前沿接轨的医学伦理制度，为推动构建人类命运共同体，特别是全球科技伦理治理和医学伦理治理共同体，从而增进全人类的共同福祉，提供了有力支撑。

我国医学伦理学法制化、体制化的典型代表是过去30年间，在生物医学研究领域设立并逐步完善伦理审查制度，推动了我国在高新科技领域的科技伦理治理。

从历史沿革看，我国的医学伦理审查制度以1997年3月卫生部部长陈敏章要求"要在一些较大的医学及医疗单位应当建立伦理委员会"为标志性事件，逐渐发展起来。1999年7月23日，国家药监局颁布实施我国首部《药品临床试验管理规范》，首次以制度化的方式明确规定了临床试验医疗机构须设置伦理委员会。2007年，卫生部出台《涉及人的生物医学研究伦理审查办法（试行）》，向医学科学界和社会公众普及了医学科研的伦理准则，特别是强化了对受试者的保护机制，并推动了我国医学伦理（审查）委员会的制度化建设。2016年，国家卫计委颁布11号令《涉及人的生物医学研究伦理审查办法》，是对2007年试行办法的修订与完善，对开展涉及人的生物医学研究的各级各类医疗卫生机构的相关伦理审查制度作了较为全面的规定，并以严格的罚则阐述了违反规定的行政处罚措施。2023年，国家卫生健康委员会等4部委颁布《涉及人的生命科学和医学研究伦理审查办法》，扩大了医学伦理审查适用范围，将涉及人的生命科学研究纳入管理范围，并扩展了管理对象，包括医疗卫生机构、高等学校、科研院所等，实现了医学伦理审查全面覆盖。由国家卫生健康委医学伦理专家委员会办公室和中国医院协会联合撰写的《涉及人的临床研究伦理审查委员会建设指南》于2019年发布，并在2020年、2023年相继更新，明确伦理审查委员会建设的制度化要求，并在附则中给出了各类研究的伦理审查要求和要点，以及不同层级、不同机构的伦理委员会沟通的要点，为临床研究中伦理审查委员会的建设提供了具体指导。

此外，2001年卫生部颁布的《人类辅助生殖技术管理办法》、2003年《人类辅助生殖技术和人类精子库伦理原则》及科技部与卫生部联合下发的《人胚胎干细胞研究伦理指导原则》均在部门层面，对特殊类型的生物医学技术研发与应用提出专门性的要求。

三、学科应用的国内进展

2018年，"基因编辑婴儿"研究引发了全世界对于中国医学科学界的关注。2018年以来，中国医学伦理治理涉及的法律制度不断完善，不断回应着新出现的医学伦理问题，并具有前瞻性地预判并应对未来潜在的医学伦理风险，体现了中国医学伦理治理的新进展。

2019年7月，中央全面深化改革委员会第九次会议审议通过《国家科技伦理委员会组建方案》。2019年10月，中共中央办公厅、国务院办公厅印发通知，成立国家科技伦理委员会。在国家科技伦理委员会的指导下，科技部会同有关部门，贯彻落实习近平总书记的重要指示，把科技伦理治理放在事关科技创新工作全局的重要位置，加快推进我国科技伦理治理各项工作。

2022年3月，中共中央办公厅、国务院办公厅发布《关于加强科技伦理治理的意见》（以下简称《意见》），集中体现了我国在国家层面对科技伦理治理的顶层设计与系统部署，明确了我国科技伦理治理包括伦理先行、依法依规、敏捷治理、立足国情、开放合作五项基本要求，并明确了增进人类福祉、尊重生命权利、坚持公平公正、合理控制风险、保持公开透明五项科技伦理原则。该《意见》要求在科技伦理审查和监管制度的建设过程中，应明晰职责、完善规则流程，并建立健全科技伦理（审查）委员会的设立标准、运行机制、登记制度、监管制度等。

2023年10月，科技部等10部委出台的《科技伦理审查办法（试行）》（以下简称《办法》），重点关注新兴科学技术的高度渗透性和融合性特征，为促进负责任创新、强化科技伦理风险防控，要打破部门间的壁垒，实现对科技活动的全方位监管和治理。《办法》拓展了科技伦理审查适用范围，明确了科技伦理审查管理的责任主体包括高等学校、科研机构、医疗卫生机构、企业等，并明确了科技伦理审查的范围、原则、程序和责任主体，规范了科学研究、技术开发等科技活动的科技伦理审查工作，有助于对研究参与者提供完善的保护，并预防科技成果滥用和科学技术研发应用过程中可能给人类带来的潜在风险。

2024年7月，国家科技伦理委员会医学伦理分委会出台《人类基因组编辑研究伦理指引》（以下简称《指引》）。《指引》结合中国国情，提出与国际准则一致、符合国家规范和中国实践的指南，回应了国际学术共同体的关注。《指引》在人类基因组编辑的特殊要求中，对人类基因组编辑的研究活动和伦理要求做了清晰的区分：一是将基础研究、临床前研究与临床研究加以区分。二是将体细胞与生殖细胞研究的活动加以区分。三是将"治疗"与"增强"加以区别。增进人类福祉和促进社会繁荣是人类基因组编辑研究的原动力，也是人类基因组编辑的首要原则。《指引》坚持以人为本的理念，从价值判断维度引导和促进人类基因组编辑研究沿着向善的轨道发展，明确开展人类基因组编辑研究应该是在"行动优先"与"防范优先"两类立场之间寻求恰当的平衡，而并不是非此即彼的固守刻板立场。

2024年7月，党的二十届三中全会作出的《中共中央关于进一步全面深化改革推进中国式现代化的决定》强调："深化科技评价体系改革，加强科技伦理治理，严肃整治学术不端行为。"这表明党和国家将医学伦理等科技伦理治理工作，放在促进科技向善、增进人类福祉、推动科技事业健康发展的重要位置上，进一步强化了我国对医学伦理的重视程度。

此外，近年来我国陆续颁布或修正的《中华人民共和国民法典》《中华人民共和国刑法》《中华人民共和国基本医疗卫生与健康促进法》《中华人民共和国生物安全法》《中华人民共和国科学技术进步法》《中华人民共和国药品管理法》等法律条文中，在《血站管理办法》《体外诊断试剂注册与备案管理办法》《药品注册管理办法》《医疗技术临床应用管理办法》等部门规章中，均体现了医学伦理的基本原则与具体要求，以法律的方式有力地保障了人的基本健康权益。

综上可见，我国医学伦理学的社会应用是医学伦理治理不断制度化建设的过程。该过程持续完善我国医学伦理治理和管理的机制体制。国家和高等学校、科研机构、医疗卫生机构、企业等机构，以及医学科研工作者、医护工作者等个人，都越来越能够履行自身相对应的医学伦理主体责任，从而使得可能的医学伦理风险在日常活动中，通过自律管理、加强培训教育、及时处理违反伦理要求行为等方式，不断得到及时的化解。

该过程持续通过开展伦理培训、开设医学伦理专业、开设通识教育课程、积极开展与公众的伦理交流等方式，加强伦理审查委员会及其成员的能力建设，同时提升了相关从业者与社会公众对医学伦理专业知识的认识水平，从而最终提升了医学伦理审查的质量和效率。

该过程使得医学伦理的学术和实务问题研究分析不断得到加强，从最初的遇到风险、再化解风险模式，逐渐转向前瞻性地预判医学伦理风险并及时做好应对的新模式，这也体现了群医学中预防的理念。在此基础上，新兴医学技术引发的伦理挑战，被常态化、前瞻性地得到分析、研判与应对。

该过程还使得医学伦理治理的国际学术交流合作不断得到积极发展。2021年，我国组织专家积极参与起草《世界卫生组织卫生健康领域人工智能伦理与治理指南》，通过积极参与国际伦理规范的制定，贡献出医学伦理和生命伦理的中国智慧，从而为构建医学伦理领域的人类命运共同体做出更大的贡献。

第七节　展望与建议

随着科技的飞速发展，医学领域，尤其是新兴医学科技的进步，正在对传统的医学伦理学提出前所未有的挑战和需求。中国在推进新兴医学科技，如脑科学、合成生物学、基因编辑等领域的同时，面临着如何应对这些技术带来的伦理问题、社会影响和文化适应等一系列复杂问题。因此，未来医学伦理学的发展，不仅需要在传统领域继续深化，还需对新兴技术的伦理问题进行前瞻性思考，并提出可行的解决方案。

一、医学伦理学的未来发展趋势

医学伦理学的未来发展将呈现出以下几个主要趋势：深化科技伦理研究、加强公共卫生伦理的应用、推动伦理学与法律的结合、强化跨学科合作等。这些趋势不仅反映了科技和社会进步对伦理学科的需求变化，还体现了中国在全球伦理治理中的日益重要地位。

1. 科技伦理研究的深化与拓展

随着脑科学、合成生物学、异种移植、基因编辑、人工智能等新兴技术的快速发展，医学（生命）伦理学的研究将逐步从传统的医学伦理问题，扩展到更为广泛的科技伦理领域。例如，基因编辑技术不仅对疾病的治疗带来了希望，也引发了"设计婴儿"的伦理讨论。脑机接口技术的发展不仅推动了神经科学的进步，也对人类意识、自由意志等哲学问题提出了新的伦理问题。

未来，生命伦理学将更多关注科技对人类生命观和健康观的深刻影响，如何根据社会伦理原则对这些技术进行合理引导，成为生命伦理学研究的一个重要方向。尤其是在中国，随着技术的飞速发展，生命伦理学研究将趋向更具综合性和前瞻性的科技伦理体系。结合我国的国情、文化背景及社会发展需求，进一步提升生命伦理学的理论深度，规范新兴技术的伦理应用，确保科技的健康发展，已成为生命伦理学研究的新使命。

2. 公共卫生伦理的深化与拓展

随着公共卫生领域的快速发展，特别是新冠疫情等全球性卫生危机的暴发，公共卫生伦理问题愈发突出。公共卫生伦理不仅涉及如何在全球卫生事件中平衡个人自由与公共安全、医疗资源分配的公平性，还涉及如何在疫苗、药物研发及传播过程中保护参与者的权益。

中国作为全球人口最多的国家，如何确保全球卫生伦理中弱势群体、贫困地区和边远地区的医疗需求得到公平对待，是未来生命伦理学研究的重要方向。公共卫生伦理将逐步成为一个独立的研究领域，生命伦理学将更加重视健康公平、

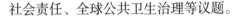

社会责任、全球公共卫生治理等议题。

3. 伦理学与法律结合的加强

随着医学技术和生物技术的发展，伦理和法律的界限越来越模糊，医学伦理学和法律学科之间的联系愈加紧密。生命伦理学不仅要关注道德责任，还要考虑法律规范对伦理行为的约束。如何在医学研究中实施有效的伦理审查？如何通过法律途径保护患者的权益，避免技术滥用，减少社会不公？

未来，医学伦理学将在与法律学科的互动中，深入探讨如何建立有效的法律伦理审查机制，如何通过法律手段推动伦理理论的实施和应用。此外，随着全球科技伦理治理的逐步推进，各国之间在法律伦理标准上的合作也将成为新趋势，生命伦理学将在此背景下发挥更大作用。

4. 跨学科合作的强化

医学伦理学作为一个交叉学科，需要哲学、医学、社会学、法律学等多个学科的共同协作。未来，医学伦理学的研究将越来越注重跨学科合作，以全面解决医学科技、公共卫生、社会政策等领域的伦理问题。例如，在基因编辑、人工智能和机器人伦理等新兴领域的研究中，生命伦理学需要与技术伦理、法学、社会学等学科进行更加紧密的合作。

二、促进医学伦理学健康发展的策略建议

面对全球科技快速发展带来的伦理挑战，中国医学伦理学的未来发展亟须提出具有针对性和可行性的策略。

1. 加强医学伦理学人才培养与学科建设

人才培养是学科发展的基石。医学伦理学的研究需要一支具有扎实理论功底和广泛学科视野的学术队伍。为此，建议在以下几个方面加大力度：①加强医学伦理学研究生教育。高等院校应设立应用伦理学专业，培养具备跨学科背景的伦理学人才，特别是在医学、哲学、法律、社会学等领域的跨学科培养模式。通过系统的研究生教育，培养学生掌握伦理学的核心理论，并能够在实际医疗、科研和社会政策中应用。②加强国际化学术交流。医学伦理学作为一个全球性的学科，需要广泛的国际交流与合作。学术机构应积极与国际学术界进行交流合作，引进先进的学术成果，同时通过国内外学术交流平台，分享中国在医学伦理学研究方面的成果和经验，提升中国医学伦理学在国际上的话语权。③构建跨学科人

才培养平台。医学伦理学的发展离不开跨学科的合作，尤其是在科技伦理、公共卫生伦理等领域。可以考虑在不同学科之间搭建跨学科人才培养平台，培养能够结合科技创新与伦理判断的复合型人才。

2. 完善伦理研究框架与制度

随着新兴医学科技的发展，现有的伦理框架往往难以完全应对科技创新带来的复杂伦理问题。因此，医学伦理学亟须完善其研究框架，尤其是在应对新技术带来的伦理挑战时，要有更具操作性的伦理规范和标准。具体可以从这几方面着手：①更新伦理框架与标准：针对新兴技术，如基因编辑、脑科学、人工智能等，医学伦理学需要更新伦理框架，提出符合技术发展要求的伦理指导原则。这些新框架应当能够平衡科技创新与伦理底线的矛盾，确保科学技术在健康、有序的方向上发展。②加强伦理审查机制。医学伦理学在应用层面，尤其是在医学研究和临床试验中，仍然面临伦理审查机制的不足。建议在相关领域设立更加完善和高效的伦理审查机构，确保伦理审查不仅限于道德层面的讨论，还能够紧密结合具体的技术应用和社会影响进行全面评估。③推动科技伦理治理的政策建设。医学伦理学的研究成果应转化为政策和法律，为科技创新提供伦理指导。建议国家层面进一步加强科技伦理治理的政策制定，制定相关的法律法规，确保新兴技术的健康发展。

3. 强化国际合作与全球伦理治理

中国的医学伦理学不仅要立足国内，还应加强与国际社会的互动和合作。随着全球科技伦理治理的逐步发展，各国之间在伦理规范和标准上的协调与合作显得尤为重要。我国应该积极参与全球科技伦理的讨论，特别是在涉及全球公共卫生、全球医疗合作、科技治理等问题上，提出中国智慧和方案。通过加强与国际组织、国际伦理委员会等机构的合作，推动中国医学伦理学在国际上的话语权和影响力。同时，医学伦理学作为全球性问题，需要跨国界的共同探讨与合作。建议我国积极参与国际科技伦理合作平台的建设，为全球科技伦理的规范制定贡献中国的经验和视角。

三、实现"科技向善"与医学伦理学的社会责任

随着科技的不断进步，如何确保科技发展朝着向善的方向发展，成为当前伦理学界的重要话题。医学伦理学不仅需要应对技术应用中的伦理挑战，还要承担

社会责任，推动"科技向善"的实现。

1. 提升公众对医学伦理学的认知

科技的进步对社会的影响深远，尤其是当新兴技术进入普通大众的日常生活时，社会公众对这些技术的认识和接受程度，往往影响技术的应用效果和社会伦理的接受度。因此，提升社会公众对医学伦理学的认知至关重要。一方面，要加强伦理教育与科普。医学伦理学不仅需要在学术领域内深耕，还要通过科普、讲座等方式，普及科技伦理的基本概念和原则，增强社会公众的伦理敏感性。通过伦理教育，提高公众对新兴科技的理解与判断能力，帮助他们理性看待技术发展对社会和个人的影响。另一方面，积极构建伦理社会讨论平台。可以通过网络平台、媒体和公共讲座等形式，创造开放的伦理讨论空间，广泛讨论科技伦理和社会责任，形成良好的社会氛围。这不仅有助于增强公众对科技伦理问题的参与感，也能促进政府、企业和学界的合作，共同推进科技伦理的社会责任。

2. 科技向善与生命伦理的制度保障

科技向善的实现离不开制度保障。通过建立科学的伦理标准和政策框架，为科技发展提供健康、有序的引导，确保科技创新与伦理道德相结合，推动社会的整体进步。在全球科技伦理治理框架下，我国需要根据本国的国情，制定具体的"科技向善"政策，确保科技创新不仅追求经济效益，更要实现社会效益，造福全人类。

医学伦理学作为一门交叉性、前沿性的学科，不仅需要传承传统医德精髓，更需要在当代实践中不断创新，探索具有时代特点和社会需求的理论体系与治理路径。面对新兴科技带来的伦理挑战，医学伦理学不仅要立足于中国社会文化与科技发展实际，更要融入全球科技伦理治理的共同体，提出中国方案，贡献中国智慧。学科建设是一项持续深化与协作推进的长期事业，我们期待未来有更多同行共同参与医学伦理学的研究与实践，为人类健康福祉和社会公正进步贡献力量。

参考文献

［1］杨建兵，李恩昌. 医学伦理学发展溯源——写在新中国医学伦理研究30周年前夕之一［J］. 中国医学伦理学，2008，21（6）：17-19.

［2］联合国. 联合国关于人的克隆的宣言［EB/OL］.（2005-3-8）［2024-12-1］. https://www.un.org/zh/documents/treaty/A-RES-59-280.

［3］葛海涛，安虹璇. 中国科技伦理治理体系建设进展［J］. 科技导报，2022，40（18）：21-30.

［4］赵驰，任苒. 医学伦理学的新思考［J］. 中国医学伦理学，2018，31（1）：1-5，23.

［5］李勇，陈亚新，王大建. 医学伦理学［M］. 北京：科学出版社，2010：24-25.

［6］冯泽永. 医学伦理学与生命伦理学的联系与区别［J］. 医学与哲学，2020，41（19）：12-16，80.

［7］DARTON T C, BLOHMKE C J, MOORTHY V S, et al. Design, recruitment, and microbiological considerations in human challenge studies［J］. The Lancet Infectious diseases, 2015, 15（7）：840-851.

［8］MANSON N C. The biobank consent debate: Why 'meta-consent' is not the solution?［J］. Journal of medical ethics, 2019, 45（5）：291-294.

［9］徐美轩. 生物大数据下人体基因信息的保护境遇及应对——以生物样本库为切入点［J］. 科学学研究，2022，40（6）：975-82，1084.

［10］MIRCHEV M, MIRCHEVA I, KEREKOVSKA A. The Academic Viewpoint on Patient Data Ownership in the Context of Big Data: Scoping Review［J］. Journal of medical Internet research, 2020, 22（8）：e22214.

［11］KNOPPERS B M, HARRIS J R, BUDIN-LJøSNE I, et al. A human rights approach to an international code of conduct for genomic and clinical data sharing［J］. Hum Genet, 2014, 133（7）：895-903.

［12］曹永福. 与改革开放同行：中国医学伦理学近40年发展的回顾与展望［J］. 医学与哲学，2019，40（5）：13-18.

［13］范月蕾，王慧媛，姚远，等. 趋势观察：生命科学领域伦理治理现状与趋势［J］. 中国科学院院刊，2021，36（11）：1381-1387.

［14］铁怀江，饶世权. 高校科研伦理体系化治理的现状与策略［J］. 高教发展与评估，2023，39（4）：15-24，119-20.

［15］刘婵娟. 敬佑生命——医学科学研究的伦理审查问题研究［M］. 北京：中国社会科学出版社，2018：16-17.

［16］孙福川. 历史的沉思：医学伦理学与生命伦理学学科特点及定位［J］. 医学与哲学，2020，41（19）：5-11.

［17］彭树涛. 医学伦理教育的问题审视与路径探析［J］. 复旦教育论坛，2022，20（4）：106-112.

［18］刘星，王晓敏. 传统医德文化与医学伦理学教学改革探讨［J］. 中国医学伦理学，2017，30（2）：184-186.

［19］王晓敏，刘星，周岚，等. 新医科视域下医学伦理学教学改革思考［J］. 中国医学伦理学，2021，34（10）：1371-1375.

［20］顾云湘，亓曙冬，樊民胜，等. 美国医学伦理学课程教育及启示——以匹兹堡大学为例
　　　［J］. 中国医学伦理学，2018，31（1）：101-105.

［21］李乐，薛英利，赵娜. 中德医学人文教育的对比研究［J］. 广西医学，2021，43（13）：
　　　1658-1661.

［22］刘俊荣，李楯. 关于医学与人文整合的再思考［J］. 中国医学伦理学，2017，30（9）：
　　　1066-1069.

［23］赵宇亮，付平，程春燕，等. 医学伦理教育体系的现状和启示——以芝加哥大学为例
　　　［J］. 中国医学伦理学，2020，33（5）：642-645.

［24］王超. "医患冲突"背景下医学伦理教育的检视与重构［J］. 伦理学研究，2018，（1）：
　　　100-105.

［25］董文哲，袁海虹，周波，等. 基于微课的翻转课堂在医学伦理教育中的应用［J］. 中国
　　　中医药现代远程教育，2021，19（9）：47-49.

［26］李洋，王小琴，画妍，等. 2012—2022年国内外医学伦理学研究趋势热点对比分析和教
　　　学启示［J］. 中国医学伦理学，2023，36（10）：1155-1163，1176.

［27］赵楠，孙悦，沃野. CBL联合Seminar教学模式在医学伦理学教学中的应用［J］. 科教
　　　文汇，2024，（6）：108-111.

［28］赵生美，黄鹏，陈立艳，等. 国内外医学伦理学教育可视化比较分析及启示［J］. 中国
　　　医学伦理学，2023，36（1）：95-101.

［29］刘月树，陆于宏. 医学伦理学教材问题的探析［J］. 医学与哲学，2015，36（21）：
　　　74-76.

［30］李艳. 我国医学伦理学教材关于医学伦理学基本原则的评述［J］. 医学与哲学（人文社
　　　会医学版），2010，31（7）：20-21.

［31］边林. 当代中国医学伦理学再启程的基础与方向探微［J］. 医学与哲学，2024，45（2）：
　　　13-18.

［32］戴正德. 医学伦理教育及其教学法的研究探讨［J］. 医学与哲学，2001，（5）：49-53.

［33］王珊珊，颜克钧，陶明子. 思政引领医学伦理学教学的实践与探索［J］. 继续医学教育，
　　　2024，38（8）：5-8.

［34］曹银芝. 医学伦理学教学存在的问题及应对策略［J］. 大学，2020，（22）：7-8.

［35］张金磊. "翻转课堂"教学模式的关键因素探析［J］. 中国远程教育，2013（10）：
　　　59-64.

［36］刘晨阳，王新红，支秀玲. 医学伦理学教学的不足与优化建议［J］. 中国医学伦理学，
　　　2019，32（12）：1589-1592.

［37］李志红，邵琳，李玉骞，等. 临床医学研究生的伦理教育现状及改善策略［J］. 中国医
　　　学伦理学，2022，35（12）：1404-1408.

［38］马玉龙，陈洁婷，王玉环. 案例教学在临床医学专业学位硕士研究生医学伦理学中的应

用探析［J］. 农垦医学，2023，45（1）：87-89.

［39］张锦玉，李致宇，朴圣君，等. 医学生对医学伦理学的认知和教学评价［J］. 医学与哲学，2016，27（3A）：79-80.

［40］S Mills，D C Bryden. A practical approach to teaching medical ethics［J］. J Med Ethics，2010（36）：50-54.

［41］严家凤，尤吾兵，董玉节，等. "滴灌"模式适用于"医学伦理学"课程思政教学初探［J］. 湖北第二师范学院学报，2023，40（3）：19-22.

［42］郭蓉，李伦. 佩莱格里诺医学伦理学思想研究及评析［J］. 湖南师范大学社会科学学报，2016，45（2）：21-27.

［43］杨国斌. 现代医学伦理学面临的新挑战［J］. 医学研究生学报，2012，25（2）：113-118.

［44］马婷，唐贤兴. 健康障碍的消除与人民幸福生活的实现：习近平人民健康思想研究［J］. 毛泽东邓小平理论研究，2018，（6）：6-12，107.

［45］曾雄. 守护人类思想的"最后堡垒"：脑机接口技术的三位一体规制框架构建［J］. 西安财经大学学报，2024，12（2）：1-10.

［46］杜治政. 关于医学伦理学的基本原则［J］. 医学与哲学，2024，45（19）：1-6.

［47］路艳娥. "四位一体"：基本公共服务均等化的社会伦理体系建构［J］. 河海大学学报（哲学社会科学版），2024，26（5）：31-38.

第四章　卫生（健康）法学学科发展报告

第一节　学科起源

一、医学与法学的共存共荣关系

医学与法学及宗教是人类社会形成的最古老的知识体系。无论是在古埃及、古巴比伦、古希腊、古罗马，还是在古代中国社会，它们都是人类社会为解决自身面临的紧迫问题而必然产生的知识。随着人类社会逐步摆脱愚昧和黑暗时代羁绊的进程，以意大利博洛尼亚大学（University of Bologna）为雏形的现代高等教育快速发展，推动了人类知识的传承、更新、拓展和体系化进程，而法学、医学和宗教（哲学）是其最早的主要学科和课程。

通过医学研究防治人的躯体疾病，进行法学研究规范人的行为，防止社会动荡。宗教和哲学探索及解答人和社会面临的根本性问题。概括而言，医学、法学和哲学分别解决人的自身躯体、外在社会和内在精神世界的疾病和问题，因此都是人学，都以人的福祉为其终极关怀。这就为当代医学教育和研究与包括法学和哲学等在内的人文学科的交叉和融合打下了坚实基础。

在人类社会步入现代化以来，医学及其科技突飞猛进，以治疗人的躯体疾病为中心的生物医学模式成为医疗服务的主导模式，再加上当代高科技和人工智能等技术的助力，似乎医学及其科技成为防治人类疾病和瘟疫的不二手段。但是实践证明，无论古今中外，医疗实践离不开社会方方面面的参与和支持，尤其是政府的组织和引导。而政府和社会的参与则离不开法制的支撑和保障。同时，大健康理念的确立及相应全生命周期和全方位的卫生健康服务也要求通过非药物治疗、健康环境建设、健康教育、健康促进等手段和机制，防控所有影响健康的生态、社会、经济和环境等种种因素，维护人的健康，而这些手段和机制均需要法律进行规范。因此，医学和法学、卫生健康服务和法律保障成为相互依存、共存共荣的学科和领域。

近现代科学发展史表明，新学科的产生、科学上的重大突破，大多是在不同的学科彼此交叉和相互渗透的过程中形成的，医学与法学交叉的直接价值就在于孕育了卫生健康法学这一新兴学科。从自然科学与社会科学之间的相互交叉、相互渗透来看，医药卫生科学和法学的结合是社会发展的必然趋势。在古代文明时期，随着国家的昌盛与不断地积累和发展，人们对生命的本质与社会制度有了初步的认识。神明作为一切的主宰左右了人们对医学与法学的认识，这也为二者在发展过程中的交叉提供了可能。随着文明的发展与演变，到了中世纪时期，人们开始用更为理性与科学的视角理解医学与法学对人类社会产生的影响。第二次世界大战以后，尊重与保障最基本的人权成为社会发展的重要课题。从维护人类生理、心理与社会健康的角度出发，医学与法学在保障人权方面进行了更为深入的合作。虽然医学主要是揭示人的自然本质，但也离不开研究人的社会本质。法学则主要是从人的社会性方面研究人的本质。在医药卫生事业蓬勃发展和当代医学科学从生物医学模式向生物－心理－社会医学模式转变的同时，形成了许多纷繁复杂的社会关系，这些复杂问题迫切需要使用法律手段对各种医学活动进行调整和规范，而在调整的同时又需要借助医学知识和手段，这就使得医学和法学的相互交叉、相互作用、相互渗透越来越密不可分。因此，一个新的学科——卫生法学便应运而生。卫生法学的诞生具有时代意义，对这一学科的研究与发展将有利于促进医学的进步与法律的完善，从而促进人类文明的进步。

二、卫生（健康）法学学科的历史沿革

"卫生"一词典出《庄子·庚桑楚》，在我国古已有之，原意为养护生命。但现代"卫生"尤其是"公共卫生"的概念和制度则起源于西方，随着晚清时期西学东渐，被引入我国，"卫生"也被主管卫生健康事业的行政机关冠名使用。在现代社会中，"卫生"一词指为增进人体健康、预防疾病、改善和创造合乎生理

要求的生产环境、生活条件所采取的个人和社会的卫生措施。改革开放尤其是依法治国方略实施以来，在医疗卫生和健康事业发展的推动下，医疗卫生和健康领域中的法律体系不断发展，卫生法学也得以诞生。最初使用的"卫生法学"是狭义概念，多以卫生行政机关的职责，即卫生行政与公共卫生为核心。20世纪90年代初，为回应医药卫生体制改革过程中不断激化的矛盾，研究人员对卫生法的研究更多地聚焦在调整医疗行为和处理医疗纠纷上。

我国卫生法学教育和研究最早出现于20世纪80年代中期，上海医科大学、同济医科大学、浙江医科大学等医学院校先后开设卫生法学课程。此后，其他医学院校陆续开设相关课程，一批卫生法学教材也相继出版。为了更好地开展卫生法学教育，推动卫生法学师资培训、教材编审及教学经验交流，1989年5月，中华医学会医学教育分会成立医学法学专业学组。1987年，教育部、卫生部联合下发《关于在全国高等医学院校开展卫生法制教育的通知》，据此全国医学院开设卫生法学课程，讲授包括《中华人民共和国食品卫生法（试行）》《中华人民共和国药品管理法》《中华人民共和国国境卫生检疫法》等在内的法律法规。这一阶段的卫生法学作为公共课程，目的在于落实国家普法规划的需要，带有明显的职业教育和普法教育的性质。

20世纪90年代，卫生法治建设的发展极大地促进了卫生法学这一新兴学科的发展，主要表现为以下四方面：第一，全国许多医学院校相继创办了卫生法学专业的教学科研机构。第二，中国卫生法学会作为全国性的唯一卫生法学学术团体，通过举办专题研讨会、高端学术论坛、举办及参与国际卫生法学相关的学术会议等推动卫生法学理论的建构与发展。第三，相继创办了卫生法学相关学术刊物。第四，多项关于卫生法学方面的研究课题获批，国家提供专门资金开展专项性的卫生法学的理论研究，如国家社会科学基金重点课题"卫生法修改若干重大理论和实践问题研究""卫生法体系建构研究"等。1996年，南京铁道医学院在国内率先开设4年制法学（卫生法律方向）本科专业。此后，天津医科大学、哈尔滨医科大学、西南医科大学等医学院校相继开设法学（卫生法方向）、法学（医事法方向）本科专业。

有些医学院校在本科专业招生的基础上，着手开设卫生法学硕士专业。如北京中医药大学于2011年开始招收中医药法律与政策方向的硕士研究生，2012年自主设置招收专业目录外的医药卫生法学二级学科硕士点，2017年正式获批法律硕士授权点。西南医科大学于2014年获批法律硕士授权点，2015年开始招收以医事法学为特色的硕士研究生。近年来，一些综合院校的法学院开始重视法学领域的健康问题研究，促成了法学与健康交叉方向的学生培养。例如中国政法大学、西南政法大学、华东政法大学等。

走过几十年的发展历程，开设卫生法学专业的院校已经为社会培养了一大批卫生健康法治人才，一定程度上回应了卫生健康法治需求。卫生法学是社会实践的产物，因而随着各国与地区卫生健康法治实践的推进与卫生立法的发展，设置跨学科专业或组织、将学科进行交叉与融合是当今世界一流大学的共识和特征。我国对学科的交叉融合也十分重视，2020年7月，国务院学位委员会第36次会议审议通过了交叉学科门类设置，交叉学科成为我国学科专业目录中的第14个学科门类，这必将为我国卫生（健康）法学学科专业体系建设提供更多发展空间。医学与法学两门学科高度融合、相互渗透产生的卫生（健康）法学顺应了学科交叉融合的发展趋势，为医学和法学的发展开辟了新的天地。2021年，教育部批准的首批新文科研究与改革实践项目就包括卫生法学专业建设项目，即湖北中医药大学的"医学与法学深度交叉融合的卫生法学专业建设与探索"项目、北京中医药大学"新兴文科医药卫生法学专业建设探索与实践"项目和哈尔滨医科大学"医学院校培养医法结合的复合型法学人才培养模式创新与实践"，这也标志着医药院校卫生法学专业建设在文科复合型人才的培养创新与实践领域的新突破。

医药类院校一直是医法融合的交叉学科创设与发展高地，各大医药院校在卫生健康法治人才培养的知识结构、培养理念、科研能力及服务社会上取得了医学知识体系较为清晰、培养模式具备医法交叉特色、科研方法具有医法交融视野与服务健康中国法治需求的特色与成效。无论"医事法学""卫生法学"还是"生命法学"等名称，均作为指代以生命健康与医药卫生领域之法律问题为研究对象的学科。"卫生法学"是为回应当时国内医疗纠纷频发、医患矛盾不断加剧、医疗体制改革面临种种难题的社会现实而生。

国外对这一学科也并没有统一的名称，使用的名称包括"Health Law"（健康法或卫生健康法）、"Healthcare Law"（医疗服务法）、"Medical Law"（医疗法）、"Pharmaceutical law"（药事法）、"Health Insurance Law"（医疗保险法）、"International Health Law"（国际卫生法）等。在我国卫生（健康）法学教育和研究发展过程中，学术界曾针对不同的卫生健康领域的学术研究，以及针对学生专业的不同而编写不同名称的教材和开设相关的教学课程，如"卫生法""健康法""医事法""公共卫生法""药事法"等。

为适应社会发展的需求，随着大健康理念的确立和健康中国战略的实施，卫生法学也随之拓展了研究领域。为此，中共中央办公厅、国务院办公厅于2023年2月印发的《关于加强新时代法学教育和法学理论研究的意见》提出要加快完善法学教育体系，优化法学学科体系。国务院学位委员会法学学科评议组于2024年1月编制的《研究生教育学科专业简介及其学位基本要求（试行版）》（法学）正式将卫生健康法学列为法学二级学科，明确作为法学二级学科的卫生健康法学是以卫生健康法及其规律为研究对象的法学学科。这不仅是名称的规范统一，而且标志着我国卫生健康事业发展和医药卫生体制改革的重大观念更新，即"从以治病为中心转变到以健康为中心"观念转换、大健康理念的确立，也与"健康中国战略"和"卫生健康事业"的表述相一致。

卫生健康法学这一名称直接体现了其交叉学科的特性——医学和法学之间的交叉。若从医学的学科体系理解医学与法学的交叉，就绝非仅局限于医疗行为和医患关系，也不仅是立足于微观的个体医疗行为的法律调控，更包括宏观的国家卫生健康事业的法治建设乃至全人类的卫生健康共同体的构建等。

在此基础上，与卫生健康法相匹配的卫生健康法体系（图4-1）将逐步形成。概括而言，卫生健康法体系是调整和规范所有与健康有关的社会关系的法律规范的总和。卫生健康领域是一个重大且涵盖范围广泛的社会领域。如同我国医药卫生体制改革的"四梁八柱"，包括公共卫生服务体系、医疗服务体系、医疗保险

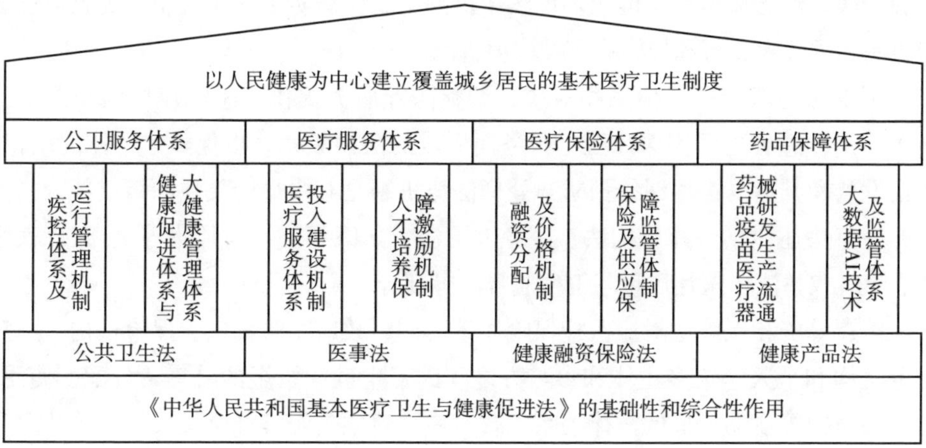

图4-1 我国卫生健康法体系

体系、药品保障体系。与之相适应，卫生健康法体系也包括四大分支部门，即公共卫生法、医事法（医疗服务法）、医疗筹资和保险法、健康产品法（药品、医疗器械和化妆品管理法）。如果形象地把我国卫生健康法体系比作一座大厦，卫生健康领域的基础性和综合性法律——《中华人民共和国基本医疗卫生与健康促进法》就是这所大厦的基础。它不仅以法律形式规定了健康权和国家健康战略，而且为所有卫生健康领域提供了基本原则、制度和机制，制定了卫生健康法体系的基本框架。例如，它规定了卫生健康事业的公益性、健康影响评估制度、基本医疗服务和基本公共卫生服务制度、医学教育制度、基本药物制度、药品采购制度、健康促进制度、卫生健康资金保障制度等基本制度和机制。在此基础上，上述四个卫生健康法分支部门则是其最主要的支撑大梁，构成了我国卫生健康法体系的大厦。

从法律角度而言，虽然这些分支部门都调整围绕健康权保障形成的社会关系，但是它们调整的具体健康权关系则各有侧重，从而形成了不同的卫生健康法分支部门。

公共卫生法对应卫生健康领域中的公共卫生服务体系。由于公共卫生是一门通过有组织的社区努力来预防疾病、延长寿命、促进健康和效益的科学和艺术，公共卫生法以保障公众健康权为宗旨，调整公共卫生服务机构、管理机构及其人员、社会组织（如社区、地区、企业）和个人等主体，为保障"群体健康权"而形成的法律关系。应对传染病和突发公共卫生事件的法律制度和机制是当前我国公共卫生法体系建构的关键组成部分之一。此外，公共卫生法还包括非传染性疾病和慢病防治法律机制、健康环境法律机制、职业病防治法律机制、健康促进法律机制和国际大流行和传染病防控法律机制。

医事法与医疗服务体系相对应，调整医疗服务提供者（医疗机构和医护人员）与个体患者之间因医疗卫生服务而形成的法律关系，以保障"个体健康权"为出发点和归宿。医患纠纷预防与处理法律机制是其中最受关注的组成部分。但是，医事法还包括医疗机构法、医务人员法（如医师法、药师法等）、医疗秩序法、患者权益法、医疗质量与卫生监督法等部分。

医疗筹资和保险法对应医疗保险体系，调整政府主管部门、保险机构、医疗服务机构和个人等诸多主体和参与方之间因卫生健康资金的筹集、分配、使用、支付和报销等活动形成的法律关系。政府应"建立与经济社会发展、财政状况和健康指标相适应的医疗卫生与健康事业投入机制"、建立与"以基本医疗保险为主体，商业健康保险、医疗救助、职工互助医疗和医疗慈善为补充的、多层次的医疗保障体系"相适应的健康融资、医疗保险和医疗救助等法律。

健康产品法对应药品保障体系，调整政府主管部门，从事研发、生产、流通的企业，医疗机构和患者之间因健康产品的研发、生产、经营、使用和监管活动而形成的法律关系。其包括药品、疫苗和医疗器械管理法，以及食品安全法、药品流通和储备法、国际药事法等组成部分。

在全面推进依法治国的进程中，卫生健康领域作为重要的民生领域，其法律体系是中国特色社会主义法律体系的重要组成部分。卫生健康立法始终秉持以民为本、立法为民的理念，卫生健康法律法规不断完善，已经形成了以《中华人民共和国基本医疗卫生与健康促进法》为核心，以15部法律、35部行政法规及80余部部门规章为主体的卫生健康法律体系。此外，还有很多地方性法规，这些法律法规涵盖了医疗健康、公共卫生、职业病防治、食品药品安全等多个领域。卫生健康工作基本实现了有法可依、有章可循。

尽管有了上述成绩，就整体体系而言，卫生健康法是法律规范体系尚不完备和法治保障有待进一步提升的重点领域，其学科建设也尚未得到应有的重视。卫生健康事业的蓬勃发展与健康中国建设的法治需求和卫生健康领域的法制建构现状及法治保障的不匹配，有较大的反差，已成为制约我国医药卫生体制改革创新的制度瓶颈。

三、卫生（健康）法学的社会和理论基础

卫生健康事业离不开法治保障，医学教育和研究也需要将相应的法律体系，即卫生（健康）法学，纳入其中。卫生（健康）法学是现代学科交叉大背景下，医学与法学为适应社会发展，尤其是卫生健康事业发展，交叉融合而产生的新兴学科。

首先，卫生健康服务体系的建立需要政府依法进行规划和组建。当前人们已经形成了一个共识，即健康与每个人及其家庭的幸福、与民族和国家的发展息息相关，是个人全面发展和国家强盛的基本条件。卫生健康服务体系的建构是国家的重要职责，必须制定相对完善的法律框架并形成良好的法治状态。无论是医疗机构、公共卫生机构的建立与运行，还是医护等专业人员的资质和服务都必须于法有据、依法运行。例如，我国《中华人民共和国基本医疗卫生与健康促进法》

规定的"健康影响评估制度""现代医院管理制度""基本医疗卫生服务""基本公共卫生服务""医疗保险制度"等基本制度，以及"医疗服务质量管理和控制""分诊转诊""合理诊疗和用药""薪酬和奖励制度""疫苗接种""健康检查"等具体制度和机制，都需要在法律的基础上依法规范运行。

其次，卫生健康措施与法律保障相互依存。在大健康理念的指引下，针对影响健康的社会经济等因素，需要把卫生健康服务从"以治病为中心"转向"以健康为中心"，推动全社会参与健康中国战略的实施。这种全方位的卫生健康服务体系离不开相应卫生健康法的保障。例如，"健康融入所有政策""公民是自己健康第一责任人""非药物治疗手段""公共场所控烟""垃圾分类""健康生活方式推广"等机制和措施，都需要有相应的法律规范。尤其是在公共卫生领域，"隔离观察""隔离治疗""封闭式管理""禁止人群聚集""使用公筷"等措施会改变人的行为模式，以实现保障健康的目的。而法律是调整人和社会组织行为的规范，改变和调整人的行为必须依法进行。在这一意义上，医学措施与法律措施高度吻合，都具有规范行为模式的功效，因此法律已经深深嵌入当代卫生健康体系之中。从国家治理体系而言，在法治社会中，任何规范、改变和限制人的行为的措施都必须于法有据、缘法而治，卫生健康这一社会领域更需要建立完善的法律体系。

再次，医疗卫生服务秩序的维护和医患纠纷的解决离不开法律的保障。改革开放以来，随着人民群众对卫生健康服务需求的不断增长，在卫生健康事业取得成绩的同时，一些地方背离卫生健康服务公益性的"过度医疗"和"医疗服务不足"等问题仍不同程度存在，使得医患纠纷成为全社会关注的法律热点和焦点问题。此外，人们的权利意识也在不断提升，当健康权益受到损害或无法保障时，医患纠纷成为日益突显的社会和法律问题。为解决医疗机构内出现的伤医等违法行为，我国相关法律规定，医疗机构"是提供医疗卫生服务的公共场所，任何组织或者个人不得扰乱其秩序""政府及其有关部门应当将医疗纠纷预防和处理工作纳入社会治安综合治理体系""保障医师执业安全"，为维护良好的医疗卫生服务秩序提供法律保障。同时，法律也要求医疗机构主动化解医疗纠纷，政府部门还制定了《医疗纠纷预防和处理条例》，建立了一系列预防、解决和处理医患纠纷的机制，为依法定分止争建立了相对完善的制度和路径。

最后，健康权是卫生（健康）法学的核心概念，围绕这一核心概念，逐步形成了独特的卫生（健康）法学。第二次世界大战后，《世界卫生组织组宪章》明确规定"享受可能获得的最高健康标准是每个人的基本权利之一""各国政府对其民众"在获得"充分卫生和社会措施条件下才能够实现的健康负有责任"。依据宪法有关规定，《中华人民共和国基本医疗卫生与健康促进法》明确提出"国家和社会尊重、保护公民的健康权""应当把人民健康放在优先发展的战略地位"。健康权不仅是国际法而且是我国法律确认的公民基本人权。以健康权为核心的独特法律关系、健康的重要性是推动卫生（健康）法学学科形成的学理基础。当法律调整与健康权有关的社会关系时，卫生健康领域的独特规律都会催生新的法律概念和理论，逐步形成新的法律部门。例如，健康权是一种有别于自由权和财产权等传统"消极人权"的"积极人权"，即国家和社会有保障个人健康权的积极职责，因此健康权不仅包括个人决定的自由权，而且包括从国家、社会和专门机构获得医疗健康服务的获取权。各国法律也都规定了政府和社会为有需要的个人提供相应服务的责任，虽然我国法律规定公民是其健康的第一责任人，但同时也规定了政府、教育、用人单位、媒体等机构的法定责任。医患关系不仅是单纯的合同关系，还包含某种生命和健康托付的法律信赖关系和代表国家和社会对健康权积极保障的责任。药品专利保护在涉及公众健康权保障的同时，制定了药品专利强制使用等新机制，在发生公共卫生危机时，疫苗和药品的研发、生产、使用及其责任的法律规定也与常态时有所不同，特别制定了"紧急使用""附条件上市"等特殊制度。这些事例证实了卫生健康法是有别于民法、经济法和行政法等传统部门法的新兴学科领域。

健康中国是我国治国理政纲领的重要组成部分。《"健康中国2030"规划纲要》《中华人民共和国基本医疗卫生与健康促进法》《中华人民共和国生物安全法》《中华人民共和国医师法》的颁布施行，将为健康中国的加速推进保驾护航。《法治政府建设实施纲要（2021—2025年）》强调积极推进国家安全、科技创新、公共卫生、文化教育、民族宗教、生物安全、生态文明、防范风险、反垄断、涉外法治等重要领域立法，健全国家治理急需的法律制度、满足人民日益增长的美好生活需要必备的法律制度。在进入全面建设社会主义现代化国家、向第二个百年奋斗目标进军的新阶段，法治中国建设和健康中国建设是实现这一宏伟目标的两大战略。这两大战略的交集与协同成为推动卫生（健康）法学和法治发展的坚实社会基础和强劲动力。

四、卫生（健康）法学学科产生的学术动因

塔玛拉·赫维（Tamara Hervey）和琼·麦克黑尔（Jean Mchale）曾指出，医疗过失诉讼激增与医学技术激发的伦理困境乃是卫生法学科诞生的两大动因，卫生法学研究对象的综合性、研究视角的多维性、研究方法的多样性，决定了它是一门具有跨学科性质的综合性法学学科。近年来，学术界也出现了卫生法学的研究热潮。据有关学者统计，2020年中文社会科学引文索引（Chinese Social Sciences Citation Index，CSSCI）数据库共刊发了305篇与卫生法学直接相关的文章，卫生法学研究呈蓬勃发展态势。就我国卫生（健康）法学而言，它缘起于现实的需求，并且20多年来主要围绕一些相关的社会热点问题展开论析，这有助于卫生（健康）法学这一"新生事物"获得社会的了解与认同，并从社会的需求中获取自身发展的强大动力。社会热点能给予一个学科短暂的发展动力，但学科的长久发展需要回归卫生（健康）法学学科本身的建构。对于卫生（健康）法学学科的发展，无论是理论研究抑或是实践应用，均需明确其基本定位与逻辑起点，方能使其体系化建构。卫生（健康）法学的逻辑起点应该是生命法益，即具有法律意义的生命利益。因而，当代卫生（健康）法学应以生命权为逻辑起点，以健康权为核心范畴，卫生（健康）法学研究应在此基础上合逻辑并且合规律地展开。当前我国卫生（健康）法学学科建设研究，大多基于医疗卫生领域的现实问题（如疫情防控、医患矛盾冲突、生命伦理规制缺失等），出于对法治介入的需求应将卫生（健康）法学作为独立学科。

卫生健康事业的发展离不开法治保障，医学教育和研究也需要把相应的法律体系纳入其中。卫生（健康）法学是现代学科交叉大背景下，医学与法学为适应社会发展，尤其是卫生健康事业发展，交叉融合产生的新兴学科，其产生具有坚实的社会和理论基础。其一，卫生健康服务体系的建立需要政府依法进行规划和组建。其二，卫生健康措施与法律保障相互依存。其三，医疗卫生服务秩序的维护和医患纠纷的解决离不开法律的保障。其四，健康权是卫生（健康）法学的核心概念，围绕这一核心概念，逐步形成了独特的卫生（健康）法学。

第二节 学科内涵

一、基本概念

卫生健康法体系是由国家专门机关制定或认可，并由国家强制力保障实施，调整在卫生健康活动过程中所发生的各种社会关系的法律规范的总和。它以维护公民和群体的健康权为宗旨，规范和调整卫生健康领域中的各种社会关系。政府在保障健康权，尤其是建立和完善医药卫生健康事业的进程中，具有重要的规划、组织、领导和实施的作用。

我国卫生（健康）法学是以卫生健康领域的法律法规为研究对象，在医疗卫生事业发展尤其是健康中国战略实施的进程中逐步发展起来的新兴学科，具有鲜明的医学与法学交叉融合的特点。当前，随着我国医药卫生体制改革、人民群众对健康生活的追求使得卫生健康法的重要性愈发突显，卫生（健康）法学学科的发展也迎来新机遇。

顺应人民需求和我国时代发展要求而诞生的卫生（健康）法学为卫生法治发展开辟了道路，也对实践中卫生健康法律事务提供了解决途径，有助于促进医疗卫生事业和谐发展，维护卫生健康领域秩序，保障人民的生命权和健康权。

二、核心理论

卫生（健康）法学学科创立的出发点是保护个人和公民的生命权、身体权和健康权，保障患者权益促进卫生管理事业发展。为了建立良好的医疗卫生健康事业秩序，卫生（健康）法学注重讨论医疗纠纷的成因、预防及解决机制，同时关注卫生行政管理秩序的构建，建立完善的法律制度。因此，卫生（健康）法学的核心理论主要围绕以下几项原则建立。

（一）以保障公民生命健康权为核心的原则

卫生（健康）法学的核心概念是健康权，其研究对象是围绕健康权形成的独特法律规范、制度及其运行。鉴于在医疗服务和公共卫生服务等关系中，医方和公共卫生专业机构具有信息和专业优势，患方和公众相对处于信息不对称的弱势地位，所以在实践中必须坚持以患方和公众健康权益为中心。患者和公众的生命健康安全，是医方和公共卫生机构在医疗卫生和公共卫生服务中的首要考量，体现医疗卫生事业救死扶伤的特性。卫生（健康）法学强调人人有获得生命健康保护的权利，并且有获得有质量的生命健康保护的权利。这实际上源于医疗卫生活动长期历史发展中人们总结的道德规范，生命是人类活动繁荣的起点，应当受到重视及人文关怀。这在法律规范中体现为保护公民生命健康的原则，成为卫生（健康）法学的核心理论，促进了学科的诞生和发展。

（二）坚持大健康理念和健康促进的原则

现代医学证明，影响人健康的社会、经济、环境、个人生活方式等因素是决定个人健康的最主要因素，而基因和医疗条件则是必须但非最主要的因素。世界卫生组织提出的"同一健康""健康促进"和"健康入万策"等新概念和措施都是以大健康理念为指引，通过促进个人建立健康生活方式而作出的努力。我国卫生健康事业也秉持大健康理念，要从"以治病为中心"转变到"以健康为中心"。《中华人民共和国基本医疗卫生与健康促进法》明确提出，"国家实施健康中国战略，普及健康生活，优化健康服务，完善健康保障，建设健康环境，发展健康产业，提升公民全生命周期健康水平"。该法的名称也突出了大健康和健康促进的重要意义，并在第六章专门规定了健康促进的相关内容。

（三）预防为主、防治结合的原则

预防和医疗都是保护人类健康的手段和方式。在人类生存发展过程中疾病作为痛苦的来源之一，不仅可能危害人民的生命健康，而且极其消耗社会经济资源。如果在疾病发生前就预防和阻断疾病的发生和传播，将更大程度地保护人民身体健康并能节约医疗卫生资源。新中国成立后，我国人均可预期寿命极大提高。其中最主要的原因就是大力推动群众爱国卫生运动，坚持预防为主、防治结合的原则。这一原则贯穿于我国卫生健康事业的每个领域和工作中，在《中华人民共和国基本医疗卫生与健康促进法》《中华人民共和国医师法》《中华人民共和国传染病防治法》《中华人民共和国疫苗管理法》《中华人民共和国食品安全法》等法律中都有相关规定。

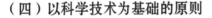

（四）以科学技术为基础的原则

卫生健康事业的发展离不开医学、流行病学、药学和相关技术的发展。在公共卫生领域，疫苗接种必须依赖免疫学和生物医学及生物工程学，疫情防控也必须抓住特定病毒传播或发病的规律采取相应的防控措施。在医疗服务领域，当代医疗技术和理论的发展是应对不断变化的疾病谱和满足民众健康需求的物质基础。在大力发展新质生产力的新阶段，医疗卫生事业应顺应时代潮流，将新兴科技与医学技术发展相结合。医学技术的发展和创新，对于预防疾病、克服疑难杂症、人民生命健康保障具有重要作用。近年来，医疗大数据化和医疗人工智能的快速发展，使得临床医学的研究更加快捷、高效、准确，促进了医疗科技的进步。为此，要在法治规范中体现在对新兴医疗科技的鼓励，以及积极讨论应对新兴科技带来的新型法律问题，以保障医疗卫生服务水平平稳上升的同时，卫生社会关系的利益也得到平衡，人民健康权益得以保障。

（五）中西医共同发展原则

中医药是中华文明的瑰宝，是5000多年文明的结晶，在全民健康中发挥着重要作用。近百年来，随着西方医学科技的发展壮大，中医药发展曾一度陷入低谷，当前急需守正创新，发挥其独特优势，为我国卫生健康事业作出新贡献。医学是不断发展和创新的科学，中西医各有其独特的优势和诊疗方法。在推动医学发展的进程中，秉持维护公民健康权这一根本宗旨，二者应优势互补、相互借鉴、协同发展。《中华人民共和国基本医疗卫生与健康促进法》规定："中西医并重、传承与创新相结合，发挥中医药在医疗卫生与健康事业中的独特作用。"《中华人民共和国中医药法》对中医药的发展和应用作出了更具体的规定。

（六）多元化和多层次的医疗保障原则

医疗卫生与健康事业的运行和发展离不开经费的筹集、保障和分配。卫生健康资源保障的可及性和公平性是全社会关注的焦点问题。公民通过医疗社会保障，能够享有有效的医疗服务而不至于花费巨额医疗费用，杜绝因病致贫或因病返贫，缩小和消除卫生健康服务的差异性。医疗保障制度及其原则需要通过法律才能建立和完善。为此，《中华人民共和国基本医疗卫生与健康促进法》规定：

政府"应当切实履行发展医疗卫生与健康事业的职责，建立与经济社会发展、财政状况和健康指标相适应的医疗卫生与健康事业投入机制""国家建立以基本医疗保险为主体，商业健康保险、医疗救助、职工互助医疗和医疗慈善服务等为补充的、多层次的医疗保障体系"。

（七）国家主导的综合医疗卫生监管原则

安全和质量是医疗和公共卫生服务的生命线和基本要求。在社会主义市场经济环境下，没有监管就无法保证服务的安全和质量。《中华人民共和国基本医疗卫生与健康促进法》规定："国家建立健全机构自治、行业自律，政府监管、社会监督相结合的医疗卫生综合监督管理体系。"国家监管在这一监督管理体系中发挥着组织和领导功能，也是主要的监管方，即卫生行政管理机关依法有权对辖区有关单位和个人是否遵守卫生健康法律法规进行监督并依法处理。但是单一的政府监管无法覆盖医疗卫生服务的全过程和各个方面，因此行业自律、服务机构自治和社会监督也是必不可少的环节，即医疗卫生行业制定各种行业规范和建立行业自我监管机制，医疗卫生机构建立健全内部质量管理和控制机制，社会组织和个人对医疗卫生与健康促进工作进行社会监督。

（八）患者权利自主原则

健康权是每个公民的基本权利，即健康权的权利主体是个人，个人既是自己健康的第一责任人，也是获得国家和社会提供的卫生健康服务的受益人。当前，医疗和健康服务模式逐渐从"以医生为中心"转变为"以患者和权利人为中心"，即患者要求了解医疗方案以行使其自主决定权，社会中的个人和公众要求获得公共卫生和健康信息以防范公共卫生风险。基于这一原则，我国法律规定了医疗服务中的知情同意、公共卫生领域中的疫情信息公布等制度。

随着时代发展，大数据、信息化使医疗活动中患者的权利自主性出现了新的挑战，如何在坚持权利自主原则的前提下，既保障患者知情同意权，又充分保障其健康，既保障生活方式的个人选择权，又促进其自身健康并保障公众健康，构建既符合医学规律并保障公众健康又确保权利自治的新型卫生健康服务模式，成为卫生（健康）法学亟待解决的问题。

三、研究范畴

卫生（健康）法学的研究对象主要是医疗卫生领域的各类法律现象及其发展规律。同时作为一门医学与法学交叉的学科，与医学息息相关的医学伦理、社会医学的内容也需要有所涉及，所以卫生（健康）法学的研究对象还涵盖一部分医学伦理、社会医学的社会现象。

在医学的交叉范围中，卫生（健康）法学结合医学知识与技术，评估医疗行为的合理性和安全性，从而有效防控医疗纠纷、公正及时处理医疗纠纷及构建和谐医患关系。医学与法学的这种结合不仅为医学的发展和法学的发展开辟了新天地，也有助于在实践中对如何处理涉法的医事问题找到解决途径。涉及医学伦理的研究范围，如生命尊严、死亡权利等伦理问题，也是卫生（健康）法学研究中讨论的话题，诸如伦理审查相关的法律程序也囊括在卫生（健康）法学的研究范围内。社会医学主要研究人类健康与社会因素的关系，作为一门交叉学科，社会医学的研究对象与卫生（健康）法学有一定的重合，二者都研究如何更好地制定卫生健康政策，促进人群健康。

实践证明，无论古今中外医疗实践都离不开社会方方面面的参与和支持，尤其是政府的组织和引导，而政府和社会的参与则离不开法制的支撑和保障。同时，大健康理念的确立及相应全生命周期和全方位的卫生健康服务，也要求通过非药物治疗、健康环境建设、健康教育、健康促进等手段和机制，防控所有影响健康的生态、社会、经济和环境等因素，从而维护人的健康，而这些手段和机制均需要法律进行规范。因此，医学和法学、卫生健康服务和法律保障成为相互依存、共存共荣的学科和领域。卫生（健康）法学作为一门新兴的交叉学科，其内在逻辑和知识体系是多维度和多层次的。独特之处在于其跨学科的性质，它不仅仅是法学的一个分支，而是将医学知识与法律知识相结合，形成了一个独特的研究领域，用于解决医疗卫生实践中的法律问题，保护人民卫生健康合法权益，促进医疗技术的合理应用，提高医疗服务的质量，以及推动公共卫生政策的制定和实施。同时卫生（健康）法学不仅关注法律规范的制定和实施，还涉及伦理、社会、文化等多个层面。随着社会的发展和医疗技术的进步，卫生（健康）法学的研究领域和方法也在不断扩展和深化，其在未来的发展潜力和应用前景是巨大的。

第三节 学术研究现状

一、学术观点

近年来，随着医药卫生事业的迅速发展，社会上对具有卫生（健康）法学专业知识和技能的人才高度重视，在整个卫生领域，无论是在各级各类卫生行政部门、医疗机构、公共卫生服务机构，还是医疗投资公司和律师事务所，掌握医学、法医学、管理学、法律的交叉融合学科的复合型人才都极为紧缺，卫生（健康）法学的出现为复杂社会问题的解决带来了希望。

卫生（健康）法学作为法学和医学交叉的新兴学科，被誉为医学院校的"朝阳专业"，其集法学和医学两者的特质于一身，在摸索中成长。卫生法是在调整人的生命健康活动过程中所形成的各种社会关系的法律规范的总和，旨在保护人体生命健康，是在创设和维持保护人体生命健康活动的过程中形成的一系列社会秩序。卫生法的调整对象，即卫生关系，也就是国家卫生行政机关、医药卫生机构和其他组织与个人之间，因预防和治疗疾病，改善人们生产、学习、生活环境中的卫生状况，保护和增进人体生命健康而产生的各种社会关系。

二、学术研究的热点

近年来，针对卫生（健康）法学领域的前沿热点问题的学术探讨层出不穷。卫生（健康）法学学科的研究热点，主要包括以下几方面。

（一）公共卫生法治建设

关于公共卫生法治建设的研究主要有公共卫生的法理研究，尤其是突发公共卫生事件的法治应急应对和国际合作的相关研究。关于加强和推进公共卫生领域的立法和修法的研究，探讨《中华人民共和国传染病防治法》《中华人民共和国突发公共卫生事件应对法》等法律的修订。推进公共卫生领域简政放权，结合优化服务改革，提升卫生健康领域治理能力等相关问题的研究。

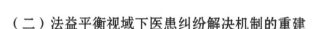

（二）法益平衡视域下医患纠纷解决机制的重建

这一方向的研究旨在从法益平衡的角度重新审视和构建医患纠纷的解决机制，对于缓解医患矛盾、维护医患双方的合法权益具有重要意义。通过对医患纠纷中涉及的各种利益关系进行分析，探讨如何在法律框架下实现利益的平衡和协调，从而建立更加科学、合理、有效的医患纠纷解决途径。

（三）医事行为伦理调整与法律救济

这一方向的研究聚焦于医事行为中的伦理问题及相应的法律救济途径。医事行为不仅涉及医学技术层面，还与伦理道德密切相关。如何通过法律手段对医事行为中的伦理问题进行规范和调整，以及当伦理问题引发纠纷或损害时，如何提供有效的法律救济，以保障医患双方的权益和医疗行业的健康发展。

（四）医学新技术应用的法律问题和相关立法研究

随着人工智能、基因编辑技术等医学新技术的不断发展，人工智能医疗产品、人类胚胎基因编辑等问题引发了广泛的伦理和法律争议。如何从立法层面规范人工智能的运用、人类胚胎基因编辑行为，确保技术的合理应用，防范潜在的风险和伦理问题。例如，探讨人工智能产品侵权责任主体，哪些情况下可以进行基因编辑、如何保障被编辑者的权益、如何建立相应的监管机制等，对于我国基因编辑技术的健康发展和相关法律法规的制定具有重要的参考价值。

（五）卫生健康法律法规清理与编纂研究

这一方向的研究是对现有卫生健康领域的立法进行全面系统的一致性评估与清理，针对不协调或冲突之处提出清理建议，研究卫生健康领域法典编撰的立法基础、可行性，并提出方案。这对于完善卫生健康法律体系、提高卫生健康领域的法治化水平具有重要意义。

（六）民法典编纂实施与医疗体制改革双重背景下医疗损害责任问题研究

这一方向的研究关注民法典编纂实施和医疗体制改革过程中出现的医疗损害责任问题，研究如何在新的法律和制度背景下，合理确定医疗损害责任的认定标准、赔偿范围等，对于解决医患纠纷、维护医患双方的合法权益具有重要意义。

（七）卫生健康法法典化的逐步推进

随着《中华人民共和国民法典》的颁布，法典化成为社会讨论的热点，在社会趋于相对稳定的方向时，法典化是各个部门立法乃至领域立法发展的一个重要归属。对于卫生（健康）法学，它比其他的部门法更加灵活，在实际应用中需要注意根据实际情况进行相应的调整和变化，因此提出了"适度法典化"的概念。适度法典化是指在法典化的过程中，不是将所有相关法律规范都纳入单一的法典中，而是选择性地整合一些核心的、基础性的法律规范，同时保留一些特殊法和单行法。适度法典化则更注重核心和基础，允许部分特殊领域的法律规范保持相对独立。相对于编纂体系型法典化，适度法典化更加灵活，实现的难度更小，同时也为法律体系的未来发展留出了空间。适度法典化是编纂体系型法典化暂时难以实现的情况下的一种可选择的路径，是学界在法典化的稳定性和灵活性之间所找到的一个平衡点。

学界普遍认为卫生健康法法典化是必要的，这种必要性不仅在于法典化可以提高卫生健康法的系统性和协调性、避免因法律法规过于分散而产生冲突和重复规定，还在于它能促进跨领域协调、明确法律的界限和责任以促进不同部门和行业的有效合作。然而，卫生健康法法典化的目标应当是在理想与现实之间找到实现二者相互平衡的最佳路径，促进法典化的社会条件的产生与发展，并通过逐步推动和"分段建设"的法典化过程实现卫生健康法的法典化，而不是追求"毕其功于一役"，不切实际地追求一个完美的法典。当前，社会急需且具备一定条件的卫生健康领域是公共卫生，因此呼吁和推动公共卫生法典可以成为编纂卫生健康法典的发端。

当前，我国卫生健康领域的法律法规仍有待完善，如在某些新兴领域缺乏明确的法律规定。编纂卫生健康法典可以从宏观上将这些新兴领域的法律纳入法典化顶层设计的视野之中，从而弥补现有法律的不足。此外，统一的法律标准对于确保法律的公正性和有效性至关重要。明确法律责任有助于提升整个社会对卫生健康问题的重视。当法律责任不明确时，个人和组织可能会忽视其在卫生健康方面的义务，从而增加了公共卫生风险。法典的编纂能够明确各方在卫生健康管理中的责任和义务，促进社会各界共同努力，提高公共卫生水平。

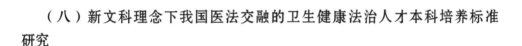

（八）新文科理念下我国医法交融的卫生健康法治人才本科培养标准研究

在新文科背景下，如何培养既具备医学知识又精通法学的卫生健康法治人才是一个重要的课题。通过对我国卫生（健康）法学本科教育发展的全面总结，以及对多所卫生（健康）法学类本科专业培养实践的调研分析，围绕统一学制、学位、规范专业名称、人才培养目标、课程体系设置等提出卫生法学人才培养标准，为推动新时代卫生健康法治新文科人才培养提质增效提供有益参考。

（九）医学院校培养医法结合的复合型法学人才培养模式的创新与实践

这一方向的研究旨在探索医学院校如何更好地培养既懂医学又懂法学的复合型人才。研究内容包括课程体系的设置、教学方法的创新、实践教学环节的加强等，以提高医法结合人才的培养质量，满足医疗卫生领域对复合型法学人才的需求。

三、前沿动态

（一）新文科背景下卫生（健康）法学专业的发展

新文科代表着一种学科融合的趋势，是对长期以来的知识精细化、专业化和学科化分布的一次反映。2018年，教育部召开"产学合作协同育人项目对接会"，在会上首次提出了"新文科"这一概念。同年，国家开始实施"六卓越一拔尖"计划，将法学专业列入"基础学科拔尖学生培养计划"。2019年，教育部联合科技部启动了"六卓越一拔尖"计划2.0，全面推进新文科建设。新文科建设和"双一流"建设为卫生（健康）法学专业的教育教学改革带来了契机与挑战。2023年2月6日，《关于加强新时代法学教育和法学理论研究的意见》（以下简称《意见》）印发，对法学学科建设与法学教育体系的构建提出，要继续完善法学教育管理指导体制，加快补齐重点领域人才短板的具体目标。以新文科建设与《意见》为指引，卫生（健康）法学作为具有极大发展活力与前景的交叉学科，立足于公民健康，为庞大的医疗服务系统与社会输送卫生健康法治人才，其对学生的实践性与专业性要求极高，更加需要培养学生融合法学理论、医学知识与实践运用的本领。不应止步于"法学＋医学""法学＋公共管理"等学科的简单学科交叉，应从卫生健康法治的时代需求出发，系统提炼其复合性与交叉性的学科内涵和体系，以及社会对医法复合型人才需求的导向，形成适应社会需求、学科良性发展的理论研究体系与人才培养体系。

新文科的特点是综合性、整体性、融合性。新文科的建设手段是学科交叉、知识整合。新文科建设要求构建世界水平、中国特色的文科人才培养体系，要求高校要结合自己的办学实际，制定体现自身特色的应用复合型人才培养体系。复合型人才培养体系的建立，需要构建复合型的人才培养方案、课程体系、实践教学体系及师资队伍。

当前，卫生（健康）法学专业的课程建设在交叉融合方面仍存在不足。其一，课程负责人的观念转变难。课程改革是"破""立""废"的过程，是培养任课教师专业素养、教学能力的过程，但转变卫生（健康）法学课程负责人传统的教学思维是目前课程体系改革的难点。其二，学科的深度交叉融合不够。随着医疗技术的进步和法学理论的更新，如何将知识内容丰富、知识结构变化大的两个学科进行融合，突出卫生（健康）法学专业的特色，是目前课程建设的一大难点。而如何将医学、药学、管理学等多学科知识融入法学教育中，是卫生（健康）法学课程建设的薄弱环节。其三，随着人工智能、大数据等现代信息技术的发展，如何创新教学方法，将现代化信息技术有机地结合、运用到课堂教学中，也是卫生（健康）法学课程改革的难点。

（二）高等院校的卫生健康法治人才培养

改革开放40多年来，不仅给社会带来繁荣与发展，而且也给人们的生活带来了巨大的变化，物质生活的富足促进人们精神生活的提升。随着社会主义市场经济的深化发展，新生事物在社会变革中不断地涌现，这就需要拓展新的理论去解释发展中的事物。伴随医疗卫生事业的发展和医疗行业改革的不断深入，医疗服务质量和医政管理从过去不被社会重视的社会现象逐渐成为人们普遍关注的社会问题。

建设社会主义法治国家的提出，推进我国各项立法与普法工作的开展，法治建设不断加强，公民的法律意识、维权意识与健康意识不断增强。因此，这也从各个方面对卫生工作提出了更高的要求。如何通过制定法律、规范或其他宣传手段增强医疗人员和患者的医疗风险意识，提供医疗技术，改善医务人员的服务态度，完善医疗过程中发生问题的解决渠道，建立完善的社会保障机制，降低卫生服务成本，引发了人们的深思。进而"医事法学"成为人们关注的热点名词，培养既懂医学又懂法学的人才，开设医学法学相结合的专业就应运而生。然而新生事物虽然适应社会需要，但它存在太多的探索空间与不确定因素，怎样使医事法学专业的体系更加合理，使人才培养更加科学，既能充分发挥学生的创造性又能够适应社会不同领域需求，是当前高等教育中亟须解决的问题。

如何完善卫生工作方面的立法、执法与司法工作，需要既具有法律思维又具有医学经验的复合型人才，以解决现实医学行业和法学行业人才中，懂医不懂法、懂法不懂医知识结构分割不足的问题。医事法学专业培养的人才有利于充实医疗机构，对医疗纠纷的预防和解决有积极的作用。有利于卫生行政部门在立法、司法与执法活动中加强法治建设，推动改革的深入。有利于运用人力资源高效地解决医政管理中的现实问题。为完善高等教育体系，通过医学与法学的有机结合，在全社会推进医事法学的学科建设，输出一大批具有医学与法学知识和思维能力的复合型人才，满足现实社会的需求，同时通过实践的历练实现个人价值，达到个人需要与社会价值的统一，满足医事法学人才的社会需求。

（三）新兴领域卫生健康法治人才供给对专业发展导向带来新的挑战

目前，我国全面实施健康中国战略，深入推进健康中国行动，深化医药卫生体制改革，在推动基本医疗卫生服务走向公民的同时持续完善基本医疗卫生制度，大力保障人民健康福祉。随着健康中国建设进入迅速发展阶段与医疗人工智能等新兴科技的广泛应用，卫生健康法治建设不断面临新的挑战，医疗卫生领域内不断演化出新的争议方向与新的服务需求，人工智能医疗侵权行为与相应管理办法亟须法制规范。除具体医疗行为外，社会公共卫生法治层面亦不断更新对完善卫生健康法治新的需求。值得注意的是，近年来，随着"全民健康"概念的提出、"大健康""大卫生"观念的形成与"健康中国"上升为国家战略等新形势，法律、社会与道德层面的医患关系已然获得一些改善，但无论是在医疗损害赔偿责任制度内部还是更广泛意义上的民事法律与其他医事法律、医事行政体制关系的协调上，医患关系中仍存在一些即使在世界范围内也始终无法较好解决的难题，基本公共卫生服务供给不足与人民群众日益增长的健康需求之间的矛盾也将继续影响以医患和谐为重要基础的卫生健康法治社会的构建。

高校作为学科依存的载体，既需回应经济社会发展对复杂性问题解决的需求，又需回应学科内部对跨学科知识生产的需要。医药类院校法学专业的特色和优势在于其所受到的医学通识教育，较之于综合类院校与政法类院校的卫生（健康）法学学生相比具备更专业的基础医学知识，以上种种来自社会的医法融合专业性需求，对于通晓医学原理、熟知医疗体系的医药类院校法学专业卫生（健康）法学学科建设导向与人才培养提出了新期待和新挑战。

整体而言，与我国卫生（健康）法学教学发展的状况相似，卫生（健康）法学的研究在我国医学和法学领域中长期处于边缘化地位，并未得到医学界和法学界的广泛认可。我国卫生（健康）法学的发展相对滞后于卫生健康事业的发展，与健康中国战略的实施还有不小的差距。这一状况的形成有多种原因。

其一，由于我国卫生（健康）法学教育起步晚，且具有自发、分散和面对不同学生需求的客观情况，卫生（健康）法学长期未被列为专门（二级）学科，因而相应的研究难免受到影响。除了各个院校和学者为医药卫生法学类课程编写了一批医药卫生法学类的教材外，相关研究也主要集中在卫生领域中引起社会关注的热点问题上，缺乏对医药卫生体制改革中重大制度性问题和深层理论问题的研究，表现为缺乏深入和体系性研究的现象。

其二，医药领域专业程度高、专业人员密集，把医学药学等领域视为专业知识和技能的特殊领域，忽略了医学药学的人学本质和社会属性，认为法律与我无关，导致长期忽略法律在卫生健康领域中不可或缺的重要作用。

其三，法学发展跟不上社会、经济、科技和国际形势的发展，把法学局限在传统的法学领域的划分，对于时代变化带来的新的民众诉求和新出现的领域、业态和社会问题反应迟滞，过于强调法学的"守成"功能和现有体系的完整性，而忽略其"创新"和"引领"作用，忽视或不屑于在新领域中开辟新的法学分支学科。

其四，由于各自专业背景和日常工作环境的不同，法学和医药学的专业团体及人员均缺乏对对方领域及其知识的了解，也缺乏对对方领域中制度运行的特殊规律的把握（如中医药的知识产权保护需要了解中医药的基本规律和知识产权法制度），医法或药法的复合型人才奇缺，导致两大领域尤其是两大职业群体"知难而退"，鲜有沟通和密切合作，即便在一些迫在眉睫的形势或问题（如疫情防控、药品监管等）的压力下或因学科交叉的需要而有所沟通，也往往因为缺乏相

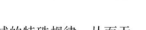

互了解导致的认知差异，无法抓住问题症结和卫生健康领域的特殊规律，从而无力提供深入、科学和有创见的建议与方案。

（四）大数据时代为卫生（健康）法学学科带来的机遇与挑战

随着大数据时代的到来，信息技术的应用为我国卫生（健康）法学教学带来机遇，亦带来了许多挑战，勇敢应对并逐步变革势在必行。卫生（健康）法学的诞生基于实践的需要，着力于为解决医患冲突、促进医患和谐这一重大社会问题提供理论支持与实践根据，其根本任务是预防和消灭疾病，改善人们劳动和生活环境的卫生条件，保护人体健康。总之，卫生（健康）法学所具有的技术性和保护人类健康的最终目的性决定了卫生（健康）法学教学活动与社会实践联系紧密。而实践中不断发展的具有数据体量巨大、数据类型繁多、处理速度快、价值密度低等四个特点的大数据，为卫生（健康）法学教学活动的科学决策和有效运行提供了独有契机，主要体现在以下四个方面。

其一，在教学理念方面，大数据时代的到来及新一代信息技术的使用改变了传统教学的教学理念和思维模式，逐步引入了尊重个体的身体和心理健康共同发展的卫生法理念，使得积极主动的卫生（健康）法学教学主体和个性化、多样化的教学理念成为可能。

其二，在教学内容方面，卫生（健康）法学教师在技术上完全有可能通过互联网等方式获悉来自整个世界相关学科的前沿信息和大量、丰富的卫生（健康）法学教学实例，并可以有选择、有目的地向学生介绍，进而引导学生完成有关信息的收集、整理和分析，使学生增强自学能力，提高学习的兴趣。学生亦可以根据个性化发展的需要，主动通过互联网、微信、微博等信息技术和信息平台获得文本、图像或视频等更宽泛的卫生（健康）法学知识。

其三，在教学方式方面，多媒体等科学技术的运用使得卫生（健康）法学教学方式不断翻新。在大数据时代下，随着信息技术的不断发展，物联网、云计算不断采用，卫生（健康）法学教学可以采用家庭课堂、网络课堂，以及小班化、多师同堂和慕课等多种更灵活、更能激发学生学习热情、体现个性化教育的教学方式，契合了卫生（健康）法学偏重提高学生实践能力的教学要求。

其四，在教学平台方面，大数据时代卫生（健康）法学教学平台不断开拓。教学过程明显突破了传统教学在教学时间、地点和空间等的多重限制，为师生、教师、学生之间提供了极为方便的交流机会和交流平台，有效解决了卫生（健康）法学专业师资力量、教学水平、服务社会能力等严重不均的情况。

总之，大数据时代对卫生（健康）法学的"教""学"双方，以及整个教学过程提出的新要求与卫生健康法治人才培养的要求实现了良好契合，并为卫生健康法治人才的培养提供了良好契机。大数据时代的到来使得个性化、多元化教学成为可能，尊重个体身心健康发展的卫生法理念得以深入推广，但是这一教学理念的转变离不开卫生（健康）法学教学主体的转变，需要教学主体的"师""生"双方能够迅速甄别、处理、应用海量的数据信息，拥有分析数据的能力，并能从中选出对个性化教学活动有效的数据。大数据时代对卫生（健康）法学教学内容的挑战主要体现在如何做到教学信息的同步与更新方面。信息的快速更替及数据的急剧膨胀改变了知识的传授方式、加快了知识更新，与其相比教科书内容相对滞后。卫生（健康）法学教科书中的知识系统、全面，但教科书中的知识却有一定的滞后性，即使版本不断更新仍难以赶上社会发展的进程。教学内容单一，难以引起学生兴趣。当前，卫生（健康）法学学生的实习机会普遍较少，而学生一般在校期间又很少有社会实践的机会，导致学生毕业后难以与社会直接接轨。

在如何实现教学方式的转变与突破方面，卫生（健康）法学关注人们生活、健康水平的切实提高，关注医患关系的合理解决，应当偏重提高学生实践能力的教学方式的应用，但当前我国卫生（健康）法学的教育方式仍是以教师教、学生学为主的"填鸭式"教育，在这种传统的单向传授的教学中，教师主导着教学过程，是教学的主体，学生仅是被动地接受。而移动互联网时代最大的特点，是能够实现教学双方同步互动。所以，在大数据时代，卫生（健康）法学教学如何实现单向传授向互动交流的教学方式转变是对教学主体的极大挑战。近年来，随着多媒体等方式大量应用，教学过程中的信息获取方式不断增多，但相对于信息科技的快速发展，卫生（健康）法学教学方式的现代化仍然滞后，仍然是以单向传授为主。大数据等信息科技在卫生（健康）法学教学中的应用及所体现的作用仍然被动，互动交流的教学方式亟待改进。如何以大数据为媒介，转变教学方式，为师生互动交流、共同协作以提高卫生（健康）法学教学的实效，仍需要教学主体深思。

四、存在的问题

（一）学科定位存在的问题

学科内容体系是指一个学科研究内容涵盖的框架结构和层次分类，是研究该学科理论与实践相互联系、相互制约的科学整体。卫生（健康）法学学科内容争议主要在学科名称和专业名称上，如对卫生法学、医事法学等专业名称的争论。不少专家认为学科名称不同，学科内容也应有相应的区别。但大多数医事法学或卫生法学的教材未对学科内容进行系统介绍，仅停留在医药卫生法律相关制度的介绍。学者们对医药卫生法学的调整对象、研究范围、基本原则和法律渊源等没有形成统一认识，进而导致学科内涵一直存在争议。

卫生（健康）法学的学科归属不明确，导致高校在开展医药卫生法律人才培养过程中多遇阻碍，人才培养方案、培养目标与专业管理没有实现标准化和体系化，有的高校开设医药卫生法学相关专业呈现混乱局面，教学内容过于宽泛或缺少重点，与复合型法律专业人才建设和高水平人才培养的需求不匹配。

医学和法学存在着较巨大的差异，医药卫生法律人才培养的各个环节，若仅是医药卫生和法学知识的机械叠加，将难以切实将医药卫生与法学专业融会贯通、深度融合。目前，不少医药卫生法律领域的教学人员没有认识到医药卫生（健康）法学的专业体系和基本特点及"医法"融合的深层次理念，导致许多高校在培养方案、课程设置、实践教学、创新创业、毕业论文、师资建设等方面，都体现出医学和法学交叉有余而融合不足的问题。

（二）课程设置存在的问题

课程设置是人才培养的核心内容，决定了学生的知识、素质与能力。卫生（健康）法学专业作为交叉学科，必然要设置法学课程和医学课程。然而课程设置依据何种比例及课程开设依据何种顺序，是每个学校都面临的问题且缺乏共识。

有的学校医学师资力量强，开设的医学课程较多，学生的医学水平可以达到专科水平。有的学校的法学师资力量强，法学课程开设较多，学生的法学水平较高。而由于学时的限制，医学课程开设较少，对医学知识仅限于粗略了解。再者，课程安排在时间顺序上也存在较大差别。有的学校从入学开始即学习医学课程与法学课程，二者交叉进行，大多数卫生（健康）法学方向的法学专业采取这种方式。有的学校先开设医学课程，待学生学习完全部课程后再集中学习法学课程，这一模式主要为临床医学专业（医事法学）所采用。目前，卫生（健康）法学在应用型人才课程设置上，重理论、轻实践。实践中，部分高校重理论学习、轻实践锻炼，设置了大量的理论学习课程，而未给予学生足够的接触实践课程的机会。在学术型人才课程设置上，重广度、轻深度。实践中，鉴于卫生（健康）法学学科内容体系的庞大，高校对卫生（健康）法学学术型研究生的课程设置往往呈现出追求应有尽有的趋势：大到卫生法学概述课程及全球卫生法课程，小到代孕、控烟、伤医事件的专题研讨，这样的课程体系设计使得教师因课时、学分限制难以对某一课程进行深度拓展或纵向挖掘，学生获取的专业知识较为基础，研究生教育可概括为"从书本到书本"。而另一层面，繁重的课业压力有可能导致学生的学术兴趣减退、学术态度不端，最终不利于鼓励学生发掘自己的研究领域，难以培养出真正有学术潜力的青年。因此，如何纠正当前部分高校的硕士研究生培养目标定位偏差，真正培养出以实际需求为导向，注重实际工作能力的卫生（健康）法学硕士研究生亟待解决。

（三）教学模式存在的问题

当前，我国卫生（健康）法学专业在课程设置方面普遍存在以下三个问题。一是医学和法学相关课程内容的融合衔接不够流畅，以至于学生在学习卫生（健康）法学时感受到割裂性很强。二是学术型人才和应用型人才的课程内容及教学安排的区分度不高。三是实践教学的开展较少。

近年来，尽管在具体教学方式方法层面开展了诸多探索并取得了一定的实践成效，但从历史考察与现实审视中可以发现，医学院校卫生（健康）法学课程教学中，教学理念的引领性滞后，教学内容前瞻性不足，教学方式针对性不强，教学评价发展性薄弱等问题依然不同程度地存在，卫生（健康）法学学科知识、实践能力与人格价值等核心素养培育难以达成教学目标。并且，由于认识不足，一些教师将卫生（健康）法学课程当成常识课泛泛而谈，没有重点、缺乏深度，教学内容与临床实践脱节，甚至照本宣科，造成教学内容肤浅化。此外，卫生（健康）法学特色课程少。从官网信息中发现，东南大学医事法学科和中山大学卫生法学课程介绍信息最为丰富，对课堂模式、教学成果等进行了详细介绍。其他综合性大学虽设有医学院，但对卫生健康法课程开展形式、教学内容的介绍非常少。学校间应相互学习，借鉴好的开课形式，为学生提供有意义、有价值的课堂。

卫生（健康）法学专业是为了解决医药卫生领域中的现实矛盾和问题而逐步发展起来的，目的是保障和谐的医药卫生秩序，促进医药卫生事业的健康发展，因此，卫生（健康）法学专业是一门实践性很强的专业。然而，与其相反的是，学生在学习的过程中很少能够有机会将理论知识运用到实践中加深自己的理解。一部分因为客观条件限制。另一部分，则是因为课程过难，学生学习不到位等原因，致使在实践中无从下手。

（四）评价考核体系存在的问题

教学质量是新文科建设的关键环节，新文科教学质量反映了高等学校文科教学实现新文科人才培养的能力水平。2020年《新文科建设宣言》呼吁要建设新文科特色质量文化，建立健全文科教育质量常态监测体系，实施文科专业认证。交叉学科评价作为重要的决策支持机制，与新文科的发展现状、未来发展趋势息息相关。随着教育部首批新文科研究与改革实践项目在卫生法学专业的落地，赋予各医药类院校的卫生法学学科专业积极主动投入新文科教育质量建设与学科评价的机遇，各大医药类院校应结合《〈普通高等院校医事（卫生）法学本科教学质量标准〉专家共识》（以下简称《共识》），以全国高等院校医事（卫生）法学教育联盟为评价主体，理顺新文科评价工作的指导理念和基本准则，把握新文科的主要特征，设计交叉学科评价的具体方法路径，进而全面推进新文科评价发展。

医学人文类课程考核评价体系分为对学生的考核和对教师的评价。在对学生的考核中，考核方式较为单一，主要由平时成绩和期末考试成绩组成，期末考核内容多局限于课程理论，对学生理论运用能力、人文素养和人文精神的考核较少。且在对学生人文素养和人文精神的考核中存在考核标准制订难、主观判断性强和考核实施路径难等问题，这就容易造成学生重视课程理论而产生"临时抱佛脚"的现象。在对教师的评价中，通常以问卷等形式对授课教师进行评价，评价重于形式，评价内容的真实性、客观性和全面性有待考究，再加上学校相关部门对评价意见的重视程度不足，导致"评价—反馈—改进"的闭环未能形成，这不仅不利于医学人文类课程质量的提升，还会影响教师自身的长远发展。

卫生法的功利型教育，即根据执业医师和研究生入学等各类考试大纲及医师考核大纲要求,针对性地讲解相关法律法规,为未来的职业生涯做准备,属于实用型教学。实用型教学因其实用性而受学生欢迎,但易使学生陷入关注实用而忽视理论和素养的误区。同样,教师在教学目标和授课内容的设定上也因注重实用而容易固化。

(五)师资建设存在的问题

卫生(健康)法学教学缺乏复合型的师资队伍。卫生(健康)法学的专业设置决定了其对师资队伍的要求非常高,除了医学、法学两门学科的要求外,还需要具备丰富的实践经验,但这样的要求在现实中却是很难达到的。卫生(健康)法学专业在预期中最理想的师资队伍应当是由医学专业的教师、法学专业的教师、医法实践型的教师及医法复合型的教师组成。现有卫生(健康)法学专职任课教师同时具有法学与医学专业背景的复合型教师较少。我国开设医药卫生法学类专业的医学院校中,绝大部分教师都不具备医学和法学双学位,能够既有医学学位又有法学学位的教师少之又少。同时在开设了该专业的综合性大学里,能够有法学和医学双学位背景的教师也很少。对于这个具有交叉和复合特性的专业来说,教师队伍的学科背景和经验积淀都是促成复合型人才培养必不可少的因素。同时,近年来,各大医药类院校卫生(医事)法学学科专业不断加强教学队伍的人才引进与培育,涌现出一大批国家级、省级教学名师与教学团队,如湖北中医药大学卫生法教学团队获批为湖北省省级教学团队。但基于各大医药类院校办学实际与相关复合型人才的缺乏,仍存在师资队伍欠缺复合专业背景、规模与结构尚不完善等问题,应当在《共识》对教学规范与教学队伍的规范指引下进一步完善。

第四节 科学研究

一、卫生(健康)法学科研活动的现状

(一)研究主题广泛且深入

1. 基础理论研究

卫生(健康)法学的理论研究内容包括:其一,明确核心概念与范畴。学界

对卫生（健康）法学的核心概念和卫生法律关系的认识不断深化，对其内涵、外延及在法律体系中的地位进行了深入探讨，明确了卫生（健康）法学以保障健康权为核心，围绕医疗纠纷、医学新技术的法律规制、医疗行为规范、医疗保障法律制度等不同分支展开研究。其二，构建理论体系。学者们致力于构建卫生法学的理论体系，探讨其基本原理、原则和价值取向，为卫生（健康）法学的实践应用提供理论指导。例如，对卫生（健康）法学的基本原则、患者的权利与义务等方面的研究，为理论体系的构建奠定了基础。

2. 具体领域研究

卫生（健康）法学界在以下领域开展研究：其一，医疗新技术的法律规制。随着医疗技术的不断进步，如基因编辑、人工智能辅助医疗、医疗大数据应用、远程医疗等新技术涌现，相关的法律问题成为研究热点。其二，医患关系与医疗纠纷解决。医患矛盾是长期存在的社会问题，相关研究包括医患权利义务的界定、医疗事故的认定与鉴定、医疗纠纷的多元解决机制（如调解、仲裁、诉讼）及赔偿标准的确定等。旨在探索更加公平、高效的纠纷解决途径，维护医患双方的合法权益。其三，医学教育与医师执业的法律规范。涉及医学教育的质量标准、医师的执业资格认证、执业范围、继续教育要求及医师的职业责任和职业道德等方面的法律规定，为医学教育的规范化和医师的合法执业提供法律保障。其四，中医药与民族民间医药的法律规制。涉及中医药服务、中医医疗机构执业许可、中药保护与发展、民族民间确有专长执业资格、中医药人才培养、中医药知识产权保护、中医药传承与文化传播等。其五，医学科研与临床试验的法律监管。包括医学科研的伦理审查、受试者的保护、临床试验的审批程序、数据管理及科研成果的转化等方面的法律问题。确保医学科研活动的合法性、科学性和伦理合理性，促进医学科学的健康发展。

（二）研究机构和人才队伍逐渐壮大

1. 研究机构增多

越来越多的高校、科研机构和医疗机构设立了卫生（健康）法学研究中心或相关的研究机构，为医学、法学科研活动提供了组织保障和平台支持，推动了卫生（健康）法学的学科建设和发展。

2. 专业人才增加

许多医科高校和科研机构培养并会聚了一批专注于卫生（健康）法学研究的

专业人才。例如，贵州医科大学医学人文学院卫生法学教研室拥有一批具有医学与法学双重背景的教师，且部分持有执业医师和执业律师资格，西南医科大学的卫生法学教育创新团队，成员学历职称专业结构较为合理，具有较强的教学、科研和实践创新能力。大连医科大学人文与社会科学学院卫生法学团队博士研究生占比为84.6%，双师双能型教师占比为76.9%。

3. 跨学科背景融合

卫生（健康）法学是一个交叉学科，涉及法学、医学、公共卫生学、伦理学等多个学科领域。因此，科研活动中应注重跨学科的研究方法和合作，综合运用多学科的理论和方法，解决卫生（健康）法学领域的法律问题。

（三）研究成果丰富

1. 学术论文和著作

卫生（健康）法学科研人员在国内外学术期刊上发表了大量的论文，出版了一系列的学术著作和教材。这些成果涵盖了医学、法学的各个领域，对相关的法律问题进行了深入的理论探讨和实证研究，为医学法学的学科发展和法律实践提供了重要的理论支持。

2. 政策建议和立法参考

一些研究成果为政府部门制定相关政策和法律法规提供了重要的参考依据。例如，在传染病防治法、医疗纠纷处理条例、医疗保险制度改革等方面，卫生（健康）法学科研人员的研究成果为政策和立法的制定提供了有益的建议和方案。

3. 学术交流与合作

卫生（健康）法学科研活动促进了国内外的学术交流与合作。通过举办学术会议、研讨会、培训班等活动，卫生（健康）法学科研人员可以分享研究成果，交流学术经验，加强与国内外同行的联系与合作。同时，一些科研项目也需要跨地区、跨部门的合作，共同推动卫生法学的研究和发展。

（四）实践导向明显

1. 医学教育需求推动

医学教育不仅注重医学知识的传授，还强调学生的综合素质培养，如伦理道德、沟通能力、批判性思维等。这些素质对于卫生（健康）法学专业的学生来说同样重要。具备良好伦理道德的卫生（健康）法学人才，能够在处理医疗纠纷时更好地平衡医患双方的利益，良好的沟通能力有助于他们与医患双方进行有效的沟通和协调。

2. 司法实践需求推动

医疗行业的快速发展和医疗纠纷的不断出现，使得司法实践对卫生（健康）法学理论的需求日益迫切。研究者们积极关注司法实践中的问题，通过案例分析、实证研究等方法，为司法实践提供理论支持和解决方案。

3. 参与立法与政策制定

卫生（健康）法学研究者积极参与国家和地方的立法与政策制定工作，为相关法律法规和政策的出台提供专业意见和建议。例如，在新冠疫情防控期间，一些学者对公共卫生治理法治化的研究成果，为疫情防控政策的制定提供了参考。

二、卫生法学学科科研团队

从来源上可分为综合院校及政法院校的卫生（健康）法学研究团队、医学院校的卫生（健康）法学研究团队。

（一）综合院校及政法院校的卫生法学研究团队

截至目前，我国许多综合性大学和政法院校已开设卫生（健康）法学相关课程，部分高校则开设了药事管理方向的研究生项目。可以说，我国卫生（健康）法学的学科建设方兴未艾，正有待于有识之士投身于此。代表性院校有：①清华大学法学院卫生健康法研究中心于2002年12月设立，开展卫生（健康）法学教学和研究工作，2005年，在法律硕士中开始招收卫生健康法方向的法律硕士，并开设中国卫生健康法专题研究课程，将卫生（健康）法学设立为二级学科，招收硕士、博士研究生，并积极推动卫生（健康）法学领域的跨学科合作。②北京大学卫生法学研究中心，邀请国家主管部委、高校和律师事务所的校外兼职导师参与教学科研，研究方向为卫生法学的学科性质、立法建议、司法解释、执法难点等亟待研究的法学问题。③复旦大学医事法研究中心。其从医事法基础理论研究逐渐转向中国医疗卫生法治的完善。④西南政法大学卫生健康法治与社会发展研究院。研究方向主要包括卫生法学基础理论、医事纠纷多元化解机制、健康医疗保障法制、医事组织合规治理、数字医疗法制、人口调控与卫生服务法制。⑤西北政法大学医药卫生法律与政策研究中心。设置法律硕士（卫生法方向），研究卫生法治问题，为地方和国家法律与政策制定提供学术支撑。整合各方资源，打造沟通学界和实务界的专业平台。联合学术界同仁，推动卫生法学学科建设和前沿问题研究，并不断创新改革教育机制，培养高端医疗卫生法学人才。⑥东南大学医事法学研究所。举办"首届海峡两岸暨中日医事法国际研讨会""医疗纠纷预防与处理法律机制研讨会"等多次国际国内卫生法学术会议。⑦中山大学公共卫生学院卫生法学团队。主要致力于卫生法学、政府规制和公共卫生应急管理的交叉学科理论发展和实践应用研究。

（二）医学院校的卫生（健康）法学研究团队

自2000年开始，教育部批准在多所医学院校设立法学专业，目标是培养医法结合的复合型法学人才，以满足人民群众日益增长的维护健康权利的需要、适用法律途径解决医疗纠纷的需要、维护公共卫生安全稳定的社会需要。经过20多年专业建设和发展，依托医学院校医学资源和许多医学、法学背景的高校教师在卫生（健康）法学专业建设方面的不断努力，在人才培养上取得一定的成功经验，为社会输送了一大批医法结合的卫生法治建设的生力军，也形成了一批卓有建树的研究团队，代表性团队有：①北京协和医学院卫生法教研团队立足医学人文学科，依托北京协和医学院的医学专业优势，凝聚院校卫生法学科的师资力量，同时借助国内外卫生法学界优秀资源共同开展合作。以医疗实践中的法律难题为基础，结合高新医学技术应用引发的前沿热点法学问题，探索和践行卫生法学与生命伦理学等学科交叉融合的学科及学术发展路径，形成协和医学院卫生法学团队的研究特色。团队近年来主持重要课题、参与立法研讨、出版专著，撰写内参文章、发布专家共识、参与撰写内参建议和立法建议提案等，为我国医疗卫生行业法治发展贡献力量。②西南医科大学卫生法学教育创新团队。聚焦卫生法学教育教学与人才培养开展理论研究与实践创新，在卫生法学教育基础理论、本科教育标准、人才培养模式、教育实践创新等领域取得了不少成果。③哈尔滨医科大学卫生法学团队。其特色是通过学业全程导师制和模块化人才培养平台，强化"医法结合"的专业特色，面向不同年级的法学专业学生开展全程式、一贯制的思想政治教育，其《关于依法加强和健全核酸检测工作的若干意见》《依法防控疫情后可能出现的突出问题》《关于依法防控新型冠状病毒感染的肺炎疫情的建议》等系列研究成果，被中国法学会"要报"采纳。④湖北中医药大学卫生（健康）法学团队。研究方向主要包括：医事法、中医药法治研究、公共卫生法治研究等，科研成果获得国家卫生健康委员会、湖北省人大常委会、湖北省卫生健康委员会等政府部门采纳20余项。⑤大连医科大学人文与社会科学学院法学团队，向国家、省、市各级部门提供资政建议10余份。⑥广东医科大学卫生法制与政策研究所，承担国家级课题、省部级课题、市厅级课题多项，在卫生法制与政策研究方面具有较强的实力。⑦首都医科大学医学人文学院卫生法学系团队，对社会心理服务体系建设、精神障碍患者发病报告制度、紧急情况下公权力机关的强制送治、公益诉讼保护机制等重点选题有深入研究。⑧安徽医科大学法学院团队，拥有习近平法治思想研究中心、卫生健康法治与政策研究中心、安医法学论坛、安医法学博士论坛等科研平台，同时拥有2个安徽省科研创新团队，1个安徽省教学创新团队。⑨中国药科大学药事管理专业团队。其聚焦医药政策与法规研究与实践，深度参与《药品管理法》《基本医疗保险用药管理暂行办法》、中国药品上市许可持有人制度、抗癌药医保谈判等医药领域重大立法与政策方案设计，形成医药行业影响力较高的国家医药政策智库。

三、卫生（健康）法学学科的科研成果

（一）理论研究方面

1. 学科体系构建

有学者对卫生（健康）法学的学科定位、逻辑起点与体系建构进行了深入研究，明确了卫生（健康）法学在法学学科体系中的独特地位和价值，为该学科的进一步发展奠定了理论基础。例如，相关研究成果对卫生法学的概念、范畴、基本原则等进行了系统梳理和界定，使人们对卫生（健康）法学的认识更加清晰和准确。

2. 教育标准研究

部分科研团队针对卫生（健康）法学本科教育标准展开研究，探讨了卫生（健康）法学专业的培养目标、课程设置、教学方法、实践教学等方面的标准和规范。这对于提高卫生法学专业的教育质量、培养符合社会需求的专业人才具有重要意义。例如，某高校的科研团队通过对国内外卫生（健康）法学教育的比较研究，提出了适合我国国情的卫生（健康）法学本科教育标准和培养方案。

（二）实践应用方面

1. 医疗纠纷解决机制研究

科研成果为构建多元化的医疗纠纷解决机制提供了理论支持和实践经验。例如，一些研究探讨了医患协商、人民调解、行政调解、仲裁、诉讼等不同纠纷解决方式的优缺点和适用范围，提出了建立多元化纠纷解决机制的建议。部分地区根据这些研究成果，建立了医疗纠纷人民调解委员会等机构，有效地化解了医患矛盾。

2. 医院管理的法律风险防范

卫生（健康）法学的研究成果帮助医院识别和防范管理过程中的法律风险。例如，在医院的合同管理、医疗质量管理、人力资源管理等方面，学者们通过研究提出了具体的法律风险防范措施，提高了医院的管理水平和风险防范能力。

3. 政策建议

一些科研团队通过对卫生（健康）法学的研究，为政府部门提供了相关的政策建议。例如，大连医科大学法学系教师向国家、省、市各级部门提供的资政建议《关于依法防控新型冠状病毒感染的肺炎疫情的建议》《关于依法加强和健全核酸检测工作的若干意见》等，为国家疫情防控的法治建设提供了重要的决策参考。湖北中医药大学与清华大学法学院、华中科技大学联合发起编写《高校开学应对新型冠状病毒肺炎疫情防控的专家共识》，并经广泛征求意见后公开发布，助力高校的疫情防控，产生良好社会影响。

4. 教学改革

很多医科类高校都积极开展卫生法相关课程的教学改革，提升医学生对卫生法课程的参与度和获得感。其中湖北中医药大学的研究团队在获批教育部首批新文科研究与改革实践项目后，深入研究新文科背景下的卫生（健康）法学专业教育，在教学方法、课程体系设置、教材编写等方面进行了一系列改革和创新。例如，在课程体系中增加了医学课程，使学生具备更全面的知识结构。采用案例教学、实践教学等方法，提高学生的实际操作能力和解决问题的能力。

5. 成立联盟

2022年5月，西南医科大学和哈尔滨医科大学联合发起成立了"全国高等院校医事法学教育联盟"。该联盟有49家首批联盟成员单位，并已经举行了三届联盟年会和一届师资培训。2024年5月，湖北中医药大学医学人文学院、南京中医药大学养老服务与管理研究院、北京中医药大学人文学院、成都中医药大学马克思主义学院和清华大学法学院卫生健康法学研究中心联合发起成立了"全国中医药法治研究联盟"，并同时举办了有31家高校、科研院所相关单位共同参与的"中医药法治发展国际学术研讨会"。

（三）学术著作方面

我国卫生（健康）法学研究从翻译国外卫生健康法著作、出版卫生健康法教科书和法律释义开始，已进入出版专著和深入研究中国问题，发展中国卫生（健康）法学自主知识体系的阶段，学术成果显著，不胜枚举，部分研究成果如下。

1. 翻译国外著作

《以往与来者——美国卫生法学五十年》《世界各国患者权利立法汇编》《公共卫生法——权力、责任、限制》《公共卫生法——伦理、治理与规制》等。

2. 教科书与法律释义

《卫生法》《卫生法学》《卫生法学原论》《医事法》《医事法案例教程》《卫生法与卫生政策》《医事法研究》《中华人民共和国基本医疗卫生与健康促进法专家解读》等。

3. 专著

《健康法制的基石——健康权的源流、理论与制度》《"新公共卫生"法律规制模式研究——基于治理的视角》《人权视野下的中国精神卫生问题研究》《中国公共卫生法》《中国医疗法》《守住医学的疆界》《医事法的国际视野与中国现实问题研究》《交叉法学研究——法律如何应对新技术之挑战（第一卷）》《医事法前沿问题研究》等。

据不完全统计，目前出版卫生（健康）法学相关教材已近200本，名称从最初的以《医事法学》为主，到《医事法学》与《卫生法学》共同主导，再到2024年开始向《卫生（健康）法学》转换，充分反映了我国卫生（健康）法学学科的发展历程。并且可以预见，日后将有大量的以《卫生（健康）法学》为名的专业教材陆续出版。

在教材内容方面，无论是关于卫生健康法的调整对象、具体学科知识、学科体系，均存在较大差异，但随着2019年《中华人民共和国基本医疗卫生与健康促进法》的颁布，基本确立了我国的卫生健康法律体系，卫生（健康）法学相关教材在内容及体系上都以该法为基本展开，现今基本共识已经形成，在统一的卫生

（健康）法学知识体系、学科体系之上，卫生（健康）法学将向纵深发展。

学术专著方面，目前已公开发行的卫生（健康）法学相关学术专著已初具规模，按照学界通说的卫生（健康）法学体系，卫生健康法的五个子部门中，除了"健康促进法"尚无专门的学术专著外，"医事法""公共卫生法""健康产品法""健康保障法"均已有相关学术著作，卫生（健康）法学的学术研究体系基本健全。但是目前主要存在两方面问题：一是各部分研究成果不均衡，学术研究"偏科"明显。从各部分占比来看，关于医患纠纷、医疗损害相关问题的研究基本占据了卫生（健康）法学研究的半壁江山，其余各部分的研究还相对薄弱。二是基础研究薄弱，90%以上均为应用研究、制度研究，并且"追热点"现象显著，如从2019年以来，对公共卫生法治和健康权的研究成果迎来了短暂的爆发。

四、卫生（健康）法学学科未来的科研方向

（一）卫生（健康）法学教育标准与人才培养模式研究

在以往研究基础上，进一步探索卫生（健康）法学专业的研究生教育标准、不同层次人才的培养模式差异、实践教学与理论教学的最佳比例等。例如，研究如何更好地将医学实践与法学理论教学相结合，以培养出更符合医疗行业需求的复合型法律人才。探索在线教育、模拟法庭等新型教学方式在卫生（健康）法学教育中的应用及效果评估。针对不同地区、不同医疗机构的需求，制定个性化的人才培养方案。

（二）医患关系与医疗纠纷解决机制的深化研究

进一步研究制定医患沟通的法律标准和规范，包括医务人员的告知义务、患者的知情权和参与权等方面的具体要求，以促进医患之间的有效沟通和信任。进一步研究如何优化医疗纠纷的多元化解决机制，加强不同解决途径之间的配合和互补，提高纠纷解决的效率和公正性。例如，建立医疗纠纷调解的标准化程序、仲裁与诉讼的衔接机制等。

（三）卫生健康领域的政策法规与法律实践研究

结合国家的健康中国战略、医疗改革政策等，研究相关政策法规在实践中

的实施效果和存在的问题。例如，分析分级诊疗制度下的法律责任划分与落实情况。研究医保支付方式改革对医疗机构和患者的法律影响。探讨公共卫生应急管理体系中的法律保障机制，例如，突发公共卫生事件应对等方面的法律制度建设和实践操作。

（四）医学新技术的法律伦理问题研究

随着基因编辑技术、人工智能医疗等医学新技术的发展，相关的法律伦理问题逐渐引起人们的关注，但目前尚未形成系统的研究成果。未来可以深入探讨基因编辑技术在疾病治疗和预防中的法律边界和伦理准则，如基因编辑婴儿事件引发的法律和伦理争议。研究人工智能医疗产品的法律责任界定，当人工智能系统出现诊断错误或治疗失误时，如何确定责任主体和承担相应的法律责任等问题。研究如何制定法律规范，保障医疗大数据的合法收集、存储、使用和共享，同时保护患者的隐私和数据安全。

（五）互联网医疗背景下的医患关系与法律责任

随着互联网技术的发展，互联网医疗逐渐兴起。未来需要研究互联网医疗背景下的医患关系和法律责任，包括互联网医疗平台的法律地位、医生的执业规范、患者的隐私保护等问题。例如，研究如何规范互联网医疗平台的运营，保障患者的知情权和选择权，明确互联网医疗纠纷的管辖和法律适用。

（六）医学科研与临床试验的法律监管研究

随着信息技术的发展，远程临床试验逐渐成为一种新的趋势。未来需要研究如何对远程临床试验进行有效的法律监管，确保试验的科学性和合法性。例如，建立远程临床试验的技术标准、监管流程和质量控制体系等。

（七）医师执业的法律问题研究

医师多点执业是医疗体制改革的重要内容，但在实践中也面临着一些法律问题，如医师与多个医疗机构之间的合同关系、医疗责任的划分、医师的管理和监督等。未来需要进一步研究如何完善医师多点执业的法律制度，保障医师和患者的合法权益。

（八）医师的职业精神问题研究

医师的职业精神是医学伦理和法律的重要体现，未来需要研究如何通过法律手段培育医师的职业精神，加强医师的职业道德教育和法律意识培养，提高医师的职业素养和服务水平。例如，建立医师职业精神的评价体系、违法违规行为的惩戒机制等。

（九）公共卫生与健康领域的法律问题研究

公共卫生事件的频繁发生，对公共卫生应急管理的法律体系提出了更高的要求。未来需要进一步优化公共卫生应急管理的法律体系，明确各部门的职责和权限、应急响应的程序和标准、资源调配的机制等。例如，建立公共卫生事件的分级分类管理法律制度、应急物资储备和调配的法律保障等。健康中国战略的实施涉及多个领域的法律问题，如医疗卫生体制改革、健康产业发展、全民健身等。未来需要研究如何制定法律政策，保障健康中国战略的顺利实施，促进人民群众的健康权益。例如，研究健康产业的市场准入、监管机制、知识产权保护等法律问题，为健康产业的发展提供法律支持。

（十）医疗保障制度的法律完善研究

医疗保障基金的安全是医疗保障制度可持续发展的重要保障。未来的科研可以关注医疗保障基金的监管法律制度，研究如何加强对医疗保障基金的收支、管理、使用等环节的监管，打击欺诈、骗取医疗保障基金的行为，保障基金的安全和有效使用。

（十一）健康产品的法律规制研究

随着电子商务的发展，互联网销售健康产品的规模不断扩大，带来了新的监管挑战。未来需要研究如何加强对互联网销售健康产品的法律监管，打击虚假宣传、假冒伪劣等违法行为，保障消费者的合法权益。例如，研究如何建立互联网销售健康产品的追溯体系、投诉举报机制，以及如何加强对网络平台的监管责任。

随着科技的不断创新，一些新型的健康产品不断涌现，如个性化医疗产品、智能健康监测设备等。未来需要研究如何制定适应创新健康产品的法律准入标准和监管制度，既鼓励创新，又保障产品的安全和有效性。例如，研究如何对个性化医疗产品的临床试验、审批程序进行规范，如何对智能健康监测设备的数据准确性和隐私保护进行监管。

第五节　教育教学

为契合社会发展的需求，进而为健康中国战略的实施给予有力的法治保障，中共中央办公厅、国务院办公厅于2023年2月印发了《关于加强新时代法学教育和法学理论研究的意见》，其中明确提出要加速完善法学教育体系，并对法学学科体系予以优化。为创新医药卫生领域法治人才培养机制，深化医事（卫生）法学本科人才培养模式改革，提高医药卫生法治人才培养质量，遵循《教育部　中央政法委关于坚持德法兼修实施卓越法治人才教育培养计划2.0的意见》和教育部《关于加快建设高水平本科教育　全面提高人才培养能力的意见》等的要求，在成立了由49个成员单位组成的"全国高等院校医事法学教育联盟"之后，西南医科大学联合湖北中医药大学、哈尔滨医科大学共同发起，参照《普通高等学校法学类本科专业教学质量国家标准》（2018年）和国家社会科学基金教育学一般课题"法治中国背景下我国医事法学本科教育标准研究"最终成果，由上述三校相关人员协力撰写征求意见稿。之后广泛征求中国卫生法学会教学与学科建设委员会和"全国高校医事（卫生）法学教育联盟"成员单位同行专家意见，并在全国范围内遴选、咨询了30余位相关学科的理论和实务专家的意见，再经反复商讨、修订完善形成《〈普通高等院校医事（卫生）法学本科教学质量标准〉专家共识》。

一、整体办学情况

全国设有卫生（健康）法学（医事法学、卫生（健康）法学方向专业）的学校主要包括以下部分。

医学类大学。中国医学科学院北京协和医学院、北京大学（医学部）、首都医科大学、北京中医药大学、天津医科大学、中国医科大学、重庆医科大学、哈尔滨医科大学、南京医科大学、河北中医学院、山东中医药大学、河南中医药大学、上海中医药大学、南京中医药大学、广州中医药大学、浙江中医药大学、天津中医药大学、湖南中医药大学、广西中医药大学、皖南医学院、安徽医科大学、赣南医科大学、江西中医药大学、温州医科大学、湖北医药学院、湖北中医药大学、南方医科大学、广东医科大学、广州医科大学、昆明医科大学、贵州医科大学、新疆医科大学、贵州中医药大学、成都中医药大学、西南医科大学、大连医科大学、福建中医药大学、甘肃中医药大学、锦州医科大学、内蒙古科技大学包头医学院、海南医科大学、内蒙古医科大学、蚌埠医科大学、杭州医学院、西安医学院、新乡医学院、滨州医学院、山东第二医科大学、中国药科大学、沈阳药科大学、广东药科大学等。

综合类大学。清华大学、北京大学、上海交通大学、复旦大学、华中科技大学、西安交通大学、中山大学、山东大学、吉林大学、南方科技大学、兰州大学、云南大学、扬州大学、郑州大学、华北理工大学、南通大学、武汉大学、东南大学、四川大学、同济大学、南开大学、温州大学、中南大学、三峡大学、汕头大学等。

政法类大学。中国政法大学、西南政法大学、华东政法大学、西北政法大学等。

（上述院校排名不分先后且由于资料收集等原因，可能存在遗漏，特此说明。）

二、代表性的院校简介

中国医学科学院北京协和医学院（以下简称"院校"）。院校卫生法学学科历史源远流长，在中国卫生（健康）法学发展过程中发挥重要作用。原院校法律室主任吴崇其作为中国卫生法学会创始人之一，长期担任中国卫生法学会副会长兼秘书长。院校原党委书记钱昌年长期担任中国卫生法学会副会长，法定代表人。2016年前，中国卫生法学会秘书处一直设在院校医疗管理处。院校人文和社会科学学院建院之初就设有卫生法学与生命伦理学系，2019年开始招收医学人文专业硕士生，包含卫生法律与政策方向。院校医学信息研究所2017年年底成立医疗卫生法治研究室，2018年成立卫生法律与卫生经济教研室。

北京大学。北京大学医学人文学院设有医学伦理与法律系，从2019年开始培养医药政策与制度史博士研究生和卫生法学博士后。

北京中医药大学。法学专业入选北京市一流本科专业建设点，2010年开始招收卫生法学方向的硕士研究生，2012年设置"医药卫生法学"二级学科硕士点，2018年设立法律硕士专业学位授权点，2024年开始招收医药卫生法学专业博士研究生。

首都医科大学。医学人文学院下设7个学系和2个研究中心，包含卫生法学学系、医学人文研究中心、卫生法学研究中心。拥有本科法学专业（卫生法学方向）。

哈尔滨医科大学。2001年获教育部批准成为国内首批具有授予法学学位资格的医学院校，次年，学校在人文社会科学系设立法学专业并开始招生，20余年培养了近千名复合型法学人才。2020年，哈尔滨医科大学法学专业被评为黑龙江省一流本科专业并被推荐为国家一流本科专业，同年被评为黑龙江省卓越法治人才教育培养基地，为学科发展开启了崭新的一页。

大连医科大学。法学专业自2006年开始招生，其前身是2003年公共卫生事业管理专业医事法律方向，目前已经招生21届学生，是辽宁省一流本科建设专业。该专业培养出一大批医疗卫生法卫生健康法治人才，成为全国重要、辽宁省唯一的医事法学人才培养基地。

西南医科大学。2000年开办医事法学专业，是全国首批、西部率先培养医法复合型专业人才的高校。学校依托法学专业于2005年建立法学系，2014年更名为法学院。2019年获批四川省一流本科建设专业，2023年医事法学课程获批为国家级一流本科课程。2007年获批四川省哲学社会科学重点研究基地——四川医事卫生法治研究中心，2009年创办全国公开发行的《医学与法学》期刊，2014年建立司法鉴定中心（2016年获国家级认证许可）。2015年起，学校在全国高等医药院校中招收法律硕士研究生，是全国第一所获批法律硕士专业学位授权点的高等医学院校。

天津医科大学。2005年设立临床医学院法学专业，开设卫生法学等特色课程。2022年6月，天津医科大学医学人文学院将原医学法学系和原医学伦理与文化学系医学伦理学教研室重组，成立了医学伦理与法学系，学系下设医学伦理学教研室和法学教研室。

湖北中医药大学。湖北中医药大学卫生法学学科始建于20世纪90年代，是全国较早从事医药卫生法学教学与研究的少数高等医药院校之一。获批湖北省高校人文社科重点研究基地——湖北大健康产业发展研究中心，湖北省中医药监督执法研究培训中心，设立有医药卫生法学校级重点学科，统领法学、卫生法学两个教研室，设有中医文化学（中医药法律保护）硕博士点，公共事业管理医事法学专业（国家一流本科专业建设点）和药事管理专业2个本科专业，其中公共管理卫生医事法学本科专业招生起于2004年，2022年药事管理专业开始招生。

贵州中医药大学。1988年至今，该校在临床医学专业和护理学专业中开设卫生法学课程，在药学专业开设药事法规课程。2001年，与贵州大学联合办学开设法学（医事法律方向）本科专业，2007年开设法学本科专业至今。2022年获批法律专业硕士学位授权点。

（上述院校排名不分先后且由于资料收集等原因，可能存在遗漏，特此说明。）

三、教学改革

卫生（健康）法学教学内容丰富，《中华人民共和国医师法》明确规定医师的资格取得、执业规则、培训考核、保障措施等内容，为医师的执业行为提供了规范和保障。《医疗机构管理条例》对医疗机构的设立、变更、注销，执业许可和校验制度，以及医疗机构的权利和义务等方面进行了详细规定，确保医疗机构的规范运行。《医疗事故处理条例》明确了医疗事故的定义、分类、赔偿和补偿制度、报告鉴定和处理程序等，为医疗事故的处理提供了依据。《中华人民共和国药品管理法》规定了药品的生产、流通和使用规定，质量监督和检验制度，广告宣传和价格管理及法律责任和监管措施等。《中华人民共和国基本医疗卫生与健康促进法》明确权利与义务，保障公民健康权益，规范医疗卫生行业秩序，推动了医疗卫生事业的发展。《医疗质量安全核心制度要点》明确了共18项包括首诊负责制度、三级查房制度、急危重病人抢救制度、术前讨论制度、信息安全管理制度等内容。《医疗纠纷预防和处理条例》详细规定了医疗纠纷的处理程序，包括报告、调查、鉴定、协商、调解、诉讼等环节，为医患双方提供了明确的指引。上述基础法规和制度为卫生（健康）法学学科课程的设置提供了详尽的依据。因此，各高校在针对卫生（健康）法学课程设置上涵盖了广泛的内容，包括卫生（健康）法学的基本概念、原则和制度，如医疗纠纷处理的法律程序、患者权益保护的法律规定、医疗机构管理的法律要求等。在教学内容和教学方式上开设卫生法的高校都积极开展教学改革，仅列举两个有代表性院校的教学改革和成效。

西南医科大学积极推进课程建设，"医事法学"课程获批国家级一流本科课程。该课程自2019年12月上线以来，在慕课平台已开课7次，总选课人数超20 000人，涵盖国内多所高校学生及医院、卫生行政管理等部门工作人员。西南医科大学主持的国家社会科学基金教育学一般课题"法治中国背景下我国医事法学本科教育标准研究"，填补了国内卫生法学本科教育标准缺失的空白。在课程建设方面，法学院组织召开医事法学课程建设专题研讨会，推进课程不断完善。同时，西南医科大学加强课程负责人考核，健全课程管理和评价制度，全面提升课程建设水平与人才培养质量。这些举措都为卫生（健康）法学教育的多元发展奠定了坚实基础，展示出广阔的前景。

哈尔滨医科大学于2002年创办法学专业，是教育部首批批准的具有法学学位授予资格的8所医学院校之一，设立目标是培养医法结合的复合型法学人才。为了解决卫生法学专业课程体系庞杂的难题，确立了以"医法结合、全面规划、重点突出、实践创新，强化素质教育"的课程设置原则。为了解决医学与法学课程内容不能有效融合的问题，打破原有课程设置，对课程进行了压缩和整合，同时开设"医事法律案例分析""医事程序法""法庭科学"等具有交叉特色的课程，提高学生跨学科知识运用的能力。利用大学生慕课平台、雨课堂、智慧树等平台，开展线上线下混合式教学。与黑龙江省高级人民法院合作，由法官们为大一的法学新生讲授《开学第一课》，将课堂搬到法院里，让学生感受司法的神圣和职业的荣誉。

在理论教学中，为了激发学生的学习兴趣，提高教学效果，学校注重教学方法的改革和更新，先后采用了床边教学法、案例教学法、座谈教学法、参与教学法、角色模拟、实战演练法、模拟法庭法等先进的教学方法，突出强调教学方法的综合应用。教学方法改革论文《床边教学法在医学伦理学教学中的探索与实践》《医学生临床实习阶段的权利问题研究》《医事法学人才院校培养的现实求解》《医学法学专业人才培养模式的改革与实践——以哈尔滨医科大学为例》等相关研究成果发表于《医学与哲学（人文社会医学版）》及《医学与法学》等国家中文核心期刊上。首创学业全程导师制。学业全程导师制是在完成医学法学本科理论教学的同时，通过课余时间多样化、全程化的导师制活动，实现"宽口径、厚基础、强技能、高素质、重个性"的实用型医学法学复合型人才的培养目标，提高学生的创新精神和实践技能。经过20余年专业建设和发展，形成了"以专业能力培养为重点，以素质教育为核心，以创新应变能力培养为关键、以产学研结合为途径"的医法结合人才培养模式。哈尔滨医科大学法学专业入选了黑龙江省一流本科专业、黑龙江省卓越法治人才培养基地，获得教育部首批新文科研究与实践项目立项。

四、师资队伍

目前，卫生（健康）法学专业面临师资力量不足的问题，要求教师既具备医学专业知识，又具备法学专业知识及实践经验。为此，各高校采取多种措施，例如，在法学院校招收医学本科专业毕业的法学硕士研究生、博士研究生和法律硕士研究生，聘请临床医生、各科室负责人或退休老教授为客座教授，对缺乏医学知识的教师给予支持进行跟班学习等。通过这些方式，优化整合资源，推动卫生（健康）法学教育高质量发展。

为了推动卫生（健康）法学教育的发展，清华大学法学院卫生法研究中心曾在2017年和2018年利用暑期时间举办了两届卫生法师资培训班，为各院校的卫生健康法教师提供了较为深入和系统的讲座和研讨活动。全国高等院校医事（卫生）法学教育联盟在成立之后，也于2023年举办了第一届卫生法骨干师资研讨培训班。这些培训班对于提升卫生健康法师资的教学和研究能力具有积极的推动作用。

各高校间也开展了校际合作共建，协同创新对师资队伍建设起到重要推动作用。例如，西南政法大学与西南医科大学共建"医事法学协同创新中心"，通过互聘兼职教授和兼职研究生导师等方式，促进师资的交流。两校还举办医学与法学领域培训进修班，加强师资的培养。这种合作模式整合了双方的优势资源，为教师提供了更广阔的学术交流和实践锻炼平台。一方面，教师可以参与合作项目，共同开展科研和教学活动，拓宽学术视野，提升教学和科研水平。另一方面，教师可以深入对方学校的教学和实践环境，学习不同的教学方法和实践经验，丰富自己的教学内容和手段。此外，协同创新还可以吸引更多优秀的人才加入卫生（健康）法学师资队伍，为学科发展注入新的活力。

五、教材建设

系统化的教材编写和案例支持有利于学生的学习。各高校及研究团队都比较注重加强教材建设，并在教材中增加对于新兴卫生健康领域问题的关注及案例教学的内容，从而增强了教材的实用性，帮助学生形成系统、全面的卫生（健康）

法学知识体系，并使其在实践中加以应用。通过对现有教材的梳理，可分为以下两类。

（一）医事法学类教材

该类教材比较系统地介绍医事法学的基本概念、基础理论和相关法律制度等内容。法学专业和医学专业的学生都可使用，对医疗实践中产生的法律问题进行了详细的分析和探讨，有助于学生建立对医事法学的全面认识。代表性教材有：《医事法学》《医事法》《医事法专论》《医事法概论》《医事法研究》等。

（二）卫生法学类教材

该类教材针对高等医药院校卫生法学课程的教学特点编写，结合了全国医师资格考试卫生法学考试大纲的要求，从不同角度对卫生法学的理论和实践进行讲解，适合不同院校的教学需求。代表性教材有：《卫生法学》《卫生法学教程》《卫生法学概论》《卫生法学通论》《卫生法学基础教程》《卫生法学案例与实训教程》《卫生法学实践教程》《卫生法学案例教程》《卫生法教程》《卫生法原理与实务》《卫生法学精要》等。

六、研究生的培养现状

（一）研究生的培养目标与特色

卫生（健康）法学专业研究生硕士学位的培养目标具有明确的指向性和特色。其致力于培养应用型、复合型和高水平的人才。在应用型人才培养方面，以"致用、实务"为导向，重点强化学生的实践能力和职业能力，使学生能够运用职业思维和法律原理解决医事问题，毕业后从事卫生法学事务的组织、管理与服务工作。在复合型人才培养方面，卫生法学的交叉性、复合性决定了人才培养的复合性，要培养掌握医学、法学基本理论和技能，具备从事医药卫生法律职业所需知识、能力、思维和方法的复合型专门人才。在高水平人才培养方面，作为高层次专业学位，以培养能够胜任法律实务工作的卓越法律人才为目标，符合"卓越法律人才教育培养计划"。其特色主要体现在精心打造法学、医学和医法桥梁课程体系，推行"三导师"制（即由校内导师、校外医务实践导师和法律实践导师组成），依托"四位一体"平台育人，实现"产、学、研、用"结合，促进卫生（健康）法学理论与实践的联系。

（二）师资力量对研究生培养的影响

师资队伍现状对研究生培养既有制约也有促进。制约方面表现为，当前师资力量不足，缺乏卫生法学专业毕业的导师，教师多数由其他相关学科转来，在教学和科研中常显露出明显缺陷。同时，缺乏复合型师资队伍，医学院校医学专业师资力量雄厚，法学师资相对薄弱，医法复合型教师匮乏。这使得研究生在知识结构的完整性和实践能力的培养上受到影响。然而，现有师资队伍现状对研究生培养也有促进的一面。例如，"三导师"制的推行，由校内导师提供理论教学和学术指导，校外医务实践导师和法律实践导师分别从医学实践和法律实践方面给予指导，为学生提供多方面的学习资源和实践机会，有助于提高研究生的综合素质和实践能力。此外，校际合作共建也为师资队伍带来新的活力，促进了师资的交流和培养，为研究生培养提供更广阔的平台。

（三）研究生培养的未来策略

为提升研究生培养质量，首先，应继续加强师资队伍建设，引进更多具有医学和法学复合背景的专业人才，提升现有师资的学历和职称，鼓励教师参与实践，丰富实践经验。其次，优化课程设置，在保持法学、医学课程体系完整性的基础上，增加医学与法学结合的特色课程，注重课程的实用性和前沿性。再次，加强实践教学，与更多的医疗、法律实务部门合作，建立稳定的校外实践教学基地，为学生提供更多的实践机会。同时，鼓励学生参与科研项目，提高学生的科研能力和创新精神。最后，加大对研究生培育的投入，设立更多的奖、助学金，吸引优秀学生报考，为学生提供更好的学习和生活条件。

七、教学改革及学生培养的改进建议

（一）教学培养方面

在教学培养方面，存在师资力量不足、课程设置问题等。然而，挑战也带来了机遇。随着社会对卫生法学专业人才的需求不断增加，各高校积极推进教学改革，创新人才培养模式。例如，西南政法大学设立卫生健康法治与社会发展研究院，通过承办国际论坛、加强合作交流等方式，促进卫生（健康）法学研究向系统有序化发展。各高校应在挑战中持续创新，实现卫生法学教育的可持续发展。

（二）课程体系建设方面

在课程体系建设方面，传统法学教育模式在卫生法学教学中显得较为空洞，需改变"重理论、轻实践"观念。可以进一步优化卫生法学课程与其他医学人文课程的整合。目前，虽然已经开始强调卫生法学课程的重要性并尝试融入医德教育等内容，但课程之间的衔接和协同还可以更加紧密。例如，可以开发跨学科的综合性课程，将医学伦理学、医学心理学、医学社会学和卫生法学等学科的知识有机融合，以案例分析、小组讨论、项目实践等形式进行教学，让学生从多个角度深入理解医学人文与法律的关系，提高综合运用知识解决实际问题的能力。

（三）教学方法的创新

教学方法的创新也是未来研究的重要方向。随着信息技术的不断发展，在线教学、虚拟仿真教学等新型教学方法可以更多地应用于卫生法学与医学人文教育中。例如，利用虚拟现实技术模拟医疗场景和法律纠纷处理过程，让学生身临其境地感受卫生法学在实践中的应用，提高学习的趣味性和参与度。同时，还可以开发基于移动互联网的学习平台，为学生提供学习资源和互动交流的机会，促进自主学习和个性化学习。未来应更注重医学与法学的深度融合，及时更新教学内容，以适应不断变化的医疗法律环境。在教学模式方面，应充分利用大数据等信息技术，推进教学方式由单向传授向互动交流转向，实现个性化、菜单式、开放式的教学模式。同时，加强课程思政建设，将立德树人贯穿于课程教学的全过程。此外，还应加强课程团队建设，提高教师的主观能动性，整合各方资源，共同推进课程建设，为培养高素质的卫生法学专业人才奠定坚实基础。在互联网时代，传统的教学模式难以满足学生日益多样化的学习需求。大数据的处理能力与信息的快速更替，使得卫生法学教学的知识传授与知识更新面临巨大压力，与传统教科书严重脱节。同时，学生学习方式的转变也对教学提出了更高要求，他们摆脱了对授课教师的单一依赖，希望通过网络资源开展研究性学习，实现个性化、合作化、多媒体化、交互性、开放性的学习特点。网络教学有利于师生关系的重塑。教师可以以案例创设学习情境，以视频激发学习兴趣，以问题启发思考空间，以评价主体的多样化培养学生的自我意识。学生在网络教学过程中变被动为主动，积极参与学习，加强批判性思维、系统性思维和发散性思维等的训练。此外，网络教学打破了固定课堂时间和空间的限制，为教学提供了更加灵活、方便的途径。

（四）加强师资队伍建设

加强师资队伍建设是推动卫生法学与医学人文教育融合的关键。目前医学人文教育的师资队伍中，既具备医学专业知识又熟悉法律知识的教师相对较少。未来可以通过开展跨学科的教师培训、引进法律专业人才、鼓励教师进行跨学科研究等方式，提高教师的综合素质和教学水平。例如，可以组织医学教师和法律教师共同参加培训和研讨活动，促进双方的交流与合作，共同探索教学方法和课程设计。为解决师资队伍存在的问题，各高校积极探索建设专业化、复合型师资队伍的路径。推行"三导师"制是一种有效的尝试。"三导师"制即由校内导师、校外医务实践导师和法律实践导师组成。校内导师主要负责理论教学和学术指导，确保学生掌握扎实的法学和医学基础知识。校外医务实践导师由临床医生或医疗机构管理人员担任，凭借他们丰富的医疗实践经验，能为学生提供医学实践方面的指导，帮助学生了解医疗行业的实际运作和面临的法律问题。法律实践导师则来自律师事务所、司法机关等法律实务部门，他们能够传授法律实践技能，指导学生处理实际法律案件。通过"三导师"制，学生可以获得多方面的指导，提高综合素质和实践能力。

（五）加强实践教育环节

实践教学环节的拓展和深化也是未来研究的重点。除了临床实习和模拟法庭之外，可以探索更多形式的实践教学活动。例如，组织学生参与医疗法律援助活动，让学生在实际帮助患者维护合法权益的过程中，加深对卫生法学的理解和应用。与医疗机构、法律机构合作开展实习项目，让学生在真实的工作环境中接触卫生法学问题，提高实践能力。同时，还可以建立实践教学基地的评估机制，确保实践教学的质量和效果。积极开展校际合作共建，协同创新对师资队伍建设具有重要的推动作用。还可以吸引更多优秀的人才加入卫生法学师资队伍，为学科发展注入新的活力。

（六）加强教材建设的创新

在教材建设方面，创新点主要体现在内容和体例上。在内容方面，不再将卫生（健康）法学与医事法学混为一谈，明确了卫生（健康）法学的研究对象和学科定位。例如，教材强调医事法学应当是专门研究和探讨与医疗事务相关的法律体系、法律理论和法律制度的法律学科，而卫生（健康）法学的概念外延要远大于医事法学。在内容结构方面，教材分为三大部分，包括卫生（健康）法学的学科概述、基本理论和相关纠纷的处理与解决，结构清晰，便于学生学习。然而，教材建设也面临着一些挑战。一方面，卫生（健康）法学作为一门新兴的交叉学科，学科发展尚不成熟，教材内容的更新速度难以跟上卫生（健康）法学环境的变化。另一方面，由于不同高校的办学特色和课程设置存在差异，对教材的需求也各不相同，如何编写一本具有普适性的教材，满足不同高校的教学需求，是教材建设面临的一大难题。

（七）加强国际交流与合作

我们应认识到卫生（健康）法学与医学人文教育国际化的重要性和紧迫性，将国际化理念融入教育的顶层设计中。这包括培养学生的全球视野、跨文化交流能力和国际竞争力，使他们能够在国际卫生法律和医学人文领域发挥积极作用。制定明确的国际化培养目标，培养既熟悉国内卫生（健康）法学和医学人文状况，又了解国际相关领域发展动态和规则的专业人才。例如，培养能够参与国际卫生法律事务、国际医疗合作项目中的法律与人文问题处理的人才。及时跟踪国际卫生法学和医学人文领域的最新发展动态，将国际前沿的理论、研究成果和实践经验纳入教学内容中。例如，关注国际上关于医疗人工智能的法律和伦理问题、全球公共卫生事件中的法律应对等热点问题，并将其融入教学。鼓励教师到国外知名高校、研究机构进行访学、进修和合作研究，了解国际卫生法学和医学人文教育的最新动态和先进教学方法，提升教师的国际化水平。学校可以提供相应的支持和资助，例如，设立教师国际交流基金、优先推荐优秀教师出国交流等。聘请国外的卫生法学和医学人文领域的专家学者到国内高校任教或开展短期讲学，引进国际先进的教学理念和教学方法。同时，邀请国际专家参与国内的教学研讨和课程设计，为国内的教育教学提供国际化的视角和建议。积极开展学生的国际交流项目，例如，交换生项目、短期游学项目、国际实习项目等。让学生有机会到国外的高校和医疗机构学习和实践，亲身体验不同国家的卫生法学和医学人文环境，拓宽学生的国际视野和跨文化交流能力。与国外高校和研究机构开展联合培养项目，共同制定培养方案、课程设置和教学计划，学生可以获得国内外双学位或联合培养的证书。这种方式可以充分利用国内外的教育资源，培养具有国际竞争力的卫生（健康）法学和医学人文专业人才。加强与国际上的相关学术组织、研究机构的合作与交流，共同开展卫生（健康）法学和医学人文领域的学术研究项目。通过合作研究，提高国内在该领域的学术水平和国际影响力，同时也为学生提供参与国际学术研究的机会。政府也应加大对卫生（健康）法学与医学人文教育国际化发展的资源投入，包括资金、设备、图书资料等方面的支持。学校可以设立专项基金，用于支持国际交流项目、师资培训、学术研究等活动，为教育国际化发展提供坚实的资源保障。

第六节　社会应用

卫生（健康）法学作为医学科学和法学理论的有机结合，是一门新兴学科，它研究卫生健康法律现象，揭示卫生法律规律。随着社会的不断发展，卫生（健康）法学在公共卫生、医疗保障、药品管理、健康产业、医学伦理、医疗纠纷等多个领域发挥着越来越重要的作用。

一、公共卫生领域的法律保障

公共卫生是关系一国或一个地区人民生命安全、身体健康的大事，是国家政府负责的基本职责。卫生（健康）法学通过一系列的法律法规等规章制度、规范性文件，为预防和控制传染病提供了法律支持。法治是应对突发公共卫生事件的有力武器。经过多年努力，目前我国已建立公共卫生法律制度体系，涉及诸多部法律，例如，《中华人民共和国基本医疗卫生与健康促进法》《中华人民共和国传染病防治法》《中华人民共和国突发事件应对法》《中华人民共和国生物安全法》《中华人民共和国国境卫生检疫法》《中华人民共和国进出境动植物检疫法》等。此外，在有关法律中涉及诸多的公共卫生条款。例如，新冠疫情暴发后，我国公共卫生领域法律对依法科学有序防控疫情发挥了重要作用。

二、医疗保障领域的法律支持

随着经济发展和社会进步，人们对于健康保障的需求越来越高。医疗保障作为社会保障体系的重要组成部分，对于维护社会稳定，促进经济发展具有重要意义。卫生（健康）法学在医疗保障领域的应用主要体现在医保法律体系的构建上。我国医疗保险法律体系的构建和完善尚处于探索阶段，目前其构建模式主要采用"急用先立"的策略进行回应式立法，部分法律规范是以问题为导向"应急出台"。以支付管理领域法律为例，如为应对新冠疫情，我国及时出台了《国家医疗保障局 财政部关于做好新型冠状病毒感染的肺炎疫情医疗保障的通知》等，使得我国医保支付范围涵盖了"防""检""治""康"等多方面，最大限度避免了发生灾难性卫生支出的概率。

三、药品管理领域的法律监管

药品是关系人民生命健康的重要商品，加强药品管理对于保障公众健康具有重要意义。卫生（健康）法学在药品管理领域的应用主要体现在药品监管制度上。卫生（健康）法学通过制定药品管理法律法规，明确药品监管部门的职责权限、监管方式、处罚措施等规定，为药品监管制度的实施提供了法律支持。同时，卫生（健康）法学也关注药品不良反应监测和药品广告监管等问题，通过法律法规明确各方权利义务关系，保障公众健康权益。

四、医学伦理审查的法律构建

随着医学领域的迅速发展，以及全球间合作的加强，众多伦理问题及挑战开始出现，也给伦理治理带来了严峻的挑战。如何应对快速出现的医学伦理问题，卫生（健康）法学为此建立了完备的法律法规治理体系。以2019年全国人大常委会通过的《中华人民共和国基本医疗卫生与健康促进法》为例，其中明确提出：开展药物、医疗器械临床试验和其他医学研究应当遵守医学伦理规范，依法通过伦理审查，取得知情同意。医疗卫生机构应当按照临床诊疗指南、临床技术操作规范和行业标准及医学伦理规范等有关要求，合理进行检查、用药、诊疗，加强医疗卫生安全风险防范，优化服务流程，持续改进医疗卫生服务质量。医疗卫生机构开展医疗卫生技术临床应用，应当与其功能任务相适应，遵循科学、安全、规范、有效、经济的原则，并符合伦理。医疗卫生人员应当遵循医学科学规律，遵守有关临床诊疗技术规范和各项操作规范以及医学伦理规范，使用适宜技术和药物，合理诊疗，因病施治，不得对患者实施过度医疗。这也是我国第一次将伦理审查上升到法律高度，旨在保障全民基本医疗服务，全面推进健康中国建设。

五、医疗纠纷中的法律调解

随着医疗技术的不断进步和人们自我保护意识的增强，医疗纠纷成为一个突出的社会问题。卫生（健康）法学在医学伦理和医疗纠纷处理中发挥着重要作用。一方面，通过法律法规明确医患双方的权利义务关系，规范医疗行为，减少医疗纠纷的发生。例如，对医务人员权利进行保护的法律主要为《中华人民共和国医师法》。该法在第一条便表明了包括"保障医师的合法权益"在内的立法目的。第二十一条规定了医师在执业过程中的权利，包括"在执业活动中，人格尊严、人身安全不受侵犯"。另一方面，卫生（健康）法学也为医疗纠纷的调解和处理提供了实践支持，保障医患双方的合法权益。例如，医疗纠纷调解具有很强的专业性，调解人员运用其所掌握的医学和法学专业知识查明案件事实，提出客观、可行的调解方案，公正、合理地促使双方当事人达成调解协议、解决医疗纠纷。调解员只有具备较高的专业素质和调解技能，才能胜任医疗纠纷调解工作，更好地履行其职责。由此可见，卫生（健康）法学为化解医疗纠纷做出了重要贡献。

六、卫生（健康）法学的应用潜力及拓展空间

卫生（健康）法学作为一门交叉学科，具有广阔的应用潜力和拓展空间。在应用潜力方面：对医疗卫生领域的法律保障而言，卫生（健康）法学能为医疗卫生领域的各项活动提供法律基础。它涉及医疗机构的设立与管理、医疗行为的合法性、医疗纠纷的处理等多个方面，确保医疗机构和医务人员在提供医疗服务时能够遵守法律法规，保障患者和医疗机构的合法权益。关于医疗纠纷的调解与处

理，卫生（健康）法学发挥着重要作用，它提供了法律途径和解决方法，有助于减少医疗纠纷的发生，维护医疗秩序的稳定。卫生（健康）法学还涉及健康管理与疾病预防的法律问题。它关注健康管理的合法性、有效性及个人隐私的保护等方面，为健康管理机构提供法律支持，确保健康管理活动的合法性和规范性，也能为健康管理与疾病预防提供相应的法律支持。

在拓展空间方面：能够促进跨学科融合与创新。卫生（健康）法学作为交叉学科，具有跨学科融合的特点。它可以与公共卫生、生物科技、信息技术等多个领域相结合，形成新的研究方向和应用领域。例如，与公共健康卫生法学相结合，研究公共卫生事件的法律应对和防控措施。与生物科技法学相结合，研究基因编辑、生物安全等问题的法律规制。促进国际合作与交流：在全球化背景下，卫生（健康）法学面临着国际化合作与交流的机遇。它可以与国际医疗机构、法律机构等开展合作与交流，共同研究医疗法律问题，推动医疗法律体系的完善和发展。同时，卫生（健康）法学还可以为国际医疗合作提供法律支持，促进国际医疗资源的共享和利用。提高政策制定与咨询服务质量：卫生（健康）法学在政策制定和咨询服务方面也具有广阔的空间。它可以为政府、医疗机构等提供法律意见和建议，参与医疗政策的制定和修订工作。同时，卫生（健康）法学还可以为医疗机构提供法律咨询服务，帮助医疗机构解决法律难题，提高医疗服务的质量和效率。

第七节 展望与建议

一、卫生（健康）法学学科的未来发展趋势及展望

卫生（健康）法学学科建设迎来了史上最好的发展机遇期。其理论研究的空间十分宽广，其价值日趋彰显。实践已证明卫生（健康）法学的研究与发展有利于揭示医事现象及其发展规律，有利于医事立法、医事司法，以及医事法律人才的培养，并有助于实现和谐的医患关系。医学与法学的这种结合不仅为医学和法学的发展开辟了新的天地，也有助于在实践中对涉法的医事问题找到解决途径，这是一个有着广阔发展前景的新兴学科。

我们党和政府始终高度重视发展卫生事业，把提高人民的健康水平作为重要目标。而卫生法治建设作为国家依法治国方略中的一个重要组成部分，影响并制约着我国全面建设社会主义现代化国家、全面深化改革和全面依法治国的整体进程。卫生（健康）法学与人民的生命健康权益密切相关，社会也急需既懂法又懂医的卫生法学人才。因此，卫生（健康）法学的重要性一目了然。

医学与法学交叉融合的历史表明，医学与法学在发展过程中是相互独立又相互影响、相互促进的。尤其是近现代医学技术的重大革新与应用都向法律提出了挑战，而相应法律的制定与实施又为医学的进一步发展提供有力的制约与保障，两者的交叉融合使得公民的生命健康这一基本人权得到了维护。自20世纪80年代以来，我国医事立法得到了很大发展，初步形成了以宪法为根基，以医事法律、医事行政法规为主体，以医事行政规章、地方性医事规章、司法解释为分支的医事法律体系。但是我们也要看到，与发达国家相比，我国的医事立法还相对滞后。

医学与法学交叉的最大价值在于：为解决医患矛盾这一重大社会问题提供了理论支持与实践根据。交叉科学是自然科学、社会科学、人文科学、数学科学和哲学等大门类科学之间发生的外部交叉，以及本门类内部众多学科之间的内部交叉所形成的综合性、系统性的知识体系。因而有利于解决人类社会面临的重大科学、社会问题，尤其是全球性的复杂问题。这是交叉科学所能发挥的社会功能。目前，健康中国和法治中国建设正顺应时代强势推进，全面深化医事卫生（健康）法学领域的改革势在必行。大力开展卫生（健康）法学教育，培养高质量的卫生（健康）法学本科人才，塑造更高层次的拔尖创新人才，是国家法治化建设的重要组成部分，也是健康中国、法治中国建设的根基所在。在全面开启第二个百年奋斗目标的新征程中，急需聚焦未来健康中国和法治中国建设对各类卫生（健康）法学人才的需求，构建并完善涵盖卫生（健康）法学本科、硕士研究生、博士研究生教育的人才培养体系，加大卫生（健康）法学复合型、应用型、创新型人才培养力度，形成具有中国特色的卫生（健康）法学人才培养模式和办学标准，这是当前和未来我国经济社会发展之所需，也是健康中国、法治中国建设之必需。因此，进一步加强卫生（健康）法学学科专业建设正当其时，期望国家和社会予以卫生（健康）法学学科专业建设和人才培养更多的关注和支持，以更好、更快促进卫生（健康）法学教育发展。

二、卫生（健康）法学学科发展对策

（一）强化协同育人体系构建，有效缓解卫生（健康）法学教育服务与学生需求之间的矛盾

未来卫生（健康）法学人才培养，应牢固树立"以学生发展为中心"的理念，着力强化协同育人体系建设，确保教育服务的有效供给。一是强化卫生（健康）法学人才培养核心价值观，注重学生核心知识、核心能力、核心素养培育，培养德才兼备、全面发展的社会主义法治建设者和接班人。二是推进复合型、应用型人才培养方案和教学方法改革，采取多样化的人才培养模式，丰富学生的求学渠道，满足社会对多样化人才的需求。三是倡导现有高校联合开展教学改革与研究工作，以改变过去高校之间单兵作战、投入精力不足、改革乏力的现状，促进教学改革研究范式的创新和教学成果的综合运用。四是注重加强课程建设与现代教育信息技术的融合，借助现代化教学媒体，提供给学生更多优质的教学资源和教学信息，使之更能满足医法结合个性化、智能化发展需求。五是着力打造医法结合的"双师型"师资队伍，加速教师知识更新速度，鼓励卫生（健康）法学教师参与行业实践，以法官助手、检察官助手、律师助手等身份参与法务工作，实现资源共建共享、优势互补、科研互助，助力提升卫生（健康）法学教师的实践教学能力和水平，以师资队伍质量提升保障卫生（健康）法学学科复合型、应用型人才培养质量提升。

（二）筑牢卫生（健康）法学学科根基，明确学科专业归属

法学本身是一个包容性很强的学科，易与多个学科交叉融合。"法"字以"水"为边，除寓意平之如水，更有海纳百川之意。在医学与法学两学科交融之中，法学本身的包容性使之更适宜成为此专业所依托的基础。从卫生（健康）法学专业名称及其含义来看，"卫生"为框，"法学"为本。"卫生"一词是法学之定语，将某一特定领域的法律法规单独划分进行深入广泛之研究，是学科发展之需要。可见，"卫生（健康）法学"这一学科名称及其含义本身就指向了法学学科。从卫生（健康）法学专业人才未来的出路上看，卫生（健康）法学的毕业生主要就业于卫生行政管理、卫生执法监督、医疗机构医务管理部门、法院和检察

院、律师事务所等，而通过法律职业资格考试是进入到法检系统和律师事务所的基本条件。

（三）以卫生（健康）法学本科教育为主，积极拓展研究生层次教育

从我国国情来看，我国社会主要矛盾已经转化为人民日益增长的美好生活需要与不平衡、不充分的发展之间的矛盾，这种经济社会发展的不平衡也体现在对人才需求的差异上。即使是在同一领域，对人才的需求也有所不同。在卫生（健康）法学领域亦是如此，需要培养出不同层次的卫生健康法治人才才能适应我国目前这种不平衡发展之需求。从本科教育与研究生教育的培养目标来看，我国医疗卫生领域法治建设仍不完善，卫生（健康）法学本科教育承担着将更多有志投身于此领域的人才后备军"引进门"的角色。从学科发展上看，任何一个新兴交叉专业的发展过程难免会出现各种问题，但是这些问题并不是不能解决，许多高校和学者正致力于解决这些问题，切不可因噎废食。应支持更多高校开展卫生（健康）法学的研究生教育，为国家经济社会高质量发展提供更多高层次人才。

（四）完善课程体系，加强核心课程建设

从课程设置、课程体系结构等方面进一步进行优化，重点对以往开设课程进行纵向和横向整合，把课程分成若干课程群，便于统一的调整和安排，同时把具体课程重新整合，使课程设置更加合理，更能反映法学专业培养目标的要求，更有利于培养复合型的法学专业人才。应避免医学课程与法学课程的简单叠加，而是根据专业特点，削减某些与卫生（健康）法学联系较少的法学核心课程，例如，经济法、海商法等，并适当降低法学专业医学课程的难度，使其较为浅显易懂，并积极编撰适用于卫生（健康）法学专业的医学教材。

（五）以两种学科思维结合为基础的两种学科知识的有机结合是卫生健康法治人才培养模式的核心内容

大学本科阶段不仅传授基础知识和专业知识，而且更为重要的是能力的培养。这种能力应包括自主学习与生活管理的能力、社会实践与发展职业的能力和培养兴趣与树立正确价值观的能力。培养综合素质能力的卫生法学复合型人才的关键是使医学思维与法学思维有机结合。卫生健康法治人才培养模式应注重培养

学生在社会工作中，运用医学与法学的融合思维去发现和处理实践活动中的问题，在融合的思维中提升能力。医学与法学融合思维的培养，应体现在教学培养的全过程中，通过医学与法学知识与技能交叉融合，以"医中有法，法中有医"教学设置为基础，促进融合思维的逐渐形成。同时，卫生（健康）法学教学不仅体现在理论水平，而且应强调实践教学活动的关键作用。在实践活动中，有益于学生对医学与法学的理论知识产生更新的认识，加深理解，寻找到理论知识与实践工作的结合点，促进理性思维的形成。

参考文献

［1］刘莘，覃慧．卫生法理论体系建构的前提［J］．行政法学研究，2015，（4）：55-67.

［2］胡平仁．卫生法学的逻辑起点与人文关怀［J］．中南大学学报（社会科学版），2014，20（4）：53-57.

［3］朱小平，王海容，刘毅．我国医事法学本科教育20年回眸与展望［J］．中国卫生事业管理，2022，39（2）：147-151.

［4］刘霞，石东风．关于卫生法学学科建设的探讨［J］．医学与法学，2020，12（2）：35-38.

［5］陈伟伟，董天进，刘毅．"医事法学"相关名称争议及其本质思考［J］．中国卫生事业管理，2022，39（5）：371-375.

［6］陈伟伟，刘毅．论卫生法学：学科定位、逻辑起点与体系建构［J］．社会科学研究，2022，（1）：106-112.

［7］王安富．论医事法学及其价值［J］．河北法学，2009，27（6）：88-94.

［8］王乔，梅达成．浅析医事法律的价值和医事法学学科建设［J］．医学与法学，2015，7（5）：90-92.

［9］刘国，罗仟合．编纂卫生健康法典的背景、证立与进路［J］．医学与法学，2024（10）：1-8.

［10］马青连，郑和园．卫生法学专业课程思政教学质量保障研究［J］．中国卫生法制，2023，31（4）：78-82.

［11］王乙竹，褚志亮，闫龙．翻转课堂在医事法学实践教学中的探索与应用［J］．锦州医科大学学报（社会科学版），2022，20（6）：42-45.

［12］王言之，费娇娇．医事法学教育在全科规范化培训中的价值和路径探讨［J］．全科医学临床与教育，2022，20（11）：961-963.

［13］钱晓龙．高等院校医事法学人才培养路径探析［J］．医学与法学，2016，8（6）：60-62.

［14］王林智，向歆，石东风，等．新文科背景下卓越卫生健康法治人才培养路径研究［J］．医学与法学，2022，14（2）：18-24.

［15］李艳霞. 大数据时代对医事法学教学的挑战及其应对［J］. 医学与法学，2016，8（1）：95-99.

［16］杨逢柱. 完善医药卫生法律人才培养体系的思考和建议［J］. 中国卫生人才，2023，（12）：26-32.

［17］李若男，霍婷，吴焱斌，等. 我国卫生法学学科建设研究［J］. 中国卫生法制，2022，30（3）：5-9.

［18］张燕，郭苏瑶. 高等医学院校医学人文类课程教学现状及对策［J］. 科教导刊，2023，（24）：42-45.

［19］高雪娟，汤梦莉，许克祥. 健康服务与管理专业卫生法教学困境与思考［J］. 福建医科大学学报（社会科学版），2021，22（5）：75-79.

［20］龙珏. 论医事法学专业人才培养的完善［J］. 教育教学论坛，2018，（21）：195-196.

［21］崔超. 卫生健康法治人才实践环节培养的优化［N］. 山西科技报，2024-09-02.

［22］彭博，黎桦. 新时期卫生健康法学学科建设的发展目标与实践路径［J］. 医学与法学，2024，16（4）：7-15.

［23］屈坤燕，刘浩，羊海燕. "新文科"背景下医事法学专业人才培养体系改革研究［J］. 医学与法学，2024，16（1）：86-91.

［24］西南医科大学医事法学教育创新团队、四川医事卫生法治研究中心通过省社科联、省教育厅评估［J］. 医学与法学，2023，15（5）：66.

［25］何迎健. 完善医事法学教育的路径探索［J］. 法制博览，2023，（21）：160-162.

［26］杨支才. 医学院校医事法学课程对话教学新形态建构的路径探索［J］. 中国卫生事业管理，2023，40（7）：544-546.

［27］王言之，费娇娇. 医事法学教育在全科规范化培训中的价值和路径探讨［J］. 全科医学临床与教育，2022，20（11）：961-963.

［28］刘毅，罗刚，赵琼，等.《普通高等院校医事（卫生）法学本科教学质量标准》专家共识［J］. 医学与法学，2022，14（4）：1-6.

［29］李春峰，付少杰. 以医事法学交叉学科深层融合提升医事法学人才培养的质量［J］. 医学与法学，2021，13（5）：9-11.

［30］邱昭继. 西北政法大学医药卫生法律与政策研究中心成立［J］. 中国卫生法制，2020，28（2）：2.

［31］李勇，陈俊国. 论医学的人文性与医学人文教育［J］. 现代医药卫生，2006，22（11）：1755-1756

［32］苏玉菊. 医学生人文素质培养"一二三"模式研究［J］. 中国医学伦理学，2016，29（5）：881-884.

［33］尹梅. 追寻医学人文教育的"一贯制"［J］. 中国医学人文，2023，9（9）：3-4.

［34］吴雪松，张雪，王彧，等. 追寻医学人文教育的生命力：哈尔滨医科大学医学人文课程

改革与实践［J］. 医学与哲学，2015，36（6A）：12-15.

［35］王晨，龙艺，胡安霞，等. 全国高等院校医学人文教育现状与对策研究［J］. 医学与哲学，2022，43（5）：63-66.

［36］孙松. 纵向时间维度下医学人文教育现状研究［J］. 新疆教育学院学报，2019，35（2）：19-23.

［37］王笑宇，段静，朱晓梅. 医学生人文素养教育的现状调查和对策研究［J］. 锦州医科大学学报（社会科学版），2022，20（3）：43-45.

［38］王娅霞，常桂霞. 新医科背景下医学人文教育课程体系建设的研究与实践［J］. 中国医学人文，2023，9（9）：16-19.

［39］刘秋菊，刘宇，魏巍. "互联网＋"背景下强化医学生人文素养教育的必要性及策略［J］. 中国继续医学教育，2022，14（10）：166-169.

［40］陈宁. 国外医学人文教育的发展及对我国医学院校的启示［J］. 黑龙江教育（理论与实践），2023，11（9）：35-37.

［41］刘俊荣，李樯. 基于案例教学法的医学人文融合教育之路径［J］. 医学与哲学，2022，43（8）：12-16.

［42］杨菲. 通识教育视域下医学专业之卫生法学教学的不足与革新［J］. 医学与法学，2021，13（4）：80-85.

［43］YANG F. Deficiency and reform of health law teaching in medical specialty from the perspective of general education［J］. Medicine and Jurispru- dence，2021，13（4）：80-85.

［44］刘俊荣，冯婧韵，谢汉春. 我国医学人文学科建设的现状调查及建议［J］. 医学与哲学，2017，38（4A）：15-19.

［45］LIU J R，FENG JY，XIE HC. Investigation and suggestion on the status quo of discipline con- struction of medical humanities in China［J］. Medicine and Philosophy，2017，38（4A）：15-19.

［46］全国地方院校医学人文教育联盟. 医学人文教育联盟倡议［J］. 中国医学人文，2022，8（12）：73.

［47］全祉悦，袁欢欢，柴桦，等. 新时代医学人文教育课程体系建设的探索与实践［J］. 中国医学人文，2023，9（1）：23-27.

［48］于平平，李郁梅，王萍，等. 我国医学人文教育及其研究的回顾与展望［J］. 中医药管理杂志，2023，31（9）：49-51.

［49］刘琼. 健康中国背景下医学人文教育改革与实践研究［J］. 教育教学论坛，2021（9）：87-90.

［50］谭德红，徐玉梅. 健康中国战略背景下医学生人文教育的实践路径优化［J］. 中国医学伦理学，2018，31（9）：1217-1220.

［51］许安标. 完善公共卫生法律体系强化公共卫生法治保障［J］. 中国人大，2021，（9）：

38-40.

[52] 张婷, 康正, 张洪宇, 等. 我国医疗保险法律体系分析及建设策略研究 [J]. 医学与社会, 2023, 36 (3): 97-102.

[53] 张萌. 浅议医疗纠纷中对医务人员的法律保护 [J]. 医学与法学, 2020, 12 (3): 59-64.

[54] 艾尔肯. 论医疗纠纷人民调解员管理体制的构建 [J]. 医学与法学, 2024, 16 (2): 29-36.

[55] 刘霞, 石东风. 关于卫生法学学科建设的探讨 [J]. 医学与法学, 2020, 12 (2): 35-38.

[56] 廖晨歌. 完善医事法学教育的若干思考 [J]. 中国卫生事业管理, 2015, 32 (9): 702-704.

[57] 朱小平, 王海容, 刘毅. 我国医事法学本科教育20年回眸与展望 [J]. 中国卫生事业管理, 2022, 39 (2): 147-151.

[58] 曾日红, 姜柏生. 医学与法学的类比及启示——科际整合在医学生法学教育中的运用 [J]. 医学与哲学 (A), 2017, 38 (6): 74-77.

[59] 陈伟伟, 熊一衡, 刘毅. 中外医事法学专业的开办情况比较与启示建议 [J]. 医学与法学, 2021, 13 (6): 85-90.

第五章 医学社会学学科发展报告

第一节 学科起源

一、医学社会学学科产生的必然性

（一）医学的社会性

在历史发展进程中，人类一直非常关心社会环境对个体和群体健康的影响，因为社会因素对人类健康有着重要的作用。医学也带有社会科学的性质和特点。医学的主要目标是要保持社会中的个体与社会环境之间的调适，使个体成为有助于社会协调与发展的成员。如果社会中的个体发生疾患，出现了偏离行为时，医学就要担负起重新调适个体的责任。德国著名的病理学家魏尔啸曾提出：医学科学就其内在的固有本性来说，是一门社会科学，只要这一点还没有在实践中被完全认识到，我们就不能充分地享有它的益处，并指出"医学是一门社会科学，人们的健康是社会要直接负责的义务，社会和经济条件对于人们的健康和疾病有着重要的影响，并且常常是决定性的影响——为了促进人们的健康所要采取的措施必须既是社会的，又是医疗的，或者说社会措施和医疗措施同样重要"。

（二）医学模式向生物-心理-社会医学模式的转变

医学模式是在医学实践的基础上产生的，是人类在与疾病抗争和认识自身生命过程的无数实践中得出对医学的总体认识。它既表现了医学的总体特征结构，又是指导医学实践的基本观点。从16世纪开始形成和发展起来的生物医学模式，在数百年的发展中取得了巨大的成就，成功地战胜了许多生物性的疾病，极大地提高了人类的健康水平。19世纪以来，随着生物科学的进步，立足于生物科学，尤其是在分子生物学和细胞生物学的基础上发展起来的生物医学模式认为，疾病完全可以用偏离正常的，可测量的生物学（身体）的变量来说明。但人具有社会性，人的生物性活动首先要随着社会的变化而变动，必须遵从一定的社会规范。人的一生都在进行着适应社会的努力，人们在社会适应过程中遇到的种种问题都会反映到心理和身体的变化之中。随着现代人类生活的发展，影响人类健康的因素有很大的改变，现代医学逐渐突破了生物医学模式中只重视疾病、不重视健康，只重视治疗、不重视预防，只重视个体、不重视群体，只重视生物性病因、不重视社会心理病因等的局限，开始生物－心理－社会医学模式的理论探索和实践。在这种医学模式的指导下，医学已从单纯重视医疗对象的生物学层面，逐渐转移到重视其社会、心理的层面。医学自身也产生了进行社会层面研究的需求，为医学社会学的产生和发展创造了基本条件。

二、我国医学社会学的兴起

（一）中国传统医学社会学思想理论及其特点

中国传统医学作为中华文明的杰出代表，是中国各族人民在几千年生产生活实践和与疾病斗争中逐步形成并不断丰富发展的医学，不仅为中华民族繁荣昌盛作出了卓越贡献，也对世界文明进步产生了积极影响。中国传统医学在悠久的历史发展进程中兼容并蓄、创新开放，形成了独特的生命观、健康观、疾病观、防治观，实现了自然科学与人文科学的融合和统一，蕴含了中华民族深邃的哲学思想。中国传统医学不仅是医学，也具有社会性、人文性等多重属性，注重患者的个性化特点和整体感受，强调问诊过程中医患的互动，体现了叙事医学的特点。

1. 以哲学为理论基础

我国最早的医学经典《黄帝内经》的理论基础就是中国哲学中的精气学说，其认为精气是宇宙万物的本原，《黄帝内经·素问·至真要大论》中载有"天地合气，六节分而万物化生"，《黄帝内经·素问·阴阳应象大论》提出："治病必求于本……天有四时五行，以生长收藏，以生寒暑燥湿风。人有五藏，化五气，以生喜怒悲忧恐。故喜怒伤气，寒暑伤形。暴怒伤阴，暴喜伤阳"。《黄帝内经·素问·六节藏象论》又特别指出，"所谓的五行时之胜，各以气命其脏"。因此，传统社会在解释健康问题时不可避免地会涉及天人合一、阴阳五行等中国哲学的范畴与词汇，并以此作为立论的基础，疾病往往被理解为阴阳五行、脏腑或经络的失衡。

2. 以伦理为价值追求

中华优秀传统文化是一种人类社会进步的伦理文明。考察中国法制史，会发现"伦理入法"是中国传统司法的特色，同样，伦理入医是医者的价值追求，《黄帝内经·素问·四气调神大论》所载"圣人不治已病，治未病；不治已乱，治未乱"是中国传统医学社会学思想的特色之一。

对病患，汉代张仲景的《伤寒论》提出"人禀五常，以有五藏"，强调"五常"即"仁义礼智信"对人五藏的康养作用，"五常"在中医中解释为五常之气，其中蕴含的是天人感应五行（木、火、土、金、水）生克乘侮的世界观，在社会层面与之相应的即为儒家提倡的"仁义礼智信"。对医者，唐代孙思邈在《大医精诚》中强调"人行阳德，人自报之……人行阴恶，鬼神害之"，以此儒道思想启示医生要行善积德，做"苍生大医"，孙思邈进一步指出，"故体有可愈之疾，天有可赈之灾，圣人和以至德，辅以人事"，无一不认为圣贤道德伦理文化对社会稳定和身体健康有双重作用。

（二）医学社会学的兴起

1879—1952年，医学社会学被引入中国并进入初创阶段。在此期间，中国第一代社会学家用西方社会学理论实证研究医学与社会的关系，并产生了一些理论成果，其中主要的关注点是人口与社会发展、贫困生活与健康状况及儿童福利保健等。1897年，严复开始将英国社会学家斯宾塞于1873年所著的《社会学研究》一书译成中文，冠名为《群学建言》，标志着社会学在中国产生。1910—1920年，中国第一代社会学家在国外获得社会学博士学位并回国，标志着中国第一代社会学家群体形成，成为当时中国社会学调查与医学社会学研究的领军人物和中坚力量。20世纪70年代以后，不少从国外获得高级学位的年轻社会学家回到中国台湾，大大促进了台湾地区社会学的发展，医学社会学在此基础上开始萌芽。中国大陆于20世纪80年代初开始医学社会学的研究。1981年12月7日，在南京由中国自然辩证法研究会主持召开的第一届全国医学辩证法学术讨论会上，成立了"医学社会学研究小组"。1982年5月，在武汉召开的中国社会学年会上，医学社会学研究小组成为中国社会学所属的十个研究小组之一。同年8月，中国医学社会学研究组在黑龙江省牡丹江市召开了"近期工作规划会议"。1983年8月，国家卫生部委托黑龙江省卫生厅举办"全国医学社会学"讲习班，应邀讲课的有著名的社会学家费孝通教授、王康教授等。来自全国16个省、2个自治区、3个直辖市的90多位学员参加了学习。培养了中国第一批医学社会学教学、研究人员。1984年7月，黑龙江省及河北省卫生厅在河北秦皇岛市召开了第一次中国医学社会学学术讨论会。近年来，在全国部分省（自治区、直辖市）如黑龙江、北京、湖北、江苏、山西、陕西、上海等地相继筹建了各地区的医学社会学研究组或医学社会学专业委员会。1985年6月4日，在哈尔滨市举办了现代医学管理学讲习班，课程中的很大部分与医学社会学有关。美国社会学家林南教授做了"医院作为社会组织及美国现代医疗保健机构的新发展"的报告，我国学者阮芳赋对医学社会学与社会医学的区别及医学与社会的关系进行了分析。1986年8月，社会学学者刘宗秀出席了第二届亚洲地区健康与医学社会学研讨会，并在会议上宣读了题为《中国沿海十个开放城市卫生工作改革的社会学研究》的论文，这是中国学者首次参加国际性的医学社会学会议。

是否拥有专职教师、专业学会和专业期刊是判断一个学科是否成熟的标志。1992年9月，同济医科大学等单位在武汉联合成立了湖北省医学社会学研究会。2001年，华中科技大学社会学系和同济医学院开始招收医学社会学方向的硕士研究生。2005年，在安徽省合肥市召开的中国社会学常务理事会通过了《筹建医学社会学专业委员会的决议》。2006年，在山西省太原市召开的中国社会学年会上首次设置了公共卫生与医学社会学的分论坛，标志着医学社会学学科建设独立性、学科化、专业化和制度化的开端。2009年以来，医药卫生体制改革实践进入崭新历史阶段，同时也是中国社会学持续、稳定、健康发展的阶段，标志着医学社会学研究进入崭新历史阶段。

在教学方面，随着中国医学教育事业的发展，全国陆续建立了一批卫生管理干部培训中心或专业，也相应开设了医学社会学课程。许多学校在医疗系、护理系等开设了医学社会学的选修课。《医院管理》杂志自1983年7月起连载了"医学社会学概论"十九讲（图5-1），作为刊授大学教材，这是我国第一部医学社会学讲义。

医院管理1983年7期（总第035期）

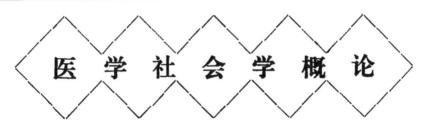

医 学 社 会 学 概 论

刘 宗 秀

第一讲 医学社会学的由来和研究对象

社会学是社会科学中的一门学科。1979年胡乔木同志提出："自然科学有数、理、化、天、地、生，社会科学可以称文、史、哲、经、法、社六大学科与之相对称。"这六大学科之一的"社"，就是社会学。"社会学"（Sociology）这

医学社会学是现代社会学不可缺少的一个重要分支。应用社会学基本理论知识，如社会化、社会组织、社会阶层、社会流动、社会控制、社区、社会问题、社会现代化等知识和社会学研究方法，研究医学领域种种问题，是不容忽视的学问。

图5-1 我国第一部医学社会学讲义

在研究工作方面，北京市、黑龙江省、江苏省、山西省、陕西省等相继建立了医学社会学研究会，定期召开学术讨论会，开展专题研究，出版论文集，还定期出版《医学社会学通讯》交流学术信息。此外，大连市的《医学与哲学》杂志、武汉市的《医学与社会》杂志、西安市的《中国医学伦理学》杂志及《中国医院管理》杂志等都有专门栏目刊登医学社会学方面的文章。这些使得医学社会学在中国进一步传播、推广，得到了比较迅速的发展。

在学术期刊和书籍方面，自1986年后，医学社会学的发展又进入了新的阶段，此阶段的研究重点为：第一，在已经对医患关系研究的基础上注重对商品经济条件下医患关系的研究，强调患者的经济和法律权利及对慢性病患者心理行为和社会态度的研究。第二，注重对吸毒、性病及老年人、军人等特殊社会群体医疗保健社会问题的研究。第三，对卫生及医院文化的研究。第四，对卫生责任制、医疗保健组织和制度的研究。第五，对健康概念的研究等。此阶段出版的书籍有：1987年，美国专家恰港特与刘宗秀合著的《医学社会学》；1989年，郭继志、李恩昌等人主编的《现代医学社会学》；1991年，张一鸣主编了《社会医学

与医学社会学》；1992年，由孙牧虹等编译的美国F.D.沃林斯基所著的《健康社会学》。1993年3月，由周浩礼、胡继春主编，湖北科技出版社正式出版的《医学社会学》是一本具有开拓性和实用性的新书，是我国医学社会学最新研究的可喜成果。本书对建立符合中国国情的医学社会学体系做了认真探讨，在不少理论观点上有所创新。2006年，由胡继春教授主编的《医学社会学》是经教育部批准的面向21世纪全国高等院校课程教材（图5-2），主要是供高等院校的本科生教学使用，也适合一些专业的研究生及各类医护人员，卫生及医院管理人员学习和使用。本书运用社会学的基本理论和方法，系统地介绍并论述了医学社会学的理论体系。

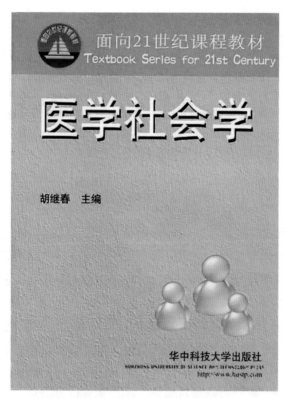

图5-2　经教育部批准的面向21世纪全国高等院校课程教材

随着工业社会、信息社会、智能社会的迅速发展，医学的社会性日益增强，由此推动了医学社会学在全球范围的发展。党的十八大以来，医学社会学越来越受到我国社会学界和医学界的重视，它结合了我国实际进行研究，并开展了广泛的社会实践，取得了可喜的进步。2022年，人民卫生出版社出版了由北京大学王红漫教授积极组织国内学者编写的《医学社会学》新教材，以关怀人类、面向未来的思路和视野，着力构建中国特色医学社会学（图5-3）。

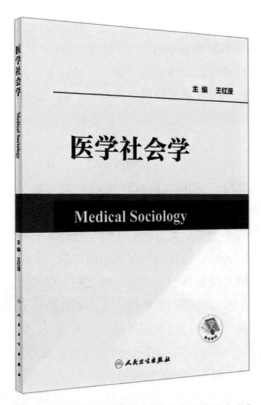

图5-3　人民卫生出版社出版的《医学社会学》

第二节　学科内涵

一、医学社会学的概念

医学社会学产生于社会学与医学的相互结合、相互渗透的过程中，而社会学的研究范围与医学的研究范围都非常广泛，医学社会学产生时间不长，是一门较年轻的学科。国内外学术界对医学社会学的定义有过多种不同的表述。在国外，最早提出这一概念的是美国医学家麦克英泰尔，他认为，医学社会学是"把医生本身作为特定群类的社会现象来加以研究的科学，也是总体上研究医疗职业与人类社会关系的科学"。美国宾夕法尼亚大学医学院教授帕迪谢尔在医学社会学的国际会议上提出："医学社会学是行为科学的一个分支，是一种多学科的研究。医学社会学和行为科学应被认为是一门基础性的科学，并且是对于医学的所有领域都有基础意义的一门学科。"德国《医学辞典》（1977年版）中关于医学社会学的定义如下：医学社会学是社会学的分支，它研究社会条件与人们的健康和疾病的关系。医学社会学有两个主要研究方向：①医学社会学研究人与健康状况的一般关系及对病因、病程、治疗、预防和康复效果的影响。②保健事业的社会学（组织机构）研究社会结构的保健体制，以及人群之间（患者、医生、护士等）的社会相互关系的形成、发展和协调的规律性。美国学者斯特劳斯在《医学社会学的性质和状态》一文中提出医学社会学包括两个方面：一是研究疾病的生态学、病因学、健康和疾病的行为模式等，即用社会学的方法和理论解决一些医学课题。二是研究医疗保健职业、机构及医护人员等。

2000年，由华夏出版社翻译出版的威廉·科克汉姆的《医学社会学》中也借用了斯特劳斯的观点，将医学社会学分为"医学中的社会学"（sociology in medicine）和"医学的社会学"（sociology of medicine），威廉·科克汉姆认为，"医学中的社会学"主要是解决医学问题，而不是社会学问题。而"医学的社会学"则主要关心诸如医学实践中的组织、角色关系、规范、价值观念及信念等人类行为的因素，它着重研究医学领域中的社会过程及医学与社会生活的相互作用。

在我国，医学社会学还是一门正在兴起、发展的学科，对它的界定一开始就引起了医学界和社会学界的关注，学者们进行了缜密切磋、深入探讨。有学者认为，医学社会学是研究医务人员、患者、医疗保健机构这些社会人群、社会机构的社会学特点和规律，研究他们之间的相互关系及他们与其他社会现象之间的相互关系的学科。尽管国内学者在医学社会学的定义及其研究对象上存在不同程度的分歧，尚未达成统一共识，但这些定义间仍存在诸多相同的核心要素：首先，它们均立足于社会学的理论框架与研究方法。其次，它们都聚焦于医学领域内的社会问题或医学与社会整体的相互关联。因此，在借鉴国外学者关于医学社会学的多样阐述，并紧密联系我国具体国情的基础上，可以将医学社会学界定为一门运用社会学理论与方法，探讨医疗环境中的社会角色、角色关系、行为模式、角色变迁、医疗社会组织间的相互作用，以及医疗领域与广阔社会生活的互动机制和演变规律的学科。这样的界定不仅清晰地表明了医学社会学作为社会学分支的学科属性，也详尽地勾勒出了其研究的基本范畴与内容。

二、医学社会学的研究内容

若要确立医学社会学作为一门独立学科的地位，就必须构建一套独特的基本概念、范畴、命题及原理体系，以此作为其学科框架，用以解析和阐述该学科所面对的复杂多样的现实对象。在构建这一知识体系的过程中，必须充分考虑各国的历史背景和具体国情，因为医学社会学的研究议题深受社会经济制度和社会关系的影响。随着历史时代的变迁和社会制度的更替，经济、政治、文化、法律、道德、教育、科技及社会行为方式等因素的差异，都将导致医学社会学的研究课题和解决方法发生相应的变化。简而言之，医学社会学的主要研究焦点可以概括为"关系、行为、角色"三个方面。其中，"关系"既涵盖宏观层面的健康、医学、卫生事业及医疗系统与社会文化之间的关联，也涉及微观层面的医患、医护、医院内部及社区之间的具体关系。"角色"则聚焦于医生的职业社会化、职业内容，以及患者的权利、需求和心理状态等。"行为"则主要考察医生和患者等角色的具体行为表现，如医生的规范与违规行为、患者的求医行为等。从学科性质的总体归纳来看，医学社会学的研究内容应广泛涵盖上述方面，以形成全面而深入的知识体系。

三、医学社会学的基本观点

（一）整体的观点

医学领域内的各种社会观点都不是单独存在的，它们之间有着复杂的、内在的、互为因果和条件的联系。社会是一个大系统，其中包含政治、经济、文化、教育、医疗卫生等多个子系统，这些子系统及其内部的各个要素之间都是相互影响、相互作用的。因此，在医学社会学的研究中，不能孤立地看待事物或某一社会现象，而应该通过全面的调查和分析，努力掌握研究对象和内容的全貌，避免片面或偏颇的理解。例如，在研究卫生服务模式时，必须结合国情，深入分析不同社会文化环境和经济水平、文化素养等因素对卫生服务模式的影响，以获得更全面、更准确的认识。

（二）发展的观点

世间万物都在不断变化和发展，人的生命现象和医疗卫生事业也不例外。因此，在研究医疗卫生中的社会现象时，应该用动态发展的眼光去探索事物变化的规律。例如，通过研究疾病谱的变化、特定社会卫生健康状况的动态变迁，以及医疗卫生政策的历史演变等，更深入地理解与人类紧密相关的医学社会学现象和规律，从而为未来的医疗卫生工作提供更科学的规划。人的认识是一个从实践到理性，再从理性回到实践的不断循环和提升的过程。在这个过程中，对医疗卫生服务中的行为应该持辩证的态度，正确看待各种问题的出现和发展，并循序渐进地加以解决，从而使认识和实践不断从低层次向高层次迈进，从不完善逐步走向完善。

（三）理论与实践相结合的观点

科学研究的最终目标是指导实践，医学社会学的研究也不例外。只有将医学社会学的研究与医学和医疗卫生事业中的实际问题紧密结合，并将研究成果转化为实践指导，不断改进医疗卫生服务，满足社会的卫生保健需求，提升人民群众的健康水平时，医学社会学才能真正展现出其发展的活力和实际价值。

四、医学社会学的功能与重要意义

医学社会学目前已在众多国家蓬勃发展,并日益受到社会科学界与医疗领域专业人士的关注。这一现象表明,医学社会学在现实生活中具备强大的生命力和重要作用。

(一)医学社会学顺应并推动医学模式的转变

自20世纪以来,医学领域经历了一次深刻的变革,即从传统的生物医学模式转向生物-心理-社会医学模式。尽管生物医学模式在过去为人类健康做出了巨大贡献,但随着认知的进步和医学实践的深化,其局限性逐渐显现。特别是20世纪50年代以后,多国疾病和死亡原因发生了显著变化,更多与社会因素紧密相关。因此,向生物-心理-社会医学模式的转变成为必然,以更好地服务人类健康。医学社会学关注患者、医疗工作者及医疗组织的社会层面,正是这一转变的体现,也表明医学社会学研究是推动模式转变的重要手段。现代医学急需借助医学社会学的视角和方法,深入探索医疗卫生领域的社会行为,共同开拓与人类健康密切相关的新领域,以最大化增强现代医学的效能。

(二)医学社会学有效提升医疗卫生部门的管理水平

现代社会组织愈发需要高水平的科学管理,医疗卫生部门也不例外。科学管理医疗卫生和保健工作,意味着要整合人员、设备、药品、组织结构和规章制度等因素,通过科学方法确保整个系统协调高效运行,维持最佳的工作状态和精神风貌,以保障医疗卫生工作的顺畅进行。若管理不善,将导致医疗卫生体系僵化、效率低下,最终制约医学科技的发展,阻碍医疗卫生事业的进步和服务质量的提升。因此,提升医疗卫生事业的科学管理水平至关重要,而医学社会学理论和原则可为此提供指导。医学社会学能帮助管理人员从全局视角把握社会的健康需求、卫生机构的社会形象,以及医疗职业和医护人员的角色定位,从而更有效地制定卫生政策,优化医疗卫生机构的管理,逐步推进科学管理,使医疗卫生部门发挥更大的社会效益。

（三）医学社会学有益于增强医护人员的综合素质

深入学习和研究医学社会学，对于提升医护人员的综合素质、构建更加合理的知识结构具有重要意义。从新的医学模式视角来看，医学是融合了现代技术与社会科学的应用科学，它与社会的整体及各个系统紧密相连，医疗卫生领域充斥着特殊的社会关系。因此，医护人员需要超越传统的医学知识结构，构建一种新型且合理的知识结构，克服传统中忽视人文学科的倾向，全面提升自身素养。医学社会学为医护人员提供了人文科学和行为科学的知识与技能，有助于他们在医疗实践中更深刻地理解社会人文因素在疾病过程中的作用，促使他们更全面、完整地认识患者及自我，从而在医疗实践中采取更加有效的诊疗和康复措施。

（四）医学社会学积极提高医疗卫生服务质量

掌握医学社会学的基础知识，对于提升医疗卫生服务的水平和质量至关重要。医学社会学能够帮助医护人员构建和谐的医患关系，使医患双方在诊疗过程中协同合作，促使患者从依赖和被动的状态中转变，激发他们的康复热情和信心，从而加速康复进程，提高治疗效果。在医疗卫生实践中，许多环节都与医学社会学紧密相关，例如，医生的诊断对患者社会角色的影响、医护人员对患者观念及行为的价值评估、各方之间的复杂联系、医疗卫生系统内部的人际关系、医疗产品的品质与管理、医疗协作及医疗环境等问题。要解决这些问题，提高服务质量，都离不开医学社会学的理论和方法。因此，医学社会学在提高医疗卫生服务质量方面的作用不容忽视。

五、医学社会学与相关学科的关系

（一）医学社会学与社会医学

医学社会学与社会医学虽然是两门独立的学科，但关系十分紧密，在许多方面表现出共性：二者都是医学与社会学相互结合而产生的交叉学科，二者都使用社会学的研究方法和基本理论，二者都研究医学与社会的互动并都从社会层面关注健康问题，二者都体现了生物-心理-社会医学模式并共同成为在这一模式下的医学研究和实践活动的重要组成部分。但二者的区别也是明显的。

1. 二者产生的时间、地点和奠基人不同

"社会医学"一词最早是法国医生儒勒·盖林在1848年提出的。他把社会医学分为社会生理学、社会病理学、社会卫生和社会治疗四部分。人们历来把社会医学与公共卫生学、预防医学等词作为同义语来使用。医学社会学一词则是1894年美国医学家麦克英泰尔在其发表的《医学社会学研究的重要意义》的论文中首先使用的。

2. 二者所属学科不同

社会医学由医学发展而来,是医学的一个分支,多为"社会医学与卫生事业管理"研究方向,是研究社会因素对于人们健康的影响及规律的学科。医学社会学由社会学发展而来,是社会学的一个分支,是对医疗保健机构和医疗保险事业这类医学领域的社会问题的研究,主要处理医学实践中组织、角色关系、规范、价值观念及信念等人类行为的因素,相较之下,医学社会学更符合医学人文下属学科。

3. 二者研究的内容不同

医学社会学是由社会学角度出发侧重医学的社会化研究,其研究任务是研究疾病与健康有关人群及其行为、关系,卫生保健组织的结构和社会功能,其目的是调动医学角色及组织的社会功能,促进人群健康。社会医学是由医学角度出发侧重社会对医学的作用,其研究任务是研究社会因素对人群健康的作用及规律,制定社会保健措施,其目的是改善社会保健,增进人群健康。

4. 二者研究的主体组成结构不尽相同

医学社会学的研究以社会学学者为主体,同时需要医学工作者的积极参与和配合。社会医学的研究则是以医生为主体队伍,但也需要接受社会学学者的指导并与之配合。

(二)医学社会学与其他相关学科

1. 医学伦理学

医学伦理学是医学与伦理学相结合的交叉学科。它研究的主要内容包括:医学伦理学的基本理论、医学道德(简称医德)的规范体系和医学道德实践三个部分。医学社会学与医学伦理学既有不同的学科归属,又有不同的研究内容。但在具体研究过程中,二者的研究课题经常是交叉甚至重合的。随着现代医学的发展,在医学伦理学的研究中,常包含许多带有深刻社会性而迫切需要解答的新问题，这些问题都需要二者协同研究。因此，它们之间是相互影响和相互补充的。

2. 医学人类学

医学人类学是医学与人类学相结合的交叉学科。它主要研究原始部落和不同民族的医疗行为、医疗观念、生活方式及它们对疾病的发生和发展的影响等。从具体内容上讲，这些也是医学社会学研究的内容，但医学社会学的重点研究对象是现代人类社会。当然，对现代人类医疗行为的研究，不能离开对人类行为演变过程的了解和比较，因此人类学的知识可以成为医学社会学基础之一。

3. 医学心理学

医学心理学是医学与心理学相互渗透、结合而形成的交叉学科。它主要研究疾病和康复过程中的心理因素，如人格、气质、情绪、情感等的作用，包括致病和治病两方面。医学心理学一般不包括对医护人员行为的研究，医学社会学则不但研究患者行为，而且还研究医护人员行为。不过，医学社会学研究者在进行这些研究时，不能离开心理学的基础。总之，医疗卫生事业的发展既需要医学心理学，也需要医学社会学，而二者的发展，又必将促进医疗卫生事业的进一步发展。

4. 行为科学

行为科学是指探讨人和动物行为规律的一系列学科的总称，主要包括人类学、心理学和社会学等。人类的健康行为是行为科学的重要研究内容，又可进一步分解为患病行为、求医行为、保健行为、遵医行为和医疗行为等。这些行为都是医学社会学的研究内容。因此，医学社会学又被看作行为科学的一个下属学科。

第三节　学术研究现状

一、社会学的一般原理和方法

医学社会学研究是以社会学的理论与方法为基础的，在研究过程中既要遵守社会学的一般理论原则，也需要运用社会化、角色理论、互动理论等社会学的基本概念。这些原则和概念对于医学社会学的知识体系的构建十分重要。

在我国社会学恢复重建的早期，对于社会学一般原理的研究重点主要侧重于引介和翻译国外主要的社会学理论学说与流派，注重对社会学理论更加专业与深入的研究，西方社会理论在此期间占据了重要位置。但近年来，随着我国社会学的本土化发展与完善，对社会学原理层面的研究更侧重于对中国传统社会思想和中国传统社会的研究。

社会角色理论关注个体在社会结构中的角色定位和行为规范，角色理论强调，角色不仅影响个体的行为，还塑造其身份和自我认知。社会为每种角色设定了一套规范，个体在角色互动中遵循这些规范，以维持社会秩序。角色理论有助于理解社会结构、社会关系，以及个体在社会中的行为模式。我国著名社会学学者费孝通所提出的理论和研究方法，如"差序格局"论和小城镇理论，即体现了角色理论在中国社会学研究中的应用。目前在我国，社会角色理论被视为社会学中的一种中程理论，这一理论涉及社会角色的含义、要素、类型，以及角色的学习、扮演、冲突和建设等内容，为理解和分析中国社会中的角色现象提供了重要的理论支持。

社会互动理论作为社会学的下位概念，强调交互作用是社会互动的基本特征，被视为一种解释人类行为互动的微观理论，即以互动的微观视角研究日常生活中人们如何进行交往，以及如何通过交往产生实质性的意义。社会互动理论强调人们总是处在创造与改变他们的生活环境的进程之中，关注人们的行为模式与思想动态。这一理论主要包括社会交换论、国家与社会互动理论与社会互构论等。具体而言，学者郑杭生提出社会互构论，这一理论是在中国社会转型加速期的背景下，研究个人与社会关系的转换和变迁，强调个人与社会之间的相互作用和相互构建，对于理解中国社会转型期的特点和本质具有重要意义。学者王思斌则从结构的角度分析中国人的社会行动模式，提出了"多元嵌套结构"的概念解释中国人的社会行动模式，有助于理解中国社会行动的特点与文化背景。

综上，我国在社会学理论原则和社会化、角色理论、互动理论等方面的研究，正逐渐从单纯的引进和模仿西方理论，转向结合中国传统文化和社会现实，发展具有中国特色的社会学理论。我国社会学学者的研究不仅深化了角色理论、互动理论等在中国社会背景下的理解，也为分析我国社会结构和个体行为提供了重要的理论工具，彰显了这一理论在我国社会背景下的独特应用和发展。

二、医学社会学的理论研究

医学社会学的理论研究主要是指对医学领域内各种社会角色、社会行为、社会关系、社会组织及对传统医疗领域中有关概念的社会层面的分析。这些研究具体包括以下几方面。

（一）对医学领域中特有的社会角色的研究

在我国医学领域中，对于特定社会人群，如患者、医生、护士等角色的研究涉及多个方面，包括权利、义务和社会化过程。这些研究不仅关注医学领域的专业实践，也涉及社会、文化、伦理等多个层面。首先，我国的医学社会学在对中国传统医学社会学思想的挖掘和阐发，以及对西方医学社会学内容的吸收和结合的过程下正在逐渐发展并不断创新。医学社会学的研究视角和方法正在逐渐本土化，关注我国国民健康、疾病和医学实践等基本议题。

清华大学社会学系对医生群体进行了广泛的研究，其研究探讨了医患关系的两极现象，包括医生所面临的执业压力、职业认同、医患互动等方面，研究指出，医生在完成守护健康的本职同时，也需要关注内心的道德崇高感与职业尊严。

在患者权益保障层面，中国正在经历从以医院为基础的医疗服务转向以初级保健为基础的体系改革进程，医患共同决策模式随之产生，该模式的应用旨在增强医患信任、落实知情同意与提高医疗质量，这一模式强调医患双方应共同参与医疗决策过程，以满足患者的个性化医疗需求。

此外，复旦大学－哈佛医学人类学合作研究中心等机构举办中国社会学年会"医学社会学：理论发展与中国经验"分论坛，聚焦于医学社会学理论的进展及其在中国的应用和实践，探讨医学社会学在促进健康中国建设中的角色。对于推动医学与健康社会学专业共同体的发展，促进健康议题的跨学科合作与交流有着重要作用。

（二）有关角色行为和角色关系的研究

目前，我国关于医学领域的社会角色行为和社会角色关系的研究已经取得了一些进展，其主题包括求医行为、遵医行为、医患关系、医护关系、患际关系、医际关系等，该研究具体内容如下。

在求医行为研究层面，在癌症患者的求医行为研究中，学者们关注了患者的就医决策过程、影响因素及其对医疗服务的影响。这些研究有助于理解患者在不同医疗情境下的行为模式，以及这些模式如何影响他们的治疗结果与满意度。

在医患关系研究层面，我国研究主要基于国外理论，探讨医患关系的影响因素、医患纠纷的原因及对策。国外医患关系研究起始于20世纪50—60年代，涉及医患关系的社会角色理论、医患交流与沟通理论、信息不对称研究等。例如，美国学者帕森斯提出的"患者角色"理论，认为医生相对于患者是统治者，患者是服从者，这种不对称的关系影响双方的认知和行为，而医患交流与沟通理论强调医患之间的相互理解和协商。

在患者角色研究层面，探讨了"患者角色"概念在中国社会情境中的应用。强调患者角色不仅因疾病类型、群体特征、医患关系的差异而表现出内部异质性，还嵌植于特定的文化价值观念中。在我国，家庭本位文化和家庭伦理对病患及其家庭有深刻影响，这影响了患者角色、患病行为、医患关系等相关现象的理解和解释。

（三）对不同类型的医疗机构、服务形式和社会效用的研究

相关研究主要集中在公立医院治理结构和公立医院的社会责任方面。公立医院在社会和谐稳定中扮演着重要角色，但现实中存在公立医院和相关机构社会责任缺失或实现机制失灵的问题。在医院服务能力与改革进展方面：我国公立医院的服务能力逐步提高，服务功能不断完善，但在运行中也出现了一些问题，如功能和责任履行不到位，布局、规模和结构不合理等。在医院市场结构的演变方面：随着新医改的推进，医疗服务供给市场结构发生了改变。民营医院的服务能力和服务量占比不断增加，但与公立医院相比，民营医院在人力资源水平等方面仍有较大差距。市场竞争日趋激烈，政府层面应加快提升基层医疗机构服务能力、引导民营医院发展、促进医院市场进行有序的竞争。在研究型医院的建设方面：研究型医院的建设是医院转型发展的一部分，与医药卫生体制改革的持续深化密切相关。这些研究显示，医院转型发展日益迫切，国家要求公立医院高质量发展，因此重视临床研究和转化，建设和发展研究型医院成为重要趋势。

（四）对健康、疾病及社会保健等概念的社会含义的探究

在探究健康、疾病及社会保健等概念的社会含义方面，我国学者的学术观点主要聚焦于以下几方面。在健康的社会决定因素方面，学者们普遍认为，健康不仅仅是个人的生物学状态，更是一个社会现象。健康的社会决定因素理论强调社会经济地位、教育、工作条件、社会支持网络及生活环境等因素对个体健康的影响，要改善公共卫生，需要从这些社会决定因素入手，促进社会公平正义。在疾病的社会建构层面，部分学者关注疾病的社会建构过程，即疾病如何在社会、文化、经济和政治力量的作用下被定义、分类和治疗。

在社会保健的多元参与层面，学者们提出，社会保健不应仅由政府单一主体提供，而应鼓励多元社会力量的参与，包括非政府组织、社区组织和企业等，即多元化的社会保健体系能够更有效地满足不同群体的健康需求，提高社会保健的覆盖面和效率。

三、医学进展与社会文化的互动研究

医学与社会的互动关系主要表现在两个方面，一方面是医学理论的发展、技术手段的更新，以及医疗卫生领域的变革给社会的经济、政治、军事、法律、道德、文化、习俗带来的正面影响。同时，也研究其带来的负面影响，以帮助社会扩大正面影响，控制、减少负面影响。另一方面是社会制度、社会改革、社会变迁、社会文化等因素对医学领域产生的作用，此方面的议题包含疾病的社会文化模式、健康概念、"正常与病态"、生死文化与临终关怀、中医药的社会学解读等。

四、具体医学领域的社会学研究

（一）药物与药物管理的社会学研究

药物具有社会功能，其社会功能主要涉及药学与社会人类的关系。药学不仅与患者的用药安全紧密相关，还关系社会学、人文学科、基础医学、临床医学等多个学科的综合应用。药学的研究有助于促进医药事业的有效发展，并维系患

者健康。因此，对药物社会功能的研究是医学社会学研究的重点内容。该领域的研究成果对于理解药学与社会的关系、推动药物政策的制定和改进有着重要的影响，是医学社会学研究在具体医学领域的重要开展。

（二）医疗保健的社会学研究

随着医学水平和生活水平的提高，人们对医疗保健系统的服务要求不再只是治病救人和延长患者生存时间，而是提高社会全体成员的健康水平和生活质量，我国的社会保健主要包括社区保健、家庭保健、自我保健、妇幼保健、老年保健等，医疗保健是医学社会学的重要组成部分。社区保健研究关注社区卫生服务的发展挑战、科研趋势、政策演进逻辑等研究，能为社区卫生服务的发展提供理论和实践依据。

（三）生殖医学的社会学研究

生殖科学技术在人类整个生命的健康维护过程中都发挥着积极的作用，它向人们提供了关于计划生育、不孕不育、优生优育、母婴健康等方面的咨询、教育、预防、治疗等服务。与其他高新医疗技术一样，生殖科学技术发展带来的社会意义和医学价值是不可否认的。对生殖医学的社会学论证有助于推动生殖医学的良性发展，继而发挥其价值：生殖科学的进步为不孕不育人群提供了更准确、更安全的医疗诊断和治疗手段。促进了人类对于生殖过程和生殖健康的认识，有助于人口质量的提高。促进了性别平等和社会公正。有利于人口爆炸、环境污染、资源贫困的解决。诚然，生殖医学的发展也引发一系列社会问题，包括对婚姻、家庭、亲子和亲属关系的冲击，对性观念的影响，对人类自身认识的影响，及对人类社会阶层的影响，应得到医学社会学研究学者的重视与进一步的论证。

（四）死亡文化的社会学研究

死亡本身是一种客观自然现象，但死亡的方式和由死亡所引起的种种问题则是社会文化现象。随着科学技术和生产力的发展及社会的进步，人们关于死亡的观念发生了根本性的变化，也开始关注如何提高患者的生活质量、维护患者的死亡尊严，以及保障医疗资源的合理使用等。科学地研究人类的死亡及死亡文化是医学社会学在具体医疗领域的一项重要任务。我国现阶段的研究体现在对死亡文化在社会学角度的理解，特别是临终关怀、姑息治疗和安乐死方面的深入分析，为我国死亡文化的健康发展提供了理论支持和实践指导，学术观点和研究成果对于理解和解决这些问题提供了重要的理论和实践依据。

第四节　科学研究

一、研究概况

（一）学术论文

在中国知网数据库中以"医学""社会学"和"医学社会学"为主题词进行检索，检索时间为建库至2024年10月，共获得相关文献1027篇。为保证数据的准确性和科学性，删除了新闻报道、会议摘要、征稿启事等不符合条件的文献，筛选后获得相关文献共938篇，时间跨度为45年。

1. 发文年限分布

20世纪80年代初，随着改革开放的推进和国际学术交流的增加，医学社会学作为一门新兴学科逐渐引入中国。国内学者开始接触和研究医学社会学的理论和方法，并尝试将其应用于我国的健康和医疗问题研究中。1981年，阮芳赋、李恩昌分别发表文章《现代医学的一个新趋势》《医学社会学初探》，对医学社会学的基本理论、研究内容、发展方向进行了初步探讨。自此，医学社会学研究的发文量逐年上升，并在1984年达到年发文量最高峰42篇。20世纪80年代中期，该领域发文量进入相对稳定阶段，始终保持在年发文量20篇以上。20世纪80年代是我国医学社会学发展的起步阶段，国内学者发表了较多学科相关的介绍性文章。20世纪90年代，该领域研究进入"低谷期"，发文量较20世纪80年代出现明显回落。进入21世纪，学者不再局限于引进国外理论和对学科进行基础性介绍，而是深化研究理论、扩展研究内容、创新研究方法，更多地运用"社会学"视角解决医学问题，围绕医患关系、健康的影响因素、医疗服务等话题开展丰富的学术研究，医学社会学领域发文量在波动中逐步回升（图5-4）。

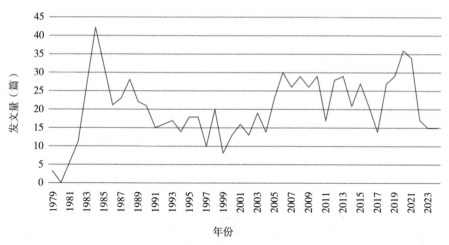

图5-4 1979—2023年医学社会学相关文献发表情况

2. 发文作者分析

中国知网检索文献统计显示，国内医学社会学领域发文量最多的作者为阮芳赋，发文量为16篇。排在第二位的作者是刘宗秀，发文量为8篇。唐钧、郭继志、施忠道3位作者的发文量为7篇，李恩昌的发文量为6篇，吕小康的发文量为5篇，杜治政、尹梅、孔祥金等8位作者的发文量为4篇（图5-5）。

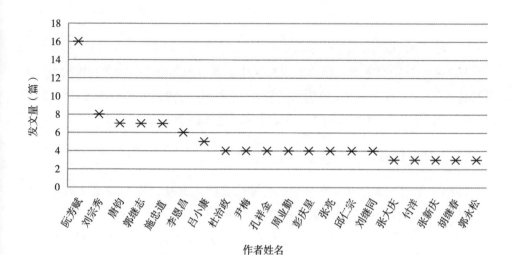

图5-5 发文量排名前20的作者

3．发文机构分析

如表5-1所示，国内在医学社会学领域发表学术论文数量最多的机构为南京医科大学医政学院，发文量为11篇。排在第二位的机构为中国社会科学院社会学研究所，发文量为6篇。哈尔滨医科大学人文社会科学学院、北京大学医学人文研究院、北京协和医学院人文和社会科学学院、大连医科大学公共卫生学院、南开大学周恩来政府管理学院等机构紧随其后，发文量均为4篇（一些作者早期发表的文章未标明所属机构，因此作者发文量统计结果与机构发文量统计结果有所出入）。

表5-1　发文量排名前10的机构

排名	机构	发文量/篇
1	南京医科大学医政学院	11
2	中国社会科学院社会学研究所	6
3	哈尔滨医科大学人文社会科学学院	4
4	北京大学医学人文研究院	4
5	北京协和医学院人文和社会科学学院	4
6	大连医科大学公共卫生学院	4
7	南开大学周恩来政府管理学院	4
8	中国社会科学院哲学研究所	4
9	北京医学院	4
10	潍坊医学院	4

4．发文期刊分析

从文献统计结果来看，国内发表医学社会学领域文章最多的期刊依次为《医学与哲学》《医学与社会》《中国医院管理》《中国社会医学》《中国医学伦理学》《中国社会医学杂志》《中国老年学杂志》和《中国医学人文》。

（二）研究课题

在中国知网检索的938篇医学社会学论文中，有基金资助的论文数量为71篇。其中，国家社会科学基金资助的论文为34篇，教育部人文社会科学研究项目资助的论文为6篇，国家自然科学基金资助的论文为6篇，全国教育科学规划课题资助的论文为2篇，中国博士后科学基金资助的论文为2篇，其他基金项目资助的论文共21篇。表5-2为部分医学社会学相关主题国家级研究课题立项信息。

表5-2　医学社会学相关主题国家级研究课题列举

序号	项目批准号	项目类别	学科分类	项目名称	立项时间	单位	项目负责人
1	20&ZD221	国社科重大项目		中国公共卫生防疫史研究	2020	中山大学	杜丽红
2	20&ZD151	国社科重大项目		基于灾变场景的应急社会学体系研究	2020	广州大学	周利敏
3	18BGL042	国社科一般项目	管理学	中国本土情境下适老产业技术创新实现机理与引导政策研究	2018	佛山科学技术学院	徐雨森
4	12CZX024	国社科青年项目	哲学	从药物秋石看中国传统医学的认知特征研究	2012	华东师范大学	朱晶
5	13AZD069	国社科重点项目	社会学	中华民族伟大复兴的社会心态状况抽样调查及对策建议	2013	武汉大学	罗教讲
6	11BSH041	国社科一般项目	社会学	社会建设微观机制的社会学实证研究	2011	武汉大学	罗教讲
7	13BWW044	国社科一般项目	外国文学	20世纪美国文学中的医学想象与帝国政治	2013	南华大学	蒋天平
8	11CTY023	国社科青年项目	体育学	我国城镇老年人体育消费结构与医疗费支出的变化规律研究	2011	沈阳师范大学	杨光
9	09BZX058	国社科一般项目	哲学	灾疫伦理学：通向生态文明的桥梁	2009	四川师范大学	唐代兴
10	07BRK008	国社科一般项目	人口学	人口健康与城乡医疗保障改革研究	2007	苏州大学	梁君林
11	05BSH040	国社科一般项目	社会学	社会转型期社会政策框架与卫生政策战略地位	2005	北京大学	刘继同
12	16YJCZH087	教育部人文社科青年项目	交叉学科/综合研究	中美医师人文素养培育比较研究	2016	大连医科大学	孙宏亮
13	19YJC850018	教育部人文社科青年项目	民族学与文化学	"意义中心"视角下粤北瑶族民俗医疗研究	2019	中山大学	王琴
14	17YJC820063	教育部人文社科青年项目	法学	基于公平与可持续理念的基本医疗保险制度整合研究	2017	广东医科大学	翟方明

来源：全国哲学社会科学办公室网站、中华人民共和国教育部网站。

（三）学术著作

除教材外，国内学者编写了一系列医学社会学学术著作，从不同角度和层面丰富了医学社会学的理论体系和研究内容。如李小云编写的《医学社会学》，系统地介绍了医学社会学的基本理论、研究方法及在实际中的应用。任德权编写的《医学人文与医学社会学》探讨了医学人文学科与医学社会学的交叉领域，强调人文关怀在医疗中的重要性。程阳编写的《医学社会学导论》作为入门教材，详细阐述了医学社会学的基本概念和研究方法。张琪编写的《医学与社会》分析了社会因素对健康和医疗的影响，探讨了医疗体系中的社会关系。王冰编写的《中国医疗改革与社会变革》从社会学视角出发，深入分析了中国医疗改革带来的社会变革。刘艳编写的《医患关系的社会学分析》探讨了医患关系中的社会学问题，为改善医患沟通提供理论支持。陈建华编写的《医学社会学基础》为医学专业学生提供了医学社会学的基础知识和相关案例。学术著作的出版是学术交流和知识积累的关键环节，对推动医学社会学领域科学进步、改善医疗实践和促进公共健康具有不可替代的作用。

二、研究热点与发展趋势

（一）研究热点

1. 关键词分析

为全面把握医学社会学领域的研究热点和发展脉络，本文利用CiteSpace.6.3.R1软件对中国知网中检索到的938篇相关文献进行了关键词分析。

（1）关键词共现

关键词能够高度概括一篇文章的主题和内容，分析高频关键词有助于掌握医学社会学领域的研究热点和发展趋势。排除搜索词"社会学"和"医学"，频次排名最高的关键词分别为"医患关系""医学生""医学教育""医学模式""健康"和"心理学"（图5-6）。

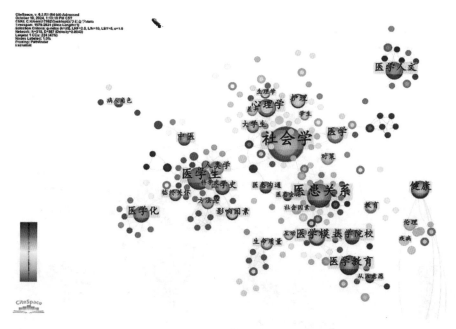

图5-6　关键词共现图谱

（2）关键词聚类

为更直观地了解医学社会学领域的研究热点，在CiteSpace软件中执行聚类（Cluster）操作，以关键词聚类法进行聚类分析，聚类算法选择LLR，得到关键词聚类12个。本研究中聚类Q值为0.8938，S值为0.9588，关键词聚类模块结构显著，聚类合理。分析发现，医学社会学研究主要围绕"医学""医患关系""医学模式""心理学""方法论""医学生""健康""医学人文""生命价值""医学化""激励措施"和"差异"这十二大聚类展开（图5-7）。

（3）关键词突现

关键词突现是指关键词的出现频次在某段时间内突然增加，突现检测可用于分析研究趋势的动态变化。关键词突现图谱显示，该领域的热点话题从最早的社会医学、社会药学等学科介绍性内容逐渐向医学问题的社会影响因素过渡。近年来的研究热点则集中于医学生、医学教育、医学院校等教育教学相关的内容（图5-8）。

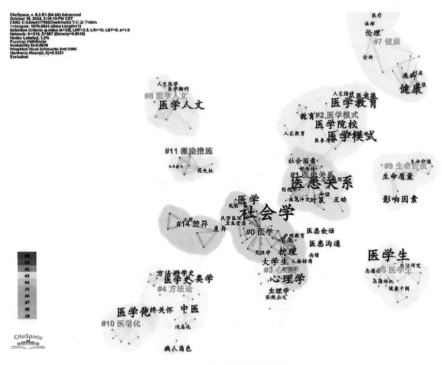

图5-7　关键词聚类图谱

引文量排名前10的关键词

关键词	年	时间跨度	开始	截止	1979—2024
社会医学	1995	1.76	1995	2002	
社会药学	1998	1.86	1998	2002	
心理学	1991	1.83	2000	2005	
护理	2003	1.91	2003	2006	
影响因素	2005	1.74	2005	2006	
医学化	2010	2.46	2012	2014	
医学人文	2012	2.43	2012	2020	
医学生	2003	3.49	2013	2019	
医学教育	2007	2.01	2017	2024	
医学院校	2005	1.93	2020	2022	

图5-8　关键词突现图谱

（4）关键词时间趋势

CiteSpace关键词时间线图是一种基于关键词聚类分析的可视化图谱，关键词在横轴上按照时间顺序排列，连线和节点可以展现关键词之间的共线关系及其在时间上的演化过程。时间趋势图谱显示，除搜索词"医学"和"社会学"外，聚类主题词"心理学"和"医学模式"是最早出现的热点主题，反映了国内医学社会学研究起步阶段的发展方向。进入21世纪，医学社会学的研究热点显著增加，"医患关系"成为领域内最受关注的热点主题。同时，围绕医学教育、健康与疾病、健康影响因素等主题涌现出一批高质量文献。2010年开始，"医学化"和"医学人文"这两个主题被越来越多的学者关注和提及，围绕"医学史"的研究数量也呈增长趋势。2020年起，"从医意愿""共情"和"健康中国"三个关键词涌现出来（图5-9）。

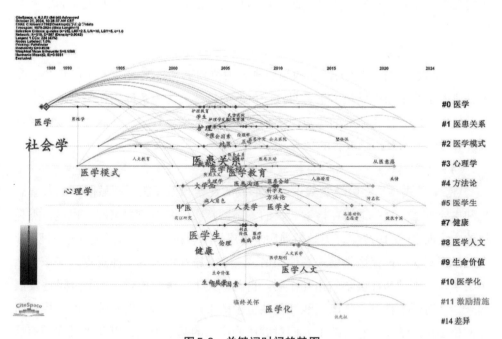

图5-9　关键词时间趋势图

2. 研究热点分析

（1）医患关系

"医患关系"是检索文献中出现频次最高的关键词，也是聚类主题词之一。这一关键词在2002年左右开始受到关注，并逐渐成为该领域的研究热点。其研究内容主要包括医患沟通、信任与满意度、医生与患者角色、医疗决策过程、医疗伦理等。医患关系的研究有助于改善医疗服务质量，提高患者满意度，促进更好的健康结果，并为医疗政策的制定提供依据。

（2）医学生

"医学生"是检索文献中频次排名第二的关键词，同时也是聚类主题词之一。这一关键词在2013年开始突现，研究热度持续到2019年。医学生作为未来的医疗专业人员，是医学社会学领域的重要研究对象，相关研究的主要内容包括医学生的社会支持与心理健康及医学生人文精神的培养。这些研究有助于理解医学生的成长历程及心理状态，提升其职业精神与人文素养，为医疗专业人才的培养提供参考和依据。

（3）医学教育

"医学教育"在文献关键词的频次排名中位列第三。该词语在2017年开始突现，热度延续至今，反映出学者对这一议题的持续关注与解读。在医学社会学这一领域中，医学教育研究的焦点主要集中在医学人文教育、医学课程思政、课程设计和教学方法及医学教育的平等与多样性。

（4）医学模式

"医学模式"是在医学实践中逐渐形成的观察和处理医学领域问题的基本思想和主要方法。这一词语在检索文献的关键词频次排名中位列第四，也是聚类模块的主题词之一。1977年，美国精神病学家恩格尔教授首次提出了生物－心理－社会医学模式这一现代医学模式。他相信，一个健康和疾病的全面观点，应该包括生物学、心理学和社会学的相互作用。自此，关于"医学模式"的研究迅速发展起来，并对医学教育、临床实践和公共卫生政策产生了深远的影响。医学模式研究的核心是医学观，它反映了人们对健康和疾病的基本观点，以及人类在与疾病抗争和认识自身生命过程中的实践经验。医学模式的研究内容广泛，涉及健康观、疾病观、诊断观、治疗观等多个方面。这些观念不仅影响医学理论的发展，也指导着医学实践的行为方式。

（5）健康

"健康"是医学社会学研究中最高频的关键词之一，也是聚类主题词之一，相关研究在2005年前后逐渐增多。其研究内容广泛而深入，旨在从社会学的角度探讨健康与疾病的相关问题。研究方向包括健康状况评估、健康的社会决定因素、健康行为研究、健康素养研究、健康政策研究等。相关研究在个体层面有助于疾病的预防和早期干预、促进健康行为的改变、提高个人生活质量，在社会层面则有利于提升社会健康水平、减轻医疗负担、促进健康平等、推动健康医学科技发展。

（6）心理学

分析文献关键词共现图谱和聚类图谱可见，"心理学"是医学社会学领域的研究热点之一，其突现时间在2000—2005年。相关研究主要包括四个类别，第一类主要研究心理因素对疾病的影响及疾病过程中的心理反应，第二类研究主要围绕医护人员的心理状态及患者的心理需求展开，第三类研究聚焦于心理干预在医疗中的应用，第四类则主要研究文化差异和社会支持系统对患者心理和健康的影响。医学社会学领域的心理学研究有助于改善医患关系，推动医学模式的转变，为医疗政策的制定提供理论依据。

（7）医学人文关怀

医学中的人文关怀是医学社会学研究的重要内容。2020年起，围绕"从医意愿"和"共情"两个话题开展的研究逐渐增多，体现出当代医学社会学研究对"尊重患者""增加人文关怀"的深切呼吁，与《医学人文关怀提升行动方案（2024—2027年）》中提出的"坚持'以患者为中心'，大力开展医学人文教育，加强医学人文关怀，增进医患交流互信，构建和谐医患关系"的发展要求相契合。"临终关怀"也是医学人文关怀的重要研究方向。临终关怀的普及和发展反映了社会文明的进步，它关注患者的尊严和权利，通过提供全面的支持和照护，让患者能够在人生最后的阶段感受到温暖和尊重。这种关怀彰显了人道主义精神，推动了医学人道主义的不断升华。

（二）研究趋势

1. 高频词分析

为更全面地了解医学社会学研究的发展趋势和研究前沿，对业界权威期刊近五年来发表的医学社会学领域的论文进行了归纳与分析，对该领域研究的趋势和特点展开讨论。选取目标期刊为《医学与社会》，该期刊为月刊，由华中科技大学同济医学院主办，为北京大学《中文核心期刊总览》收录刊物，在学科范围内具有较高的权威性。该期刊每年刊发12期，2019年11月到2024年10月刊发的60期刊物都设有"医学社会学"模块。经统计，5年间该模块共刊发文章384篇。将这些文献标题汇总导入Nvivo15软件中，可以生成5年间发表在《医学与社会》中的医学社会学领域文献标题词云图（图5-10）。

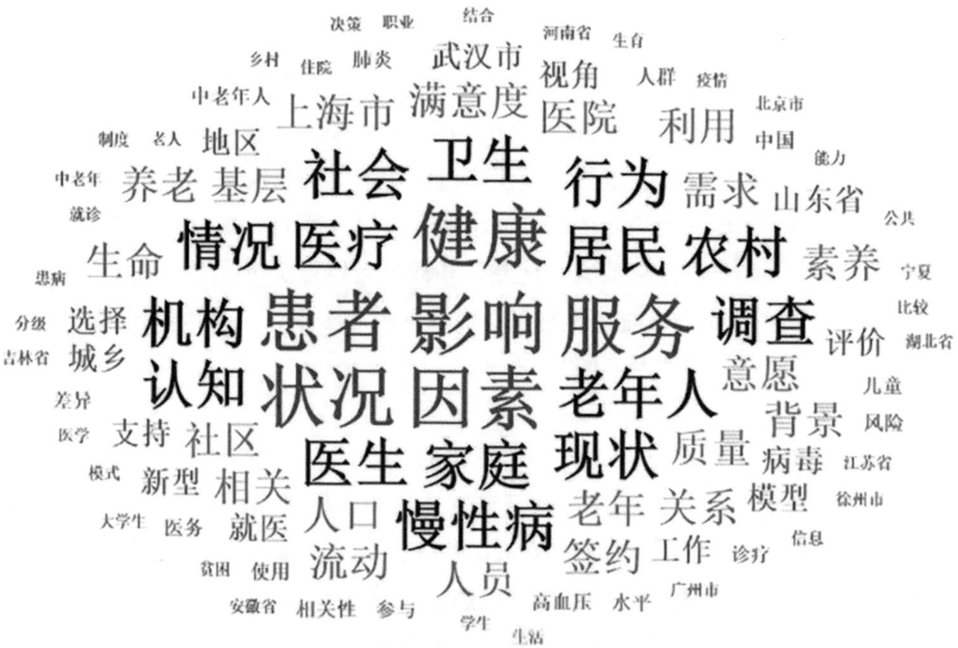

图5-10　近5年发表在《医学与社会》中的医学社会学领域文献标题词云图

文献的标题可以高度概括研究的主要内容，通过分析文献标题词云图可以了解医学社会学领域的研究前沿。经统计，纳入分析的文献标题中出现的高频词语依次为影响（193次）、因素（154次）、老年（104次）、健康（97次）、服务（72次）、患者（71次）、状况（62次）、居民（54次）、医疗（47次）、家庭（40次）、现状（39次）、医生（35次）、卫生（35次）、调查（33次）、社会（33次）、行为（33次）、慢性病（31次）、农村（29次）、机构（29次）、认知（29次）、意愿（26次）、社区（26次）。

2. 研究趋势分析

（1）较为广泛的现状调查与影响因素研究

高频词"影响""因素""状况""现状""调查"的出现，提示当下医学社会学领域正在开展较为广泛的现状调查与影响因素研究，其研究内容主要包括人群患病情况及影响因素、医疗服务利用情况及影响因素、医疗人员行为、认知、工作满意度现状及影响因素、社会支持与家庭因素对健康行为的影响、医疗政策及社会保障对患者健康状况与就医行为的影响等。这些研究从多个维度揭示了医学社会学领域的关键问题，有助于更深入地理解健康和疾病背后的社会因素，为改善医疗服务、促进健康公平、推动医学社会学理论和实践的发展奠定坚实的基础。

（2）研究对象具有广泛性和多样性

"患者""居民""医生""家庭""农村""机构""社区"等高频词的出现揭示了医学社会学研究对象的广泛性和多样性，反映了该领域对不同群体、环境和社会结构的关注。其中"患者"与"医生"、"家庭"与"机构"这两对高频词的出现说明现有研究对医患双方都给予高度的重视，医方与患方都是医学社会学的重要研究对象。"居民"则更多地关联到公共卫生与预防医学领域，研究范围涵盖居民的健康状况分布、健康行为模式、疾病预防与控制策略等领域，具有广泛性和普遍性。研究中的"社区"主要指城市中的社会生活单元，与"农村"作为高频词同时出现表明现有研究覆盖城乡二元结构，惠及城乡居民，没有出现研究区域的不均衡现象。这些高频词代表的研究对象相互关联，共同构成了医学社会学研究的复杂网络。通过对这些对象的深入研究，可以更好地理解健康与社会因素之间的相互作用，为改善医疗服务、促进健康公平和提高居民健康水平提供理论支持和实践指导。

（3）老年群体成为研究的重要对象

为应对人口老龄化带来的挑战，越来越多的学者将目光聚焦于老年群体，"老年"一词在384篇文献标题中出现次数高达104次。其研究内容包括慢性病管理、数字融入、健康行为和生活方式、社会支持网络、照护服务、社会参与、心理健康等多个方面。这些研究有助于满足老年人群的健康需求，提升老年人的生活质量，降低老龄化带来的负面影响，推动社会包容与和谐发展。

（4）健康社会学成为研究的焦点与前沿

"健康"作为文献标题核心高频词之一，出现的频率高达四分之一以上，这表明健康社会学议题成为当前医学社会学的重要研究方向，这与《"健康中国2030"规划纲要》中提出的"以健康为中心"的发展战略相契合。健康社会学的研究热点包括健康的影响因素研究、特定人群的健康问题、健康管理与互联网医疗、健康行为与生活方式、健康经济与医疗负担、健康服务需求与供给等。这些研究与人们的健康水平、生活质量紧密相关，研究成果有助于改善个体健康状况，优化医疗服务体系，促进社会公平和谐，推动医疗政策的制定和完善。

三、研究方式与方法

（一）研究方式

1. 定量研究

定量研究是指运用变量、假设、分析和因果解释进行的研究，其实质是解释某些因变量和自变量之间的关系。定量研究是医学社会学研究中最常用的研究方式之一。研究人员通过调查研究、实验研究、内容分析等手段收集可量化的数据进行统计分析，从而揭示医学领域中的社会现象与规律。

2. 定性研究

除定量研究外，定性研究也是人文社会科学研究的主要方式之一，旨在通过对事物性质、质量和特征的考察和判断，揭示事物的内在意义及规律，通常包括对事物的性质、质量、特征、意义和趋势的评价、估计、判断、再现和预计。医学社会学领域的定性研究主要运用实地体验、开放式访谈、参与型和非参与型观察、个案调查等方法收集、分析非数值化的数据，进而对医疗领域中的社会现象与社会问题进行深入、细致的研究。

（二）研究方法

1. 文献研究法

利用文献资料间接考察历史事件和社会现象的研究方式被称为文献研究法，包括历史文献的考据、社会历史发展过程的比较、统计资料文献的整理与分析、理论文献的阐释，以及对文字资料中的信息内容进行量化分析。文献研究具有间接性特征，研究人员不与研究对象直接接触，这是其与其他研究方法最大的不同之处。在医学社会学研究中，学者常利用中国知网、万方数据、PubMed、Web of Science等中英文数据库进行文献检索，并对筛选出的文献进行分析与讨论，以全面地了解某一领域的研究现状与主要成果，为后续研究提供依据和参考。

2. 调查研究法

调查研究法是指采用自填式问卷或访谈调查等方法收集数据并进行统计分析，从而认识社会现象与规律的方法。其主要步骤包括设计问卷、选择样本、数据收集、数据分析与结果解释，常应用于健康行为分析、健康服务评估、健康政策分析、健康服务需求等研究中。这种方法的优势在于能够提供大量标准化数据，适用于大规模研究。其局限在于可能存在测量误差和非响应偏差，解释个体复杂性的能力有限。

3. 实验研究法

社会科学实验研究法，是实验者有目的、有意识地通过改变某些社会环境的实践活动来认识实验对象的本质及其发展规律的方法，常用到的实验设计方法为随机对照实验和离散实验。大多数实验包括三对主要内容：自变量和因变量，实验组和对照组，事前测量和事后测量。实验研究的优势包括易于明确地确立因果关系、具有良好的可控性并易于重复，其缺点在于实验结果易受研究人员的影响、研究过程存在伦理和法律上的限制、实验样本的代表性存在一定局限。宁夏医科大学开展的城乡居民就医机构选择偏好实验和南京中医药大学开展的乡镇卫生院和村卫生室医生工作选择偏好实验都是在医学社会学领域开展实验研究的有益尝试。

4. 访谈法

访谈法是访问者通过口头交谈等方式向被访问者了解社会事实情况的方法，其主要特点为互动性和灵活性。按照不同的分类标准，访问研究法可分为结构式访问与无结构式访问、个体访问与集体访问、直接访问与间接访问、一般访问与特殊访问。其主要优点表现为调查内容的广泛性、深入性，调查范围的适用性，调查工作的高成功率和可靠性。其局限性则在于非匿名性，花费人力、财力时间较多，培训投入大，资料需进一步查证和核实等。访谈法常用于患者的体验与心理状态研究、医疗社会文化研究及医疗决策研究。

四、研究展望

（一）深化理论研究，完善理论框架

在未来的研究中，研究人员应积极提出新的理论概念，发展理论模型，以解释既有理论未能涵盖的现象。同时，继续深化对社会角色理论、健康行为理论、疾病的社会建构理论等现有理论的理解和应用，并尝试将这些理论进行整合，以形成更为全面和系统的理论框架。相关研究还应加强跨学科理论的融合，借鉴和吸收公共卫生、卫生心理学、行为医学等学科的理论和方法，丰富和完善自身的理论体系。

（二）拓展研究视野，丰富研究内容

经过40多年本土化发展，国内的医学社会学研究已经在多个领域取得了丰硕的成果。为了拓展研究视野，推动学科发展，研究人员应与时俱进，关注城镇化、全球化、人口老龄化等社会变迁，以及技术创新、服务模式转变等医学变革，从社会需求切入，挖掘更多有价值的研究问题。从社会、文化、经济、心理等多元化视角出发开展研究，促进对复杂问题的全面认识。关注全球健康、新兴科技与健康等前沿性议题，分析全球卫生治理、数字健康、精准医疗等新技术、新发展带来的社会学问题，为提升人类健康水平和构建更加完善的医疗体系做出更大的贡献。

（三）创新研究方法，革新研究手段

随着社会发展和科技的进步，医学社会学研究也需要不断创新研究方法，革新研究手段，为解决现实问题提供新思路。例如，将心理学实验方法、生物学检测技术等跨学科方法融入医学社会学研究中，以应对更复杂的研究问题。或在研究中应用混合研究方法，将定量与定性研究的结果对比分析，二者相互印证，以提高研究结果的科学性、可靠性。同时，研究人员应积极利用信息技术手段，探索新的数据挖掘、收集与分析技术。例如，运用大数据分析技术对大体量的数据进行挖掘和分析或利用人工智能和机器学习算法，对研究数据进行自动分类、聚类和预测。传感器技术的发展也为医学社会学研究提供了新的机遇，如可以将其

用来实时监测患者的生理和心理状态，收集更客观的观测数据。此外，虚拟现实和增强现实技术可以模拟医学社会场景，进行实验研究和干预，提供更丰富的研究环境。信息技术的应用将进一步提高医学社会学研究的科学性、实用性和影响力。

第五节　教育教学

一、医学社会学人才培养概况

医学社会学是医学与社会学学科交叉融合所产生的交叉学科，我国在该专业的教育教学方面取得了一定成绩。目前，我国尚未开设医学社会学本科专业，其人才培养主要集中于研究生阶段与开设全校本硕博医学社会学课程。我国的医学社会学的研究生培养教育模式主要分为四种：其一，为在医学社会学二级学科下培养医学社会学相关方向的硕士。其二，为在人文医学二级学科下培养医学社会学相关方向的硕士。其三，为在社会学一级学科下培养医疗与健康社会学方向硕士研究生。其四，为在本硕博人才培养计划中开设医学社会学课程。通过检索与调研，将其中明确为"医学社会学"和"医疗、健康社会学"的人才培养院校及具体培育情况梳理如下。

（一）医学社会学二级学科下的人才培养

我国高等院校中在医学社会学二级学科下进行硕士研究生招生的仅有广西中医药大学，其公共卫生与管理学院在中医学一级学科下开设二级学科医学社会学，并授予医学社会学学位，在医学社会学硕士点下开设卫生政策与医院管理研究、医学社会学与卫生服务研究、卫生信息技术与管理研究、健康社会学和健康心理、社会医学与健康促进五个研究方向，年招生规模在5人左右。

（二）人文医学下的医学社会学人才培养

人文医学是研究医学社会学的高地，目前，我国众多医科类院校与综合类院校均设置了人文医学二级学科点，其中大部分院校并不区分具体研究方向，仅南通大学医学院在人文医学二级学科下明确开设了"健康与医学社会学研究"这一研究方向，并授予人文医学学位，年招生规模在2人左右。

（三）社会学下的医疗、健康社会学人才培养

医学社会学的主流学科归属除人文医学外，即为社会学，在社会学下开展医学社会学研究的高校主要有北京科技大学与东南大学。北京科技大学文法学院在社会学学科下开设健康社会学研究方向，授予社会学学位，年招生规模为5人左右。东南大学人文学院在社会学学科下开设医疗健康社会学研究方向，年招生规模在3人左右。其中，东南大学人文学院社会学系与医学人文学系自2018年起联合发起医疗健康社会学青年论坛，至今已连续组织六届，为医学社会学的学术发展与研究生人才培养提供学术平台（表5-3）。

表5-3　高等院校医学社会学及相关方向人才培养情况统计

序号	院校名称	所属二级学科	机构设置	授予学位	研究方向
1	广西中医药大学	医学社会学	公共卫生与管理学院	医学社会学	①卫生政策与医院管理研究 ②医学社会学与卫生服务研究 ③卫生信息技术与管理研究 ④健康社会学和健康心理 ⑤社会医学与健康促进
2	南通大学	人文医学	医学院	人文医学	健康与医学社会学研究
3	北京科技大学	社会学	文法学院	社会学	健康社会学
4	东南大学	社会学	人文学院	社会学	医疗健康社会学

（四）构建本硕博医学社会学课程培养

医学社会学是一个正在蓬勃发展与建设中的学科，同时也是医学与社会学学科专业学生应学习和掌握的一门必修知识，应构建本科、硕士研究生、博士研究生的医学社会学课程培养模式。目前，医学类院校与其他院校开设医学社会学课程的主要情况如下。

大连医科大学面向临床医学（五年制）、临床医学"5＋3"一体化、临床医学"5＋3"一体化（儿科学）、麻醉学、医学影像学、眼视光医学、精神医学、

口腔医学等专业开设医学社会学课程，培养学时为16学时，课程类型为限选课，开设学期为第四学期。

哈尔滨医科大学面向临床医学专业开设医学社会学课程，培养学时为20学时，开设学期为第六学期，课程类型为选修课。

江西财经大学面向全校哲学、社会学、社会工作专业开设医学社会学课程。

此外，中山大学社会学与人类学学院、浙江大学医学院、中国医科大学人文学院、贵州医科大学医学人文学院、广西医科大学也开设了医学社会学课程。医学社会学的专业教育在中国逐渐发展。

二、医学社会学人才培养教育教学的特色与成效

（一）知识结构上具有较清晰的交叉学科知识体系

医学社会学作为一门交叉学科，其教育教学在知识结构上需要融合医学与社会学两大领域的知识体系，以培养出既具备医学素养又懂得社会学分析的复合型人才，目前我国的医学社会学教育通过不断尝试并已初步构建起合理的交叉知识体系，其人才培养具备完善的知识框架。

1. 医学相关知识体系的构建

医学基础知识是医学社会学课程开设及人才培养中应具备的理论基础，包括对人体解剖、生理、病理等生物医学知识的了解，以及对临床医学、预防医学、公共卫生等领域的认识。在医学知识体系中，特别需要强调的是对疾病的认识，医学社会学人才需要对疾病的病理、生理影响及社会影响有充分的认识，如疾病对个体、家庭及社会的影响，以及社会因素如何影响疾病的发病和传播等，目前我国开设医学社会学课程的对象主要为医学相关专业的学生，其具备一定医学知识，但对于社会学专业的学生，其培养过程应具备一定的医学基础知识教育，这一点也充分地体现在各高校对于医学社会学与医疗、健康社会学的人才培养模式之中。

2. 社会学知识结构的搭建

除医学知识外，医学社会学人才培养还需掌握社会学的基本理论和方法。包括社会学的基本概念、理论框架、研究方法，以及社会学的主要分支学科，如社会心理学、社会人类学、文化社会学等。这些知识为医学社会学人才提供了社会

学的视角和分析工具，使他们能够从社会层面理解医学问题。医学社会学的人才教育培养尤其注重培养学生对于社会结构、社会变迁及社会关系的理解，其需要了解社会结构如何影响医学实践，如医疗资源分配、医疗政策制定等。同时，也需要关注社会变迁对医学领域的影响，如人口老龄化、慢性病增加等趋势对医疗服务的需求和挑战。此外，对社会关系的分析也是人才教育的重要内容，如医患关系、医疗团队合作等。

3. 人才培养核心落地于培养学生的跨学科整合能力

具体来说，就是要在分析医学问题时能够运用社会学的视角和方法，同时在处理社会学问题时也要考虑医学的因素，各高校通过课程设置和教学方法的改革加强医学与社会学知识的融合，并通过加强实践教学提升学生的跨学科整合能力，使人才培养具备清晰的交叉学科知识框架。

（二）课程设置上推动健康中国战略的落地践行

医学社会学课程的开设对医学人才与社会学人才的培养具有重要作用。该课程不仅有助于医学人才从社会学视角理解医学问题，提升其医疗服务中的人文关怀和社会责任感，还能培养医学人才在面对复杂医疗情境时的批判性思维和跨学科合作能力。同时，对于社会学人才而言，该课程能深化他们对医疗卫生体系、医患关系等医学领域的社会现象的理解，增强其实证研究和政策分析的能力，为其未来在医疗卫生领域的社会工作、政策制定等方面提供有力支持。

1. 满足社会对医学人才的多元化需求

随着社会的快速发展和人口结构的变化，人们对医疗服务的需求日益多元化。医学社会学课程通过培养具备全面医学知识和社会学视角的复合型人才，有效满足了社会对医学人才的多元化需求。这些人才不仅具备扎实的医学基础，还懂得如何运用社会学理论和方法分析医疗现象，解决医疗问题，从而提高了医疗服务的针对性和有效性。如医学社会学课程通过讲授沟通技巧、角色期望和行为规范等内容，帮助学生理解医患关系的本质和影响因素，提高其医患沟通能力，对建立医患信任关系，有效缓解医患矛盾，促进医患关系的和谐具有突出作用。

2. 完善课程思政教育，服务社会治理

医学社会学不仅与人们的日常生活密切相关，也同时涉及诸如医患冲突、临终关怀、安乐死、代孕、器官买卖、生殖技术使用等在伦理方面存在巨大争议的话题。这些医学领域的社会问题容易对人的责任意识、公平意识、和谐意识、风险意识、分担意识、法律意识、底线意识造成强烈冲击，也容易使年轻人在生命意义和死亡伦理方面陷入混乱。这种复杂性和可讨论性使"医学社会学"课程成为思政教育的良好平台。

3. 促进健康教育和健康促进，服务健康中国建设

健康教育和健康促进是提高全民健康素养、预防疾病的重要手段，医学社会学课程通过讲授健康行为理论、健康传播技巧等，帮助学生掌握健康教育和健康促进的基本方法，使其能通过多种渠道和方式向公众传播健康知识，增强公众的健康意识和自我保健能力。一方面，通过健康教育和健康促进等为健康中国战略的实施提供了有力的人才保障；另一方面，通过提高全民健康素养，为健康中国战略的实现奠定了坚实基础。

三、医学社会学教育教学的未来发展

（一）完善理论，编写突出中国国情特色的教材

目前，医学社会学多数理论和实践还基于美国学者编撰的《医学社会学》，该教材主要侧重于西方学术话语体系，对中国健康卫生领域的发展变化涉及较少。因此，我国学者正积极组织编写新教材，以反映中国特色、中国风格和中国气派，培养适应中国国情特色的医学社会学人才，并做出创新性的成绩与贡献。在医学社会学教学教材层面，最初的医学社会学教材出版于20世纪80年代末90年代初，之后几乎每隔6～10年会进行一轮教材的更新和优化，广西人民出版社、华中科技大学出版社、吉林人民出版社、江西高校出版社、复旦大学出版社等都先后出版了《医学社会学》。然而，由于国外译著的引入、推广和使用，我国的医学社会学教材近年来鲜有更新。虽然医学领域的专家们对该类教材的编写和更新做出了巨大贡献，他们对有关医学技术及其社会影响进行了更丰富也更精准的诠释，但医学社会学的课程教学和教材编写仍没有受到社会学领域专家们的更多重视，现有教材中的社会学分析和论证仍有扩展余地。同时，现有教材尚未及时反映数字技术等给医学领域带来的社会影响，智慧医疗、医疗大数据等议题也还未在新的社会生活背景下进行充分讨论和系统分析。社会学领域应以社会学视角，推动医学社会学的理论与教材不断完善，在社会学的视角下研究中国的特

色医疗国情，构建独立的具有国情特色的知识体系。

（二）整合医学和社会学学科资源，明确人文医学与社会学的学科归属

学科资源整合的意义在于优化知识结构，促进跨学科交流与合作，提高教育与研究的质量与效率。通过整合，不同学科间的壁垒得以打破，知识与技术实现共享，在培养具备全面素养和创新能力的人才，促进新兴学科和交叉学科的发展，为科学研究和社会进步提供更广阔的发展空间和可能性。目前，我国的医学社会学教育仍处于起步阶段，明确开设医学社会学二级学科和具体研究方向的高校数量仍在少数，各大高校首先应明确人文医学与社会学的学科归属。其中，医科院校应发挥其医学学科资源优势，在人文医学下积极探索医学社会学的学科建设，整合学习医学与社会学的相关学科资源，充分利用所在院校的附属医院与医学人文教育资源，积极构建医学社会学二级学科并积极探索具体研究方向的建设。其他院校应充分利用本校社会学资源，积极探索社会学与医疗健康的有机结合，在社会学学科之下积极尝试医学社会学、医疗健康社会学学科方向的建设，有助于推动医学教育与临床实践的紧密结合，培养具备全科思维、人文素养和临床能力的医学人才，更好地满足人们的健康需求。

（三）探索医疗健康数据的可及性，丰富研究数据厚度

医学社会学具有学科交叉融合的前景，是人文医学与社会学比较成熟的分支，在国际上尤为活跃，相较而言，医疗健康数据成为制约国内医学人文、医学社会学教育教学研究不够活跃的重要瓶颈。在数据的可及性方面，医疗和健康数据涉及个人隐私等伦理问题，医学研究的数据渠道通常仅向内部开放。非医科院校社会学下的医学社会学教育教学往往不具备获取医疗健康学术研究数据的条件，社会学研究者想要关注医疗和健康的问题，只能依靠个人渠道收集个案资料，其教学研究案例不具有普遍性。数据与资料获取的门槛让一些社会学家对广泛开展涉及医疗和健康问题的社会研究望而却步，阻碍了医学社会学的研究与教育教学进程。解决该问题需要探索制度上的解决途径，例如，设立数据开放和共享的机制，强化数据申请和使用的规范性，在社会科学领域推广伦理审查制度、推动机构层次的合作等。

在数据研究的厚度方面，医学团队与社会学团队都具备一定的数据研究厚度不足问题。医学团队的数据优势是数量大，医疗机构掌握了大量的患者数据，同

时，医学数据拥有对疾病和健康的客观测量，但限于数据的采集目的，这些数据的厚度不足，尤其是对于患者的社会人口学信息采集得很少。在社会学领域，其对医疗健康社会学的研究很大程度上借助于社会调查，例如，北京大学的中国家庭追踪调查（CFPS）也采集了可供研究健康、疾病和死亡的数据。这类综合性社会调查的优势在于其具备高质量的社会关系、社会行为、社会态度的变量信息，数据层次丰富，为探讨社会医疗健康现状提供了良好的数据基础。但这样的调查同样存在局限性，其采集的健康状况和行为的变量仍相对较少，信息收集与测量不够专业，且主要基于受访者的自我汇报，具有很强的主观意识，一些健康评价指标可能达不到医学研究要求的精度和准确性。为解决这类问题，需要加强医学与社会学学科之间的深度合作，加强院校间人才培养合作，联合培养医学社会学人才，以此实现学术研究与教育教学资源整合、提高数据的采集和使用效率。

第六节　社会应用

人与社会的关系是社会学最核心的问题，其理论根植于人类生产和活动的实践。现代中国医学社会学思想受传统中医药文化影响，伴随西方医学社会学的引入、发展和建设实现理论化，在这一过程中不断与我国社会具体问题结合，经历社会转型和医疗体系的改革不断扩大，形成了具有中国特色的医学社会学。目前，医学社会学在我国的应用逐渐深入，涵盖了从宏观政策到微观个体健康的各个层面。通过社会学的视角理解和解决健康问题，不仅有助于改进医疗卫生政策，也为实现健康公平和社会进步提供了理论基础和实践指导。

一、健康中国

2016年10月，中共中央、国务院印发《"健康中国2030"规划纲要》，强调健康优先、改革创新、科学发展、公平公正的原则，旨在通过全方位、全周期的维护和保障人民健康，实现健康与经济社会的良性协调发展，提升人民健康水平，实现全民健康覆盖，促进社会公平，为实现中华民族伟大复兴的中国梦提供坚实的健康基础。健康中国作为重大的国家战略部署，是构建健康社会的指导思想，深刻体现了社会健康的价值观。为适应我国社会经济发展和医疗需求的变化，随着健康中国的提出，我国逐步推进更有利于大健康发展的医疗改革政策。

作为社会学和医学的有机结合，健康是医学社会学的关注焦点。而其探讨的并非个体的健康行为，而是把这些行为转化为集体形式，即作为特定群体或阶层特征的健康。医学社会学通过对社会群体健康卫生行为现状及其影响因素的研究，深入探讨社会群体健康需求、医疗资源公平分配等问题，为政策制定提供了依据。同时，在医保覆盖面、城乡居民医疗保障和公共卫生服务等领域，剖析政策实施对我国居民医疗费用支出和健康状况的影响，为政策优化和推广提供参考和建议。

二、多层次医疗保障体系

医疗保障作为社会保障制度的重要组成部分，是保障社会成员健康、保障劳动力资源，从而促进经济发展的重要社会制度。目前，我国已建立起基本医疗保险、医疗救助、补充医疗保险、大病保险等多层次的综合性社会保障体系。这一体系是医疗保障体系的纵向延伸，是以基本医疗保险为主体、医疗救助为托底，补充医疗保险、商业健康保险、慈善捐助、医疗互助共同发展的保障体系，是以满足社会成员不同层次的疾病保障与健康服务为目标的制度安排构成的一个整体。学者们从组态视角出发，研究多层次医疗保障体系的实践效果，探讨多层次医疗保障体系的结构要素和实施路径，能够帮助识别成功构建多层次医疗保障体系所必需的关键要素和通路组合，为满足基于基础医疗保障的多样化、个性化医疗保障需求，形成综合性、层次化、互补性的医疗保障体系提供理论指导。

健康保障是减轻群众就医负担、促进居民健康、增进民生福祉、维护社会稳定的重要制度安排。近年来，我国大力推动基层医疗卫生服务的改革，尤其是社区医疗服务的建设。医学社会学研究社区健康的社会支持网络、居民的健康需求及社区卫生服务的供给模式，推动社区健康管理体系的发展。这些研究为加强基层医疗服务的能力建设、提高公共卫生服务的覆盖率提供了科学依据。

三、医疗角色与医患关系

在医学社会学视域下，医学社会角色主要包括患者角色及其相关角色、医生角色及医方相关角色，以及角色应承担的社会义务和权利。其中，对患者角色的关注集中在患者在医疗体系中的地位、社会期待、权利义务、社会文化背景的影响及患者赋权等方面。对医生角色的关注不仅限于医生作为个体的职业行为，还涉及其社会角色冲突、伦理责任、权利关系，以及医生的自我认同与职业倦怠文化等多方面的考量。医学社会学通过对这些问题的多维度分析，帮助改善患者体验、医生行为，以及医患双方在社会层面不同维度的互动，促进健康公平，提升医患双方在医疗系统中的平等地位和医疗体验。

近年来，医患关系也成为社会关注的焦点之一，医学社会学通过研究患者对医生的信任、医疗服务的沟通模式及医疗体系的结构性问题，探索改善医患关系的方法。从医学社会学的角度来看，医患关系不仅是医疗服务中的技术性交流，更是深受社会文化、经济结构和权力关系影响的社会互动。随着患者赋权、信息技术的普及及医疗体系的变化，医患关系模式从传统的主动－被动模式向更加平等、互动和合作的模式转变。然而，医患关系中依然存在许多挑战，如知识不对等、社会地位差异、信任危机等。通过医学社会学的研究，可以更好地理解这些复杂的关系，并为改善医患互动、提升医疗服务质量提供理论依据和实践指导。

四、公共卫生与传染病控制

公共卫生是关系一个国家或地区人民健康的公共事业，是以社会为对象，以行政管理、法规监督、宣传教育为手段，通过宏观调控协调社会力量，改善社会卫生状况，提高全民健康水平的一种社会管理职能。公共卫生建设关系人民的健康切身利益，对于构建和谐社会、平安中国和健康中国具有重要的战略意义。医学社会学通过分析社会、文化、经济因素对健康的影响，帮助政府和卫生机构理解不同社会群体的健康需求，提供证据支持政策制定，如设计和实施更具包容性和针对性的公共卫生计划，尤其是在疫苗接种、传染病控制等方面。

健康教育与健康促进是公共卫生的重要内容之一。通过医学社会学，依据不同文化背景、语言习惯和社会阶层定制健康信息，设计和传播健康信息，确保不同群体能理解和接受卫生健康教育，增加健康宣传的有效性，切实提高公众的健康知识水平，改变不良生活习惯和方式，减少疾病的发生，形成人人参与、人人行动、人人享有的卫生文化。

在传染病防控方面，医学社会学为理解和应对重大公共卫生危机提供了社会视角。例如，发生重大疫情时，学者们针对疫情防控期间的社会恐慌、公众健康行为、信息传播及政策接受度等方面进行深入探讨，为政府设计更有效的健康宣传和公共卫生干预措施提供帮助。同时，医学社会学关注公共卫生人员卫生应急能力和胜任力等问题，有助于掌握卫生应急工作的知识、技能和相关能力要求，为组建卫生应急队伍提供理论依据，也为各级机构有针对性的人员招聘、选拔、培训和评估提供参考依据。

五、老龄化与健康老龄化

人口老龄化已成为全球性的问题。我国是世界上老年人口规模最大的国家，也是世界上老龄化速度最快的国家之一。"十四五"时期，我国人口老龄化程度进一步加深，进入中度老龄化社会。民政部、全国老龄办发布的《2023年度国家老龄事业发展公报》显示，截至2023年末，全国60周岁及以上老年人口达到29 697万人，占总人口的21.1%。全国65周岁及以上老年人口为21 676万人，占总人口的15.4%。全国65周岁及以上老年人口抚养比为22.5%。这对我国经济社会发展和转型带来了巨大挑战和发展机遇。

人口老龄化是我国今后相当长一个时期的基本国情，健康老龄化是社会发展的迫切需要。2022年，国家卫生健康委等15个部门联合印发《"十四五"健康老龄化规划》，提出完善身心健康并重的预防保健服务体系等9项任务。近年来，我国关于如何在老龄化背景下提升老年人群的健康水平和生活质量等方面的医学社会学研究增多，探索更加适合健康老龄化理念的医疗保健、关怀照护和社会支持模式。政府在发展养老服务体系方面的政策和规划，常常借鉴了医学社会学的研究成果，如居家养老和医养结合等模式的探索。

同时，21世纪老龄社会与数字社会同频共振。数字技术带来数字红利和数字机遇之时，也产生了新的社会问题，老年数字鸿沟便是其中之一。2020年国务院办公厅印发《关于切实解决老年人运用智能技术困难的实施方案》，聚焦涉及老年人的高频事项和服务场景，坚持传统服务方式与智能化服务创新并行，切实解决老年人在运用智能技术方面遇到的突出困难，确保各项工作做实做细、落实到位，为老年人提供更周全、更贴心、更直接的便利化服务。学界对老年数字鸿沟问题进行了大量研究，包括数字鸿沟的概念、表现形式、生成原因、影响效应及治理策略等内容，发展和深化老年数字鸿沟的研究内容，为政府部门制定相关政策提供基础性资料和决策参考，进而有助于推进实施积极应对人口老龄化的国家战略，助力中国式现代化建设。

六、重点人群与社会支持

重点人群通常包括残疾人、罕见病患者、青少年、老年人等。这些群体在健康维护、医疗服务获取和社会支持方面面临特定的挑战。重点人群和社会支持不仅是社会保障体系的一部分，更是社会健康的基础组成。医学社会学对重点人群的关注更加强调社会关系、资源分配、文化背景和政策措施等因素对健康的影响，识别阻碍健康的社会障碍，推动资源优化分配和健康不平等的减少。

随着社会发展人们的压力和精神健康问题日益凸显。医学社会学通过研究社会支持系统（如家庭、朋友、工作场所）的作用，探索心理健康问题的社会原因。例如，青少年的心理健康问题和老年人的孤独感等现象日益受到关注，社会支持的缺乏往往加剧了这些问题。医学社会学深入探究在不同社会环境下的影响因素，为相关的心理干预措施和社区支持计划提供了社会学支持和靶点，基于行动研究的社会学干预有助于促进学术研究在现实中发挥其作用。

国家卫生健康委办公厅印发的《高血压等慢性病营养和运动指导原则（2024年版）》强调，要加强对相关慢性病患者营养和运动等非药物措施干预和指导，并加强慢性病防治相关健康知识的普及和宣教，引导公众提高慢性病自我管理的健康意识，通过合理膳食和科学运动有效控制慢性病相关危险因素，减少慢性病的发生，不断提升人民群众健康水平。社会因素（如家庭支持、工作环境、社会网络等）及健康行为管理在慢性病管理中起着关键作用。医学社会学研究如何通过社会支持、政策干预或自我学习促进个人采取更健康的生活方式，并帮助管理慢性病。

七、传统医学文化

我国有着悠久的传统医学历史，中医药文化作为中华优秀传统文化宝库的一部分，包含着中华民族几千年的健康养生理念及其实践经验，凝聚着中国人民和中华民族的博大智慧。其渗透于衣食住行各方面，影响着人们的生活作息、健康饮食、运动养生、日常保健等方面的健康行为。2016年2月，国务院常务会议审议通过《中医药发展战略规划纲要（2016—2030年）》，肯定了中医药文化在我国的重要性，也站在历史和全局的高度明确了发展中医药事业的指导思想、基本原则、发展目标和重点任务。医学社会学研究传统医学与现代医学的互动关系，以及传统文化对医疗服务和健康观念的影响。这有助于对中医药文化价值的深度挖掘，促进中医药文化的传播，在现代医疗体系中更好地融入中医药和传统健康观念，满足不同社会群体的健康需求，推动物质文明和精神文明协调发展。

八、智慧健康

智慧健康是指利用现代信息技术（如物联网、人工智能、大数据、云计算、移动互联网等）提升健康管理、医疗服务和公共卫生系统的整体效率和质量的一种创新模式。智慧健康的核心是通过智能化手段实现个性化、精准化、无缝化的健康服务和医疗护理，促进个人、社会和国家层面的健康发展。智慧健康应用体现在社会生活的方方面面，例如，医疗大数据、远程医疗、慢性病管理、老年护理、公共卫生监控与预防等，而这些正是医学社会学也关注的问题。智慧健康为现代医疗和健康管理提供了强大的技术支持和新的解决方案，而医学社会学则提供了对这些技术在社会背景下影响的深入分析。监控智慧健康在不同社会群体、文化背景和经济条件下的应用效果，缩减智慧健康发展带来的数字鸿沟产生的社会影响，确保技术创新能够真正改善所有人的健康福利。二者相辅相成，共同推动医疗领域的创新发展。

第七节　展望与建议

在全球化和信息化时代背景下，医学社会学作为一门研究健康、疾病、医疗行为及医疗体系在社会结构和文化中形成、发展和变化规律的学科，正面临着前所未有的发展机遇与挑战。随着人们对健康需求的日益增长，医学社会学的研究领域不断拓展，其在公共卫生政策制定、医疗服务体系改革、健康促进等方面的作用日益凸显。

一、发展展望

（一）学科交叉融合趋势明显

随着医学模式的转变，生物－心理－社会医学模式逐渐成为主流，中国医学社会学可以加强与医学、公共卫生、社会学、心理学、经济学等学科的交叉融合，共同研究医疗卫生领域的重大问题。通过构建跨学科的研究团队和合作平台，推动医学社会学在理论、方法和实践上的创新突破。未来，医学社会学将不仅局限于疾病与社会关系的研究，还将深入探索健康、医疗、公共卫生、生命伦理等领域的复杂议题。这种学科交叉融合的趋势将有助于拓宽医学社会学的研究视野，提升其解决实际问题的能力。

（二）本土化研究的深入发展

在借鉴国际先进理论与方法的同时，医学社会学将更加注重本土化研究的深入发展。通过挖掘中国传统文化中的医学社会学思想、探讨中国特色医疗体系与社会保障制度、研究中国公众健康观念与行为模式等议题，医学社会学将形成具有中国特色的学科知识体系。这种本土化研究有助于增强中国医学社会学的文化自信与学术自信。

特别是健康中国战略的提出，旨在推动健康产业与医疗卫生事业的协同发展，提高人民的健康水平。医学社会学作为连接医学与社会的桥梁，将在健康中国战略的深化实施中发挥重要作用。未来，我国医学社会学应围绕健康中国战略的核心议题，如健康促进、疾病预防、医疗卫生服务体系建设等，开展深入研究。通过构建具有中国特色的医学社会学理论体系和实践模式，为我国医疗卫生事业的改革与发展提供科学依据和智力支持。

（三）研究领域的拓展

医学社会学的研究领域应进一步拓展，涵盖以下几个重点领域。其中包括健康不平等研究，该领域深入探讨社会经济地位、教育水平、种族等因素对健康的影响，关注弱势群体的健康问题，为减少健康差距提供科学依据。医疗体系改革研究也是一个重要方向，主要研究医疗资源的合理分配、医疗服务的公平性、医疗质量的提高等问题，为医疗体系改革提供理论支持和实践指导。健康促进与疾病预防研究中将研究如何通过社会政策、健康教育、生活方式的改变等手段，提高公众的健康水平，减少疾病的发生。随着生物医学技术的发展，医疗伦理和法律问题日益突出，医学社会学也将更加关注医疗实践中的伦理困境、患者权利的保护、医疗决策的合法性等问题。此外，跨文化健康研究成为医学社会学的新领域，它将关注不同文化背景下的健康观念、疾病认知、医疗行为的差异，以及这些差异对健康政策和医疗服务的影响。

（四）研究方法的创新

医学社会学的研究领域将进一步拓展，同时其研究方法也将不断革新。在研究领域方面，医学社会学将涵盖健康不平等、医疗体系改革、健康促进与疾病预防等多个重点领域。例如，通过深入探讨社会经济地位、教育水平、种族等因素对健康的影响，关注弱势群体的健康问题，为减少健康差距提供科学依据。在研究方法方面，医学社会学将采用定量研究与定性研究相结合的方式，通过定量研究获取大量数据，再通过定性研究深入理解数据背后的社会文化因素，从而提高研究的深度和广度。此外，跨学科研究方法也将被广泛应用，如引入社会网络分析、地理信息系统（GIS）、生物统计学等跨学科的研究方法，为理解复杂的健康现象提供新的视角。随着科技的进步，大数据与人工智能技术也将被用于对健康数据的深入分析，以发现健康问题的新趋势和新模式，推动医学社会学研究的进一步发展。

二、发展建议

（一）加强学科建设与人才培养

医学社会学的发展离不开坚实的学科建设和人才培养。为推动其持续繁荣，应致力于完善学科体系，构建更加完善的医学社会学学科框架，明确研究方向、内容和研究方法。在此基础上，优化课程设置，加强教材建设，提升医学社会学的教学质量和学术水平。同时，加强师资队伍建设至关重要，需培养一批具有国际视野和创新能力的师资队伍，通过引进优秀人才和加强教师培训，提高整体素质和水平。此外，推动人才培养模式创新也是关键，应探索更加符合医学社会学

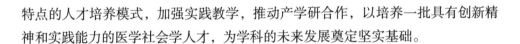

特点的人才培养模式，加强实践教学，推动产学研合作，以培养一批具有创新精神和实践能力的医学社会学人才，为学科的未来发展奠定坚实基础。

（二）深化理论研究与实践探索

医学社会学的发展既需要坚实的理论支撑，也离不开丰富的实践探索，这两者共同构成了学科发展的动力源泉。为了推动医学社会学的持续创新与繁荣必须深化理论研究与实践探索。

在理论研究方面，应加强对医学社会学的核心概念、理论框架和研究方法的深入探讨，努力构建更加科学、系统的理论体系。这不仅要深入挖掘学科内部的理论逻辑，还要积极借鉴国际先进理论与方法，通过加强与国际学术界的交流与合作，推动医学社会学理论研究的国际化进程。同时，还应注重培养一批具有国际视野和创新能力的医学社会学师资队伍，为学科的理论研究提供坚实的人才保障。在实践探索方面，应积极开展医学社会学的实践项目和社会调查研究，将理论知识应用于解决实际问题中。通过参与医疗卫生领域的重大实践项目，深入了解医疗卫生体系的运行机制和存在的问题，为政策的制定提供科学依据。同时，还应注重总结实践经验，提炼具有中国特色的医学社会学实践模式，为学科的实践发展提供有益的参考。

（三）加强国际交流与合作，提升学科国际影响力

在推动医学社会学发展的过程中，加强国际交流与合作是提升学科国际影响力的关键。为此，应积极拓展国际合作渠道，加强与国际医学社会学界的交流与合作，通过举办国际学术会议、参与国际研究项目等方式，建立稳定的合作关系，并借此提升学科的国际影响力。同时，要积极引进国外先进的医学社会学理论、方法和技术，结合中国实际进行本土化改造和创新，以丰富和完善本学科的理论体系和实践模式。此外，还应加强对国外医学社会学发展趋势的研究和分析，为学科发展提供借鉴和参考。在这个过程中，培养国际化人才也至关重要，应加强对学生国际化能力的培养，鼓励学生积极参与国际学术会议、留学交流等活动，通过培养具有国际视野和跨文化交流能力的医学社会学人才，进一步提升学科的国际竞争力。

（四）加强学科普及与宣传教育，提升公众健康素养

在推动医学社会学发展的过程中，不仅要加强国际交流与合作，提升学科国际影响力，还应注重学科普及与宣传教育，以提升公众健康素养。具体而言，可以通过举办科普讲座、展览、发放宣传册等形式，向公众普及医学社会学的基本知识和理念，并加强对健康生活方式、疾病预防等方面的宣传教育，从而提升公众的健康素养。同时，与主流媒体建立合作关系，利用电视、广播、网络等渠道广泛传播医学社会学的知识和理念，进一步扩大学科的知名度和影响力。此外，加强与社区的合作与交流，推动医学社会学研究成果在社区层面的应用和推广，通过组织社区健康讲座、义诊等公益活动，提升社区居民的健康意识和健康水平，也是至关重要的。这些举措将有助于促进医学社会学的普及与发展，提高公众的健康素养，为构建健康社会贡献力量。

参考文献

［1］张翔. 医学社会学［M］. 武汉：华中科技大学出版，2022.

［2］王红漫. 医学社会学中国化的发展与创新［J］. 大学与学科，2024，5（2）：68-79.

［3］王红漫. 医学社会学撠格［J］. 中国医学人文评论，2015，（0）：14-20.

［4］徐丛剑. 医学社会学［M］. 上海：复旦大学出版社，2020.

［5］王娜，苏源. 基于离散选择实验的宁夏城乡居民就医机构选择偏好研究［J］. 医学与社会，2022，35（8）：62-66.

［6］姜帆，乔学斌，徐爱军. 基于离散选择实验的乡镇卫生院和村卫生室医生工作选择偏好比较研究［J］. 医学与社会，2024，37（6）：16-22.

［7］风笑天. 社会研究方法［M］. 北京：中国人民大学出版社，2022.

［8］林聚任. 社会科学研究方法［M］. 济南：山东人民出版社，2023.

［9］刘晖，何欣悦，寇丽圆，等. 组态视角下多层次医疗保障体系驱动机制研究［J］. 中国预防医学杂志，2024，25（9）：1166-1171.

［10］马菁宜，邹姮. 基于帕森斯"病人角色"理论的儿科病人角色与医患关系分析［J］. 中国医学伦理学，2023，36（7）：709-713.

［11］刘洁. 医患沟通困境：患者角色客体化和医患关系工具化［J］. 中国医学伦理学，2022，35（11）：1241-1245.

［12］黄彬彬，程思宇，张栗，等. 基于德尔菲法和层次分析法的公共卫生人员卫生应急工作胜任力评价指标体系的构建［J］. 现代预防医学，2024，51（10）：1815-1820.

［13］谢永飞，刘轶锋．健康老龄化视角下的老年数字鸿沟：成因与治理［J］．中央民族大学学报（哲学社会科学版），2024，51（5）：125-134.

［14］周伟洁，谢嘉．面对新发传染病基层疾控宣教工作的社会认知启动效应分析：以新型冠状病毒肺炎疫情防控为例［J］．健康研究，2020，40（3）：244-246.

［15］孙薇薇，王燕．中国农村老年人心理健康的社会学干预：行动研究视角下的反思［J］．中央民族大学学报（哲学社会科学版），2021，48（3）：130-136.

［16］田静．高校医学社会学"课程思政"教学模式探索——以南京中医药大学为例［J］．成才之路，2022，（32）：33-36.

［17］HANKIN JR, WRIGHT ER. Reflections on fifty years of medical sociology［J］. Health Soc Behav, 2010, 51（Suppl）: S4-S10.

［18］柳云．我国医学院校医学人文教育教学现状及改进研究［D］．石家庄：河北医科大学，2022.

［19］孙薇薇，王燕．中国农村老年人心理健康的社会学干预：行动研究视角下的反思［J］．中央民族大学学报（哲学社会科学版），2021，48（3）：130-136.

［20］CHAIKLIN H. The state of the art in medical sociology［J］. Nerv Ment Dis, 2011, 199（8）: 585-591.

第六章　医患沟通学学科发展报告

第一节　学科起源

一、社会发展需要和谐的医患关系

20世纪90年代中后期，我们党建立和完善了社会主义市场经济体制，经济社会快速发展，人民开始走向富裕和文明之路。经济的发展使得人们的观念、心理、需要、行为也在发生变化。医疗机构在市场经济环境之下，医方的思想观念和职业行为有了改变。一段时期内医患矛盾增加，医患纠纷普遍出现。患者渴望与医务人员进行有效的沟通交流，以获取医疗服务信息和医学人文精神的滋养。医患双方都有着迫切的沟通愿望和需要。

我们党和全社会都高度重视建立和谐医患关系，并为之做出了积极努力。2002年12月，卫生部在重庆医科大学附属儿童医院召开了"全国医患沟通经验交流现场会"，由此拉开了我国推行医患沟通工作的帷幕。各省卫生行政部门、各医疗机构纷纷探索实施医患沟通制度和相关工作，先后出台了《医疗事故处理条例》《中华人民共和国侵权责任法》等法律法规，规定了在医疗卫生工作中处理医患矛盾的医患沟通相关条款。2004年起，党和政府还从全民医疗保障、药品和医院管理等方面进行了一系列重大改革，为构建和谐医患关系创造了良好的环境和基础。

2009年3月，《中共中央　国务院关于深化医药卫生体制改革的意见》中明确要求："构建健康和谐的医患关系。加强医德医风建设，重视医务人员人文素养培养和职业素质教育，大力弘扬救死扶伤精神。优化医务人员执业环境和条件，保护医务人员的合法权益，调动医务人员改善服务和提高效率的积极性。完善医疗执业保险，开展医务社会工作，完善医疗纠纷处理机制，增进医患沟通。在全社会形成尊重医学科学、尊重医疗卫生工作者、尊重患者的良好风气。"2012年7月，卫生部颁布了《医疗机构从业人员行为规范》，强调提出了以人为本、医患和谐、尊重患者知情同意权及加强与患者沟通的行为规范。

二、现代医学发展需要构建医患沟通学科

近500年来，以治疗形态性躯体疾病为特征的生物医学模式占医疗的主导地位，医学逐渐被各类现代化医疗设备所武装。然而，对现代医学来说最棘手的是人的心理和社会因素对疾病和健康的影响，这些因素既能致病，又能治病，心身疾病就是医学不易攻克的典型堡垒。医学工作者们发现，现代医学诊治疾病的能力有局限性，医疗卫生活动越来越需要患者和社会人群的主动参与和配合，需要医患有共同的思维和语言，才能攻克更多的疾病。千百年来"单兵作战"的医生，已迫切感到需要患者和社会协同应对疾病，医患沟通成为当务之急，这是医疗卫生行业提高工作效率和服务质量十分重要的途径。

中国医学经典《黄帝内经》认为医患关系与沟通是"医患相得，其病乃治"。唐朝大医张思邈所著《备急千金要方》第一卷"大医精诚"中强调医患沟通是"见彼苦恼，若己有之"，表达了医生共情患者的要求。古希腊名医希波克拉底在《格言医论》中写到，"医生之责，非一己可完成，无患者及他人合作，则一事无成"。医患关系作为围绕以人类健康为目的而建立起来的一种特殊的人际关系，是最古老也最基本的社会关系之一。医患沟通贯穿整个医疗服务活动，其满足医患双方情感与利益诉求与构建良好医患关系的作用已不言而喻。医患沟通不畅，极易引发医患关系紧张、医患矛盾升级、医疗纠纷，不仅影响患者身心康复，以及医疗机构的信誉，还将带来医患矛盾，将对整个社会的安定和谐带来不稳定因素。

医患沟通的目标，是把心理和社会因素转化为积极的手段与方法，推进现代医学诊治疾病和维护健康。因此，医患沟通是现代医学的重要有机组成部分。事实证明，现代社会实现新医学模式，建立良好医患关系，解决医患矛盾，仅凭一门传统学科、一种方法或方案已无法达到目的。影响医患关系的因素涉及政治、经济、意识形态、医疗、教育、法律、社会文化等多方面，由此涉及的主要学科

有哲学、医学、伦理学、心理学、社会学、法学等，而与医学结合的边缘学科则更多，如医学伦理学、医学心理学等。正因为"医"和"患"之间的复杂因素，要找到医患和谐共建的客观规律，必须将这些学科综合分析研究，在领域内进行综合性的实践探索。医患沟通不仅是医学科技和医疗服务的新实践平台，还是一个新的医学综合性学术园地。

三、现代医学人才培养需要系统性的医患沟通教育

从古代至近代，中外医学的传承和教育并没有如今系统规范化的医学教育体系，都是依靠医生的言传身教和医学著作，他们将医药技术、医学内涵、人文及社会等因素融合在一起精练表述，医患关系教育和医患沟通技能的精髓就在其中。由于生物医学模式的影响，一段时期以来，我国医学教育培养人才注重单一的生物医学知识和技能，忽视了人文素养及实践能力的培养。

目前，国际医学教育界有三个影响力较大的国际性组织——国际医学教育专门委员会（IIME）、世界医学教育联合会（WFME）、世界卫生组织西太平洋地区办事处（WHO西太区），他们分别制定了医学教育国际标准，且都将人际沟通能力列为医学生的基本能力之一。例如，IIME制定的《全球医学教育最低基本要求》的七个能力领域（60条标准）中，特别凸显了毕业生的医患沟通能力，仅在"沟通技能"领域中就专门有9条标准，而且在"职业价值、态度、行为和伦理""医学科学基础知识""临床技能"等五个能力领域中都涉及医患沟通的具体标准。2008年，根据国际医学教育标准结合本国实际，我国教育部和卫生部制定了《本科医学教育标准——临床医学专业（试行）》，分别在思想道德与职业素质目标、知识目标和技能目标中规定了医患与人际沟通的具体要求。在2010年的全国执业医师资格考试中，首次增加了职业素养内容，人际沟通能力作为医生的基本素质之一变得越来越重要。

2002年以前，我国医学教育中没有院校开设医患沟通课程，个别院校开设了"临床交流技巧"类讲座。2002年下半年，南京医科大学联合首都医科大学、上海第二医科大学、福建医科大学及南京中医药大学五家院校共同编写了我国首部高等医药院校《医患沟通学》教材，2003年9月由人民卫生出版社出版发行（图6-1）。当年，南京医科大学首先在临床医学、口腔医学及护理学专业中开设了36学时的医患沟通学必修课程，受到学生和临床教师的广泛欢迎。

2005年，教育部将"医学沟通学"增列为中国医学教育正式课程，我国一批医学教育工作者和临床医师开启了医患沟通学有序发展的建设之路，我国当代医患沟通学开始萌芽生长，产生了教材、课程、论文、著作及网上教育资源等多种成果。2006年，《医患沟通学》（图6-2）被教育部列为普通高等教育"十一五"国家级规划教材。2009年，南京医科大学医患沟通学教师创办了我国目前唯一一个医患沟通学专业网站（图6-3），已有百万余用户访问，向全社会普及宣传了医患沟通理论、知识及信息。

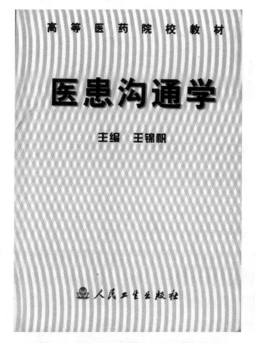

图6-1 我国首部《医患沟通学》教材

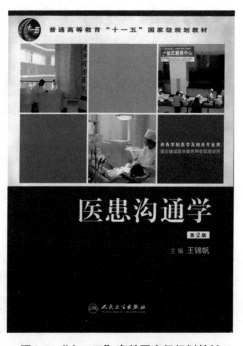

图6-2 "十一五"高教国家级规划教材

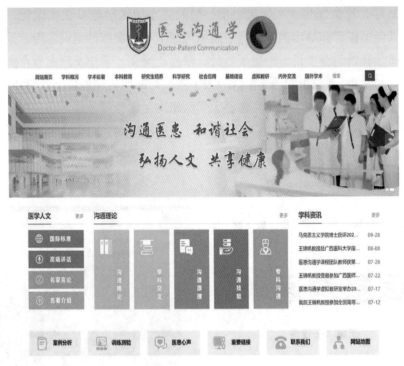

图6-3　医患沟通学网站页面

2013年，国家精品视频公开课"医患沟通的共知共享"上线。同年，全国高等学校教材更名为《医患沟通》，列为"十二五"普通高等教育国家级规划教材，进入中国五年制本科临床医学专业第八轮规划教材（图6-4）。2014年，国家医学数字教材《医患沟通》出版，慕课"医患沟通"上线，并被举荐为全国医学院校示范慕课。2017年，医患沟通成为国家级精品在线开放课程（2020年12月被教育部认定为国家级线上一流本科课程），完成国家医学题库"医患沟通"。同年，以医患沟通思维主导编写了《临床思维导引》（江苏省重点教材）。2018年，"十三五"国家卫健委规划教材《医患沟通》出版（图6-5）。2020年，"医患沟通学"列为国家级线上线下混合式一流本科课程（图6-6），国家出版了国家卫健委研究生规划教材《医患沟通》。2022年，我国首部医患沟通英文教材Doctor-Patient Communication（江苏省重点教材）出版。2024年，"十四五"国家卫健委规划教材《医患沟通》出版。

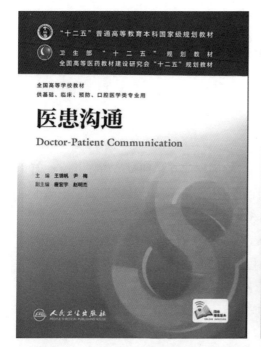

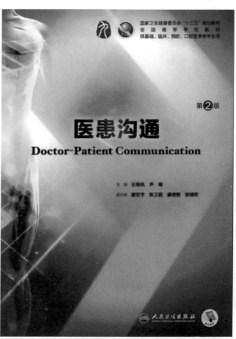

图6-4 "十二五"普通高等教育国家级
规划教材

图6-5 "十三五"国家卫健委规划教材

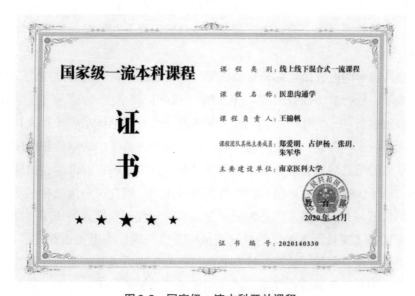

图6-6 国家级一流本科开放课程

第二节 学科内涵

一、学科涵意

医患沟通学，是研究医务工作者与患者之间如何互相理解、信任并合作而共同克服疾病，维护身心健康的一门交叉性、应用性新学科。其理论知识来源于两方面，一是生物医学、临床医学等医学相关学科；二是人文社会科学，如哲学、社会学、心理学、伦理学、法学等。医患沟通学综合医学科技和人文社会科学的实践，形成具有自然科学和社会科学双重性质的应用型学科。医患双方沟通不仅是在生物医学层面上，更多则是心理、社会、经济、法律等层面上的沟通，因此，医患沟通学成为现代医学的重要组成部分，生物医学与人文社会科学的有机融合则是时代进步的必然。

医患沟通学的研究对象是医者和患者及相关因素。医者和患者是在一个同一体中不同角色、不同利益的两个主体，既受各自的相互影响，又有共同的制约条件。因此，医患沟通学需要重点研究医者和患者的个性特征和规律，又要寻找启动医患动机的共同规律，简言之，就是要发现医患双方和谐互动的契合轨迹，并使之良性运行。

医患沟通学的内容由三部分组成，第一部分是医患沟通的基础理论。主要由哲学、医学、社会学（社会医学）、伦理学（医学伦理学）、心理学（医学心理学和社会心理学）、法学（医事法学）、人际沟通原理等理论体系中涉及人和人际关系的理论所组成。首先，医患沟通学确定医患沟通在医学中的地位和作用，即阐释医患双方的信息沟通在生物医学，特别是在临床医学、口腔医学、护理学、保健医学、康复医学等中的地位和应发挥的积极作用，确立医患沟通在医学发展和进步中的价值与意义，探索医患沟通对促进实践现代医学模式的作用。其次，医患沟通学阐释了现代医患关系的状况及成因，厘清现代医患关系在政治、伦理、法律、卫生政策、文化、教育、社会心理、行为生活方式等领域的实际情况，把握医患关系中各因素的内在联系，抓住主要矛盾和矛盾的主要方面，从医患沟通层面有的放矢解决医患矛盾中的根本问题。

第二部分是医患沟通的基本原理，阐释医患沟通的一般规律。在明确医患关系的基础上，全面找出阻碍医患沟通的各种原因并加以细致分析，用多种研究方法总结出医患沟通的一般原理、策略、制度及技能方法，形成医患双方共享利益的双赢规律，指导医疗卫生保健中医患沟通的各类实践。

第三部分是医患沟通的临床特征、方法及经验等。临床工作中，不同疾病、不同性别和年龄、不同患者，在医患沟通中都会有其特殊性，就如医生诊治同一种疾病，对不同的患者会采用不同的治疗方案一样，医患沟通就是一种特殊的整体治疗方案。因此，在医患沟通一般规律指导下，医务人员和卫生管理人员需特别注意从实践中探索新方法，总结新经验，形成经验型知识，在医疗卫生服务的技术层面上真正实现生物－心理－社会医学模式。

二、概念与内容

（一）医患沟通

医患沟通不仅是长久以来医疗卫生领域中的重要实践活动，而且也是当代经济社会发展过程中凸显出来的医学学术范畴。在医疗卫生保健工作中，医患双方围绕诊疗、服务、健康及心理和社会等相关因素，以患者为中心，以医方为主导，将医学与人文相结合，通过医患双方各有特征的全方位信息的多途径交流，使医患双方形成共识并建立信任合作关系，指引医护人员为患者提供优质的医疗服务，达到维护健康、促进医学发展的目的。

"医"狭义上是指医疗卫生机构中的医务人员，广义上指全体医务卫生工作者、政府卫生管理人员及医疗卫生机构，还包括医学教育者。"患"狭义上指患者和家属亲友及相关利益人，广义上指除"医"以外的社会人群。在我国社会环境下，医疗机构处理医患矛盾不仅需要面对患者还常常要面对社会舆论，因此，广义的患者概念更有利于医患关系和谐。

"沟通"是指人际间通过全方位信息交流，建立共识、分享利益并发展关系的过程。沟通，不是通常说的"交流"，也不是单纯的交流"技巧"，其核心内涵是人与人之间的相互理解、相互信任。人际交流的全方位信息，包括人的四种语言信息，即口头语言、书面语言、肢体语言及环境语言。环境语言是指人们有目的安排在特定空间内的文化物体场景和物理环境等知觉与感觉信息，如房屋结构、家具陈设、书画花草、卫生及温度湿度等。

由于"医"和"患"都有狭义与广义的区分，因此，医患沟通也有狭义与广义的内涵。狭义的医患沟通是指，医务人员在日常诊疗过程中，与患者及亲属就诊疗、服务、健康及心理和社会相关因素，主要以医疗服务的方式进行沟通交流，它构成了单纯医学科技与医疗综合服务实践中的基础环节，发生在所有医疗机构的每次医疗服务活动中，其重要价值在于科学的指引诊疗患者伤病，并提高医疗卫生服务的整体水平，使患者和社会都满意。

广义的医患沟通是指医学和医疗卫生行业人员，主要围绕医疗卫生和健康服务的法律法规、政策制度、伦理道德、医疗技术与服务规范、医学人才标准和方案等方面，以非诊疗服务的各种方式与社会各界进行的沟通交流，例如，制定新的医疗卫生政策、修订医疗技术与服务规范和标准、公开处理个案、健康教育等。它是在狭义医患沟通的基础上衍生出来的医患沟通，由许多未处理好且社会影响较大的医患沟通（关系）个案所引发，广义的医患沟通产生的社会效益和现实意义是巨大的、长久的，它不仅有利于医患双方个体的信任合作及关系融洽，更重要的是能推动医学的发展和社会进步。

（二）医患的沟通价值

医患沟通有两大价值。首先是社会价值，主要体现在三个方面，一是它能提高全民健康效率。对患者及家庭而言，医患沟通可以使患者选择最适宜的诊疗方案，又好又快地康复身心，降低医疗费用。对健康人而言，医患沟通可以有效地提高大众医学与健康素质，提高预防保健的积极性和有效性，使政府的医疗卫生各项政策得以更好地贯彻落实，使有限的医疗资源发挥出更大的作用。二是促进医疗卫生科学决策与管理。广义的医患沟通就是鼓励医患双方参与政府和社会宏观层面的医疗卫生决策与管理过程。三是共建和谐的医患关系社会。医患沟通要求医务卫生工作者不仅要诊治病伤，还要以专有的医学知识和技能，以特有的医学人文精神关注社会，在新时代推进健康中国建设中，自觉地创造出具有温度的医疗服务新模式。

其次是医学价值。即医患沟通具有突出的医学功能。主要体现在四个方面，一是促进正确的诊断。正确的临床诊断来源于获取患者足够多的相关信息，并把这些信息经过特定的思维方式加工、整理及排序，再用一定的实验室检查结果分析和验证，最后得出诊断结论，这才是一个较为完整、科学的临床思维程序。二是提高治疗效果。依从性好的患者能积极配合治疗工作，康复痊愈的概率更大，并发症的概率更小，这就是医患沟通干预治疗的结果，是医务人员积极的语言和行为沟通产生的良性反应。三是融洽医患关系。医患沟通能够有效地促进医患的认知、情感、利益的融洽，进而加强合作关系。四是推进现代医学模式。要实现现代医学模式就要把心理因素和社会因素有机地融合进诊疗疾病的过程中，即诊治伤病，不仅要用药物、手术、物理技术等方法和手段，还要用语言、行为、环境等进行心理治疗和影响。

（三）医患思维

医生的思维即临床思维，有狭义和广义之分。狭义的临床思维指在医疗服务中医生以患者诉求和疾病痊愈为目标，依据患者病史、体检、辅助检查等信息，依据基本理论、基本知识、基本技能等医学知识与信息，并关联相关专业最佳证据信息，结合患者的心理、社会、环境及文化背景，运用演绎、归纳、类比等推理逻辑思维，对患者与疾病形成可修正的诊断、治疗、康复及预防的个体方案，实现比较正确的思维与行为结合的医疗服务过程。广义的临床思维是以狭义临床思维活动为核心，在患者不同疾病和状态下，医疗服务全过程渗入人文关怀、医患沟通及守法遵章，形成医患共同参与的临床决策思维模式，实现患者比较满意的医疗服务过程。

患者的思维即就医思维，是患方就医过程中的思维活动，特指患者在生命与疾病不同状态下，在医院内接受和配合医护人员诊断、治疗、护理及相关服务中，强烈关注自身疾病的诊断结论、治疗效果、风险预后、医疗费用、知情同意及心理感受等思维活动。患方的就医思维有着明显的特征，即自我性、情感性及权衡性，而医方狭义临床思维的特征则有着突出的公理性、理智性及规范性，在实际临床决策和处理医患关系时，两类思维方式形成了矛盾焦点，容易引发医患矛盾和纠纷。积极实施广义的临床思维，则能较好地融洽医患关系。临床工作的医疗环节繁多，医规医术有各自规定，医护人员和患者亲属的心理表现也各有特点，需要将临床思维和就医思维融合，才能有效发挥良好的沟通效果。

（四）医患沟通的原则

第一，以人的健康为本。在医疗卫生服务中体现为两个方面。一方面，要尽可能满足患者治愈身体疾病的需求。另一方面，要对患方心理给予尊重、平等、关爱、同情等精神慰藉。医患沟通的重要目的就是给患方更多的人文关怀，促进其身心健康与和谐，使患方满意。

第二，维护患方权益。医患沟通作为医疗行为的重要组成部分，在维护患者权益方面发挥不可替代的作用。医患间通过传递一系列重要信息，能够直接保护患方的平等医疗权、疾病认知权、知情同意（选择）权、个人隐私权、医疗赔偿权、监督医疗过程权及免除一定社会责任和义务权等。

第三，注重诚信行医。作为医者需特别注意，要主动赢得患者的信任，医务人员只有在医疗服务的各环节中真实表现才能凸显诚信，才能获得患者的信任，保持必要的依从性，使患者积极地配合医务人员。医患沟通中的诚信，不仅是话语的真实，更是医务人员恪守医德、遵章守法的行为和优良医疗能力的综合体现。

第四，尊重医学科学。医患沟通是医患双方在医疗专业服务中的信息传递。信息则是由不断涌现的医药科学与高科技手段所构成。医务人员应把握好尊重医学科学与实施人文关怀的尺度，将医学科学作为沟通的基础，将人文关怀作为沟通的目标，客观真实地反映诊断、治疗、风险及预后的事实，使患方全面正确地认知相关医疗信息。

第五，有效表达信息。医方必须有效地表达各种信息，归纳为四种信息，即口头语言、肢体语言、书面语言及环境语言。医疗服务中的规律显示，医务人员的肢体（行为）语言和口头语言对患方影响最大，效果更好，这是因为这两类语言信息直接体现了医者救死扶伤的态度和医学人文精神，患方有较高的感知度，这提示我们医务人员要善于将四类信息有效地展现给患方。

第六，密切医患合作。诊疗过程需要医患全程合作，医方要主动引导沟通，耐心倾听患者，充分告知患方相关医疗信息，让患方参与医疗决策的过程，积极给予医学专业的指导，使患方自愿接受医疗方案（特殊患者除外）。

（五）医患沟通策略

第一，倾注医学人文善意。患方在医院最关注的是医务人员对他们的负责态度，而表现医方负责态度的标准关键在两个方面。第一，是否有及时有效的医疗行为，第二是否有亲和善意的人文言行。临床医患沟通中，医疗措施和人文言行二者不能缺一，医疗本身是技术性的，但如何给予则是由人文态度决定的，医方的人文言行更应该主动显示善意，体现人道与仁爱的医学人文精神。这种善意具体到临床工作中表现为四项内容，即要给予患者适宜身心和经济的医疗方案、体现共情和关怀的医学照护、基于诚信和尊重的医患沟通、恪守伦理和法规的医言医行。

第二，规范医生的职业语言。医生的语言必须具有明显的职业性。医生职业语言的特征是以医学专业、医疗实际相关知识、医院制度及卫生政策法规为基础，医患交流要按专业规范，明确内容，通俗易懂且不能随意化。医方向患方交代诊疗方案、判断病情及预后时，要恰当地说明医疗服务中存在的风险性和不确定性，让患者及亲属具备承受医疗风险的心理能力是相当重要的医患沟通目的。

第三，增进医患的真挚友情。人与人之间的情感产生意味着信任的建立。正当的医患友情有益于提高诊疗效果，有益于妥善处理医患矛盾。医务人员应主动多接触患者及亲属，如适时的闲聊、多一些"额外"的帮助，通过言行表达爱心，催化医患产生真挚友情。当遇到患方情绪失态，医方必须有效控制自我情绪，并要谅解和化解患方的过激言行。但是，医务人员也要防止与患方过度友情交往，保持理性和冷静是实施正确医疗方案的前提条件，也可以避免不恰当的医疗行为。

第四，重视患方利益人。一般而言，患者的亲属是患者直接利益人，患者对亲人的忠诚信任度和影响力最高。如果医务人员能注意指导患者亲属密切合作，发挥他们沟通患者的配合作用，对提高诊疗效果会起到事半功倍的效果。患者还有一些利益相关人，如远亲、朋友及单位领导等。在医疗服务和处理医患矛盾中，医务人员都应高度重视患方利益相关人的作用，及时与最近利益人建立良性沟通关系。

第五，关注患方的文化背景。医方需要高度注重患方的文化背景，尽可能多地熟悉和了解各个地域、民族及宗教等的文化表现与内涵，掌握应对不同文化背景患者及亲属的方法和技巧，可以说，研究并探索个性化的医疗服务是医患沟通今后的趋势。

第六，形成沟通书面信息。医院以书面病案为主的各类医疗文档比较健全，而医患沟通系统化、规范化的文档建设则普遍欠缺。不论是《中华人民共和国侵权责任法》还是《医疗事故处理条例》等法律法规，都要求医院各类文档真实、及时、全面，并作为处理医患矛盾和纠纷的主要证据。因此，医务人员要把临床医患沟通中的重要内容与形式通过书面材料建立起来，形成专门文档系列，有效地保存好医患沟通的证据材料，这是有利于保护医患双方权益的重要工作。

（六）医患沟通模式

医疗服务中必须遵循医患角色的特征和医疗工作的性质。医疗工作的功能是实施人性化的优质诊疗服务，患者就医的主要目的是诊治疾患，且同时又有一定的心理和社会需求。因此，医患沟通的临床模式需要契合医患双方的特征，综合国内外比较成功的方法和经验，结合中国国情，凝练出GLTC医患沟通模式，即医方示善（Goodwill）、医方倾听（Listening）、医患交流（Talking）、医患合作（Cooperation）。其沟通方法一是进行每一次临床医患沟通，医患交流的一开始和全过程都需要医务人员有效表现善意，二是医方倾听患方，三是医患交流，四是医患合作。不论对一次性的沟通、阶段性的沟通，还是连续性的沟通，都要遵守这个流程，形成一个良性沟通循环圈。GLTC医患沟通模式不仅适用于医护人员采集患者信息，更适用于医患交流、讨论问题及处理医患矛盾和纠纷。

（七）医患沟通技能

医患沟通的临床技能主要分为四类。第一类，口头语言技能。包括医疗性语言、安慰和鼓励性语言、劝导性语言、积极的暗示性语言、指令性语言及朋友性语言等。医护人员每天面对患方，不但要善于使用美好语言不使用伤害性语言，还要讲究语言技巧。

第二类，非言语技能（即肢体语言）。主要是指非语词性沟通，包括面部表情、目光、身体姿势、肢体动作和行为、空间距离和方位等方面。在医患沟通中医生如果能准确识别、理解并运用非言语信息，将对提高医患沟通效率具有重要帮助。

第三类，书面沟通。即沟通双方借助文字、图画、图表等文字符号进行的沟通。书面沟通是医患交流重要的形式，重视医疗服务环节中的书面沟通，也是医患双方权利的有效维护。与语言沟通相比，书面沟通效率低，时间长，但书面沟通却具有是非分明、内容清晰可查、具体明确、具有证据力等众多优势，也是维护医患双方权益的重要保障。

第四类，共情（同理心）表达技能。医务人员在沟通过程中要善于运用同理心，能让患者感到自己被关注、被接纳、被尊重、被理解，从而更愿意与医生配合。进而会促进患者的自我表达，使其产生一种愉快和满足，有利于良好医患关系的建立。同理心有助于提高患者的依从性和治疗效果。医生如果缺乏同理心，容易使患者受到伤害而失去对医生的信任，导致医生很难全面而准确地采集病史，所做出的治疗计划往往缺乏针对性。

第五类，是情绪管理技能。医务人员由于很多时候临床工作风险高、压力大、时间消耗多，再加上外在的环境压力，医务人员经常处在焦虑、压抑等多种负性情绪中，焦虑等情绪的长期存在既有损医务人员的健康，也会波及医疗工作和医患关系。因此，医务人员自身的焦虑情绪管理是一项重要的工作和生活技能。

（八）医患沟通制度

诊疗全程的医患沟通需要制度保证实施。许多医疗机构不断探索医疗服务中全过程的医患沟通制度，虽各有特色，但主要在以下环节中形成了制度。

入院后沟通。首先，要重视患者的社会心理病史的采集。其次，患者入院后，由责任护士和责任医生在规定时间内，与患者及其家属进行较深入的交流，重点介绍初步诊断、诊疗方案、预后判断、费用情况、医护流程、医院制度、住院注意事项及患方关心的事项等，让患者尽快了解医院和医护的主要信息，并帮助患者进行角色转换。

诊疗中沟通。根据患者的病情、各项检查结果、社会经济等状况，医护人员设计出合理的有针对性治疗护理方案，让患方共同参与到医疗过程中。要对重要检查的目的及结果、治疗措施、患者的病情及预后、某些治疗可能引起的严重后果、药物不良反应、手术方式、手术并发症和相关风险及防范措施、医疗药费等情况及时与患方进行充分沟通。

出院前沟通。患者出院前，可从康复处方、诊疗效果反馈、医务人员的服务等方面进行沟通。在临床上，患者的出院标准还仅停留在生理上的恢复，患者心理社会方面的康复常需在出院后一段时间内逐渐恢复，所以与出院患者进行沟通就显得重要且很有必要。对出院患者开出康复处方，指导患者出院后的延续治疗、复诊安排与自我调整和康复，帮助患者建立起健康、良好的生活方式。同时，通过出院前的医患交流，可以了解患者对医院和医务人员的诊疗与服务评价，对提高医务人员的专业水平和服务质量很有裨益。

出院后随访。随访是医院对曾在医院就诊的患者以通讯或其他的方式，进行定期了解患者病情变化和指导患者康复的一种观察方法。患者对治疗效果的评价、满意度的提高、疗效的巩固等，都需要通过随访患者来实施。随访的形式多样，电话及书面随访在临床上较为常用，手机APP及微信等现代媒体的使用也日渐广泛。随访制度是实施院前、院中、院后的一体化医疗服务模式的必要保障，完善的随访将医疗服务延伸至出院后和家庭生活中，使住院患者的院外康复和继续治疗能得到科学、专业、便捷的技术服务和指导。

（九）医患沟通教育

2005年，我国教育部首次将"医学沟通学"课程正式列为高等医学院校规定课程的目录中，确保了"沟通能力"培养目标应有的地位。该课程的教师包括两部分，一部分是高校专职人文教师，另一部分则是高水平的一线临床教师和医务人员。让临床教师、医务人员及卫生管理人员对医学生进行医患沟通教育，并在临床教学中实践、体验、感悟对人的深刻理解。医患沟通能力的培养，需要充分渗透于日常医护人员的带教中，需要高素质的临床教师以言传身教的方式加强对学生人文精神的渗透，为学生树立榜样。优秀教师具备的敬业精神、救死扶伤的理念、积极与患者沟通和交流的素养对医学生有潜移默化的影响，这种示范是提高医学生医患沟通能力的最好形式，对学生在未来的临床工作中建立良好的医患沟通模式具有重要影响。教学相长在医患沟通教学中，临床教师的人文素质和能力必然会很快提高。在医学本科教育后的一系列教育和培训计划中，特别是继续医学教育中，都应增加医患沟通技能的内容，更应该增加沟通技能的实践考核。我国执业医师资格考试中增加了医患沟通技能的考核，这是医学教育适应社会发展、进行更新改造的自我完善。

（十）医患沟通的临床规律

临床医患沟通中的核心要素主要是各个临床专科的患者、疾病、诊疗方式和方案，以及特征显著的临床医务人员，这些要素表现在医患沟通中就有着各自的内涵、规律、技能、方法及经验。如儿科、妇科、肿瘤科、外科等，其不同科室特征决定了医患沟通的特征。因此，医患沟通学总结了几乎所有临床科室，门诊、急诊、病房（区）、社区医疗机构及辅助科室（检验影像等）的专业性沟通，抓住各科室患者的身心特点和社会因素、诊断中的医学信息沟通、治疗中的积极沟通、常见医患沟通障碍化解等四个重要环节问题，形成了系列化的临床医患沟通知识、技能、经验的提炼汇聚。

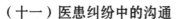
（十一）医患纠纷中的沟通

在医患纠纷处理中，须加强各方面的沟通，包括医患之间、医务人员之间、医院部门之间、医院与外界（媒体、司法部门、卫生行政部门等）之间的沟通。秉承正确的沟通原则、建立良好的沟通渠道、掌握娴熟的沟通技能，是妥善处理医患纠纷的保证。医患纠纷的产生多数是由于医患之间缺乏沟通、互不信任所致。因此，在沟通中，医患双方应本着尊重、理解、解决问题的态度，以事实为依据，坚持公正合理、适度可行、互谅互让的原则。

沟通的途径和形式多种多样，例如，通过面对面沟通、电话沟通、书面沟通、传统媒体（报纸、广播、电视）、网络媒体（电子邮件、微博等）、新闻发布会等形式进行沟通。根据纠纷的性质、大小及患方的诉求，可以选择一种或者几种沟通方式相结合。一般的医患纠纷可以采取当面和电话沟通的方式，充分表达各自的观点和意见。书面沟通的形式较为正式，多在患方或医方同卫生行政部门、司法机关、公安机关等沟通时采用。当患方需要向不特定人群表达诉求和意见或医疗机构向广大群众澄清事实、表达立场、通报结果等情况下，媒体报道和新闻发布会的形式较为常用。因此，充分认识每一种沟通方式的特点，合理选择有效的沟通途径，对于医患纠纷的处理和解决具有重要意义。

三、核心理念

医患沟通是改革开放后在社会主义市场经济环境下，医疗卫生行业工作者科学思考，勇于探索，开拓创新而孕育出的新型医疗服务实践与新的学科方向。其旨在帮助医务卫生工作者践行社会主义核心价值观，确立现代健康与医学人文精神，与时俱进地升华医德水平、文化素养、法制观念、心理素质、管理能力，掌握医患信息建立共识并分享利益的客观规律和应用技能，实施现代医学模式的渐变与转型。同时，医患沟通也旨在充实患者和社会人群的基本医学知识和健康意识，承担起医务工作者促进大众身心健康和社会文明进步的责任，其现实和历史意义将随着医患沟通新的实践与研究而日趋重要。

第一，医患沟通是现代医学实践的思维方式和行为准则，是医疗卫生服务重要的过程环节，是医学专业与人文言行融合的平台。其作用一是提高诊疗技术与人文服务水平，取得患者和社会的信任与合作，促进医学卫生事业与社会文明进步和发展。二是一段时期内一些地方医患关系不和谐的直接原因，是市场经济发展和社会转型造成的利益格局调整及新旧观念的碰撞，而根本原因是医患双方对自我身心全面认知的不足，需要强化医疗保障、法律法规、人文环境及医院管理建设。三是医务工作者应以人为本，践行救死扶伤的人道主义职业宗旨，努力担当社会责任，发挥医疗行业的主导作用，全面开展医患沟通，善意化解医患纠纷，全面实施生物－心理－社会医学模式，以医患沟通为桥梁重建医患信任合作关系。四是医患沟通是人与人的沟通，本质上是医患对自身的认知与觉醒：医患一体，即人人皆患者，人人皆医者，医者维护人的生命健康，患者是医学和医者最好的助手，是医者生存和发展的根本所在。五是医患沟通是生物医学与多门人文社会学科综合而成的实践与学问，是医学、社会、科技、伦理、心理及法规等联合应用的艺术。医患沟通有一定技巧性而非技巧，需要从思想观念、知识结构、机制制度及法规上整体构建与实施。

四、学术交叉

医患沟通学是探究现代医学模式的一门新的应用型交叉学科，其需要理论支持，特别需要人文社会科学中成熟的学科支撑、交叉与融合。

医患沟通学与哲学。马克思主义关于唯物辩证法的理论为医学中的医与患、人与社会、人与自然、人与医学的辩证关系奠定了总的思维模式。历史唯物主义的根本观点是从哲学的高度，诠释了社会转型时期医患关系变化的根本原因及新型医患关系的发展方向，为医患沟通学确立了理论基石。

医患沟通学与医学。现代医学是研究人类维护身心健康、提高生存质量、延长生命时间的科学体系与实践活动。医患沟通就是医学的一部分，完全遵循医学的目的、原则及理论，它以医患双方全方位信息的沟通为视角和方法促进医学目的的实现。它更加注重将心理和社会因素与生物医学中自然科学部分相结合，促进现代医学诊治伤病和维护健康。

医患沟通学与伦理学。医学伦理学注重医患角色行为的权利和义务，研究医患人际沟通的行为准则。因此，医患沟通在调整和改善医患关系中需遵循医学伦理学的基本原则和规范，同时，医患沟通学又从现实出发，用发展和辩证的思维运用医学伦理学。

医患沟通学与心理学。医学心理学主要研究人类健康与疾病相互转化过程中的心理现象及其规律。社会心理学主要研究人类社会现实和人际关系对人心理影响的规律，不论是心理学还是它的分支医学心理学和社会心理学，其主要理论都是医患沟通学中的骨架理论和应用依据。

医患沟通学与法学。医患沟通学以法律的精神和民法的基本原则及《中华人民共和国侵权责任法》《医疗事故处理条例》《中华人民共和国医师法》等法律法规为重要理论依据，强调依法行医、依法沟通、依法经营，并突出医学法学为处理好医患关系和医患纠纷的重要手段。

医患沟通学与人际关系学。人际沟通的原理是医患沟通学的骨架理论，医患沟通学将普通的人际沟通原理与以上相关学科有机融合，解决现实人际关系中更为复杂的医患关系。

医患沟通学与社会医学。社会医学的主要理论是医学模式、社会因素与健康、卫生服务的需要与利用等，就是医患沟通要探索并实践的重要内容。社会医学提出了人类在医学与社会相矛盾的许多问题和解决的基本策略，医患沟通学则是以此为导向和靶点，在医疗卫生保健中如何去具体解决这些问题。

第三节　学术研究现状

一、学术成果发表情况

（一）学术论文发表

1. 国内医患沟通相关的论文发表情况

鉴于不同数据库入选论文有各自标准，为全面展现国内医患沟通相关的论文发表现状，选用万方、中国知网平台全文数据库采集资料信息。对两个数据库分别跨库高级检索主题词：医患沟通，根据万方平台检索，在2000年以前，相关论文发表约150篇（中国知网仅检索到6篇），论文内容主题主要包括护患关系、护患沟通、沟通技巧、心理护理、医患关系、护理工作等（图6-7）。

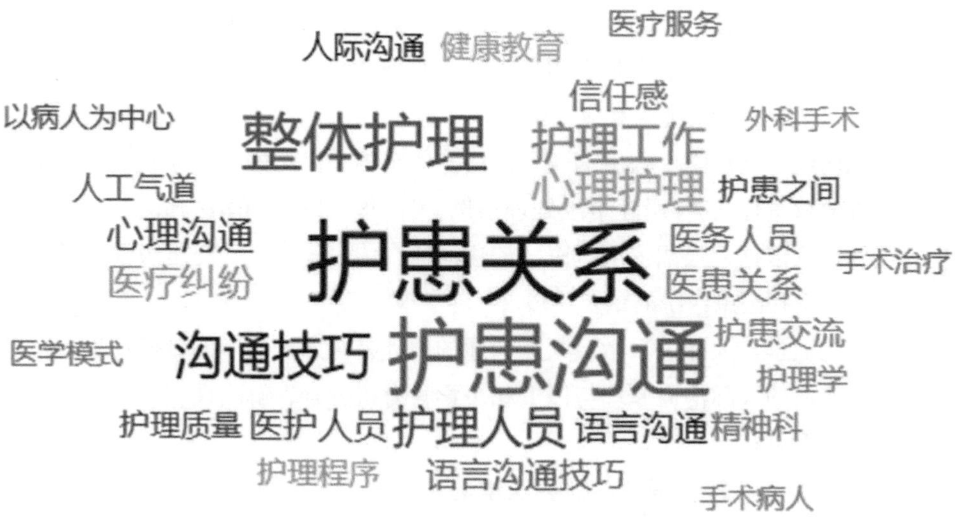

人际沟通 健康教育 医疗服务

以病人为中心 整体护理 信任感 护理工作 外科手术

人工气道 心理护理 护患之间

心理沟通 护患关系 医务人员 手术治疗

医疗纠纷 医患关系

医学模式 沟通技巧 护患沟通 护患交流 护理学

护理质量 医护人员 护理人员 语言沟通 精神科

护理程序 语言沟通技巧 手术病人

图6-7 2000年以前医患沟通相关的研究主题（万方）

根据检索结果显示，1991年，相关主题的论文开始发表，能查到的第一篇学术文章是发表在《吉林医学信息》杂志上的题为《浅谈语言与护理》的论文，作者是常艳红和张烨。相关主题文章，主要是临床医务人员工作期间的经验、体会及初步探索，护患沟通文章居多，且后期少有人持续进行研究。

（1）中国知网检索。根据中国知网全文数据库跨库高级检索主题词：医患沟通，2000年至2024年10月，匹配检索结果为9622篇论文。论文数量从2000年开始明显上升，2005年开始陡增，2015年达到最高674篇。这个数字与20余年来我国医患关系被关注的状况非常吻合（图6-8）。

对国内医患沟通相关主题发文，在诸多单位中，截至2024年10月，可见发文量排名前20的单位见图6-9。

对国内医患沟通相关主题发表论文的学者进行分析，截至2024年10月，发文量排名前20位学者见图6-10。

（2）万方检索。根据万方全文数据库跨库高级检索主题词：医患沟通，2000年至2024年10月，匹配检索结果为64 231篇论文。总体分布规律和中国知网基本相似，发文量从2000年开始明显上升，2005年开始陡增，2014年达到最高4411篇（图6-11）。

在万方平台检索国内医患沟通相关主题发文，在诸多单位中，截至2024年10月，发文量排名前20的单位见图6-12。

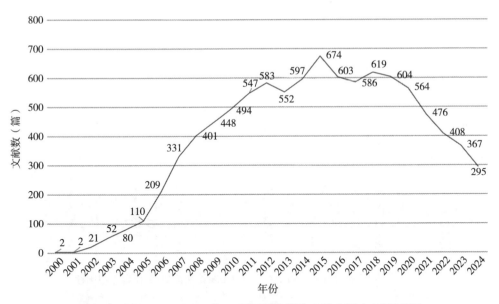

图6-8 我国2000—2024年10月医患沟通论文发文量（中国知网）

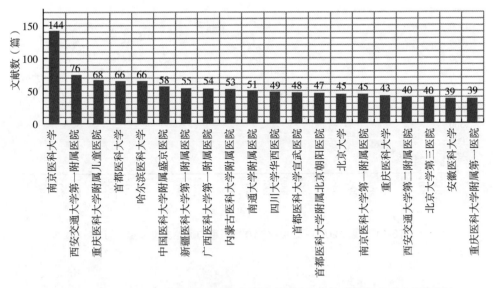

图6-9 截至2024年10月我国医患沟通相关主题论文发文单位概况（中国知网）

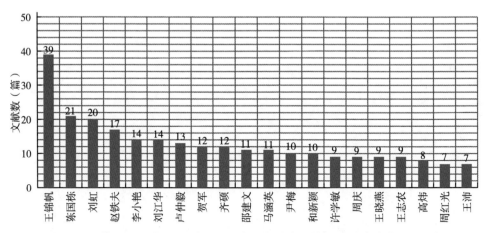

图6-10　截至2024年10月我国医患沟通主题论文前20名作者（中国知网）

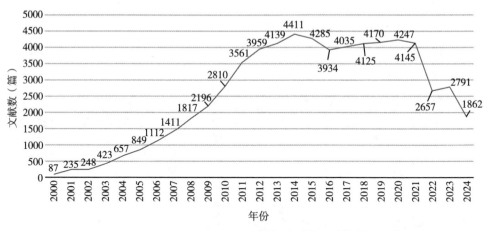

图6-11　我国2000—2024年10月医患沟通论文发文量（万方）

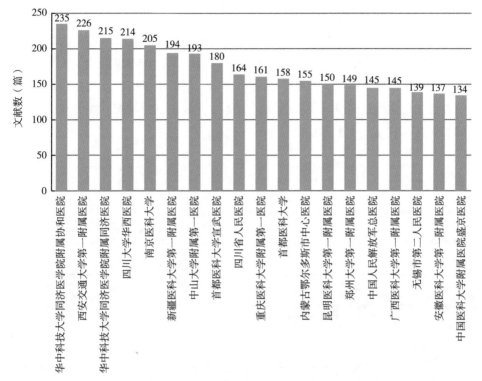

图6-12　截至2024年10月我国医患沟通主题论文发文单位概况（万方）

在万方平台对国内医患沟通相关主题发表论文的学者进行分析，截至2024年10月，发文量排名前20位学者见图6-13。

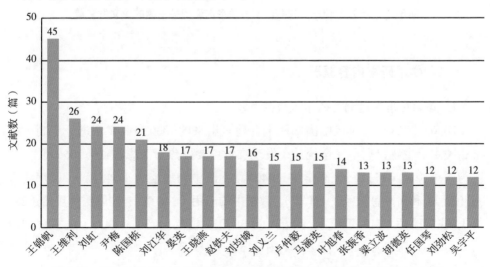

图6-13　截至2024年10月我国医患沟通相关主题论文前20名作者（万方）

2. 国外医患沟通相关主题的论文发表情况

通过PubMed学术搜索平台，以医患沟通为关键词进行英文检索，2000年至2024年10月，国外医患沟通学术发表匹配检索结果为43 918篇论文（图6-14）。与国内相比，国外对医患沟通的研究起步较早，根据检索结果，1948年起，国外开始发表相关主题的论文，并且发文量总体一直处于上升状态，2021年达到最高3080篇（图6-14）。

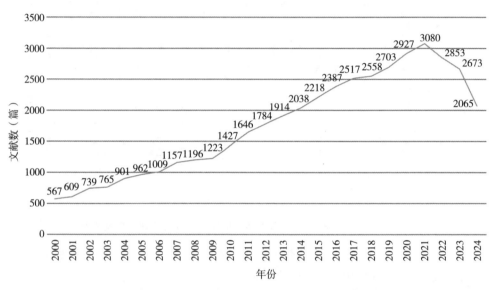

图6-14　国外2000—2024年10月医患沟通相关主题的论文发文量

（二）学术研究内容概况

1. 国内医患沟通相关的学术研究内容

2000—2024年，对从中国知网平台检索出来的9000多篇文章进一步高级检索相关主要主题，据不完全统计，发现文章主要聚焦于医患沟通（2066篇），其次为医患关系（853篇）、医学生（640篇）、医患沟通能力（542篇）、医疗纠纷（470篇）、和谐医患关系（411篇）、教学中的应用（346篇）、住院医师规培（280篇）、住院医师（213篇）、临床教学（189篇）、规范化培训（142篇）、医患纠纷（141篇）、临床实习（139篇）等（图6-15）。

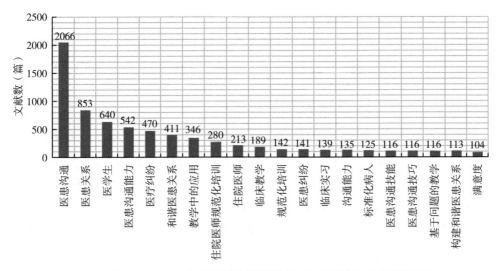

图6-15　2000—2024年中国医患沟通论文研究主要内容（中国知网）

同样对万方平台检索出来的64 000多篇文章通过进一步高级检索关键词，据不完全统计，发现文章主要聚焦于护患沟通（4355篇）、医患沟通（2066篇）、医患关系（2486篇）、沟通技巧（2223篇）、护患关系（1986篇）、护理质量（1546篇）、心理护理（1490篇）、健康教育（1411篇）、医疗纠纷（1337篇）、护理工作（1051篇）、护患纠纷（982篇）、护理管理（876篇）、护理满意度（819篇）、人文关怀（818篇）、护理人员（760篇）、品管圈（733篇）、护患沟通技巧（722篇）等（图6-16）。

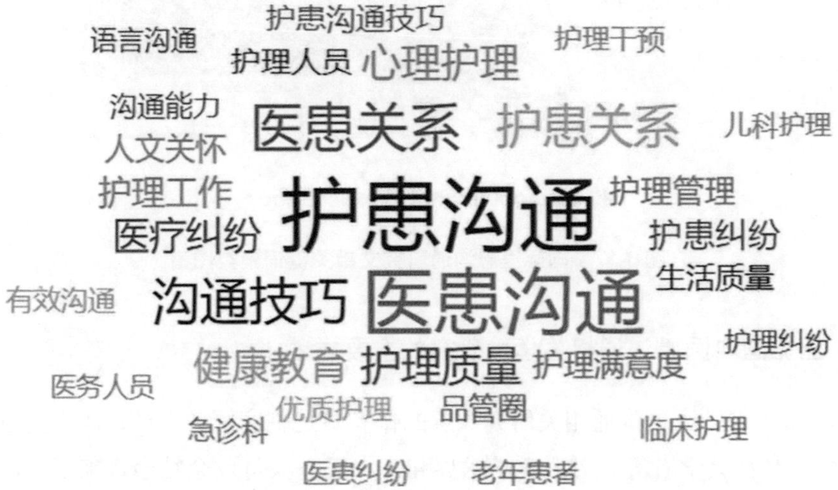

图6-16　中国医患沟通相关论文研究的主要内容（万方）

这些论文既有理论研究，又有实践探索，各具特色。尽管其学术深度和广度还有待拓展，但有一个共同的特征，就是他们都围绕当前社会环境下如何改善医患关系、提高医疗服务质量、改进医学人才培养等方面进行学术探究，20余年的研究成果，为今后更高水平的学术研究与实践奠定了坚实的基础。

2. 国外医患沟通相关的学术研究内容

曾有学者对国外以医患沟通为主题的论文进行统计，通过进一步高级检索相关关键词（主题词），发现国际医患沟通研究的共有热词包括，沟通、关怀、医护人员、满意度、初级保健、医患关系、收入、医患沟通、医疗、信息。国际医患沟通文献的热词聚类（图6-17），分别为心肺复苏、标准、信任、患者教育、抑郁、医患关系和感知。显然，国外医患沟通相关的研究领域的宽度和深度比国内要大许多。

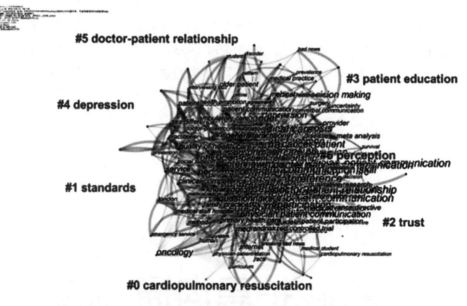

图6-17　国际医患沟通研究文献关键词聚类图谱

（三）国内医患沟通相关学术研究的主要成效

近30年来，医患沟通相关研究探索的作者多是临床医务人员、医学院校师生及少数人文社会学者等，对医学学术界和广大医务人员及全社会带来了广泛而深刻的影响，表明了医患沟通在医疗卫生行业和医学教育领域被普遍注意和重视，主要表现在五个方面。

第一，促进医学与人文社会学科融合。以生物医学为特征的现代医学在社会主义市场经济社会环境中，经外因和内因作用，开始走出自我封闭的殿堂，主动适应国家和社会多元化的需求，融入心理学、伦理学、社会学、经济学、管理学及法学等人文社会学科，尝试多视角、大视野分析事物和解决问题。在此过程中，医学已经在向本性回归，拓宽了医学进步的路径，近年来，医学界提出了人文医学、整合医学、叙事医学、人文医院及健康人文等新概念、新理念、新实践，医学人文在医疗卫生行业如火如荼地开展，开辟了现代医学研究和实践发展的新方向。

第二，理性认识医患关系。由于历史和现实的多种因素，医患双方及社会各界曾经都不能客观理性地认识医患关系。在研究和实施医患沟通中，发现了影响医患关系的多种元素，找到了主要矛盾，对百姓"看病难"和"看病贵"的现象基本形成共识，增强了共同改善医患关系的信心，更理解了医疗卫生作为民生的重大社会责任。

第三，科学认识现代医疗内涵。当我们同时展开医患两条思维轨迹时，生物医学单项思维就显得不科学、不合理、更不人性了。尽管现代医药科技飞速进步，医疗物质条件十分优越，但必须是由医患双方理性控制的。医患沟通研究告诉我们，现代医疗活动应该是生物医学科技与人文社会活动的有机组合，医学要实现的是治疗疾病、康复身心、维护健康及和谐社会的综合目的。

第四，积极指导医疗服务实践。在政府主管部门积极推动和引导下，医疗机构和医务人员在临床一线开展了大量富有成效的医患沟通实践活动。他们边探索边研究边总结，不断完善医患沟通的制度，积极实行各种沟通方法和技巧，特别是在人性化服务、医疗流程、医患纠纷处理等环节，建立了许多人性化、科学化、高效化、经济化的制度与举措，使医患沟通基本工作水平得到大幅度提升，患者和社会的满意度也显著提升，医患关系趋于和谐，这是不争的事实。

第五，优化医学教育。全面的医患沟通探究中，人们意识到传统的医学教育远离了快速发展的社会需求，医学人才缺乏人文精神及实践能力，必须对中国医学人才培养进行改革。因此，近些年，我国医学院校纷纷开设医患沟通的相关课程，并在人才培养方案、课程设置、实践教学及毕业考核等环节不断增加医学人文的内涵，也取得了一定效果。继续医学教育中，卫生主管部门也积极开始了相关内容的更新。

二、学术内容

21世纪以来，医患沟通学在医患群体与行为活动、医患信息情感沟通及医患沟通环境等热点均有涉及（图6-18）。医患群体与行为活动研究热度最高，表现为医患群体的矛盾纠纷、医患关系现状与影响因素，患者对医疗卫生服务利用的满意度研究，医疗服务活动中的医患沟通方式及服务质控，患者遵医行为的影响因素等开展研究。其次是医患信息情感沟通，主要是医患沟通模式与路径，基于调查研究的医患沟通障碍成因分析，医患沟通的本质研究。最后是现代信息技术对医患关系的影响及其在医疗服务层面的应用，医院医患沟通相应平台、文化、制度、管理建设的实践经验等研究。除以上热点，医患沟通学具体研究还涉及：①医学教育和医患沟通课程改革研究，主要包括校内相应课程设置和校外规培、实习期间的沟通技能传授，研究热度极高。②对医患沟通学相关量表模型的修正与实证。③对已有的医患沟通研究进行评价分析。但与医患沟通教育相比，对于医患沟通相关学科及医学本质等理论性研究稍显不足。

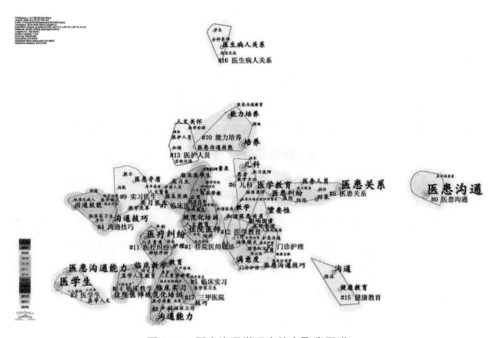

图6-18　医患沟通学研究热点聚类图谱

三、国内外比较

（一）医患沟通相关理论研究

对医患沟通相关理论研究主要集中于沟通模式的探索，国外对医患沟通的研究早于国内，在已有的医患沟通模式中主要有E4模式（E4 Model）、SEGUE框架（SEGUE Framework）、卡尔加里—剑桥观察指南（The Calgary-Cambridge Observation Guide）等。参考国外医患沟通模式，国内学者近几年开始进行医患沟通模式研究。

1. 国外研究现状

1994年，E4沟通模式由美国学者Keller提出，包含参与（Engage）、共情（Empathize）、教育（Educate）和支持（Enlist）4个维度。参与阶段中医患建立关系，移情过程中使用沟通策略体察患者的感受，教育患者过程中使患者获得与自身疾病治疗有关的正确、充足的信息，支持维度表现在沟通中对患者进行有效的鼓励，目前主要应用于远程医疗，曾在新冠疫情期间网络问诊中发挥重要作用。

1998年，卡尔加里—剑桥观察指南由加拿大学者Kurtz提出，目前更新至5个维度，即开始谈话、收集信息、提供咨询框架、构建关系鼓励患者参与、解释病情制定方案与结束谈话，具体共计71个单项技能，该指南目前在国际医学教育界使用非常广泛，是医学生医患沟通技能培训和评价工具之一，在很多国家得到了广泛应用。

2001年，美国学者Makoul提出了SEGUE沟通模式，即准备（Set the stage）、采集信息（Elicit information）、提供信息（Give information）、理解患者（Understand the patients perspective）、结束沟通（End the encounter），共5个环节，25个小项。在以往的研究中，SEGUE模式主要用于指导临床诊疗中的医患沟通及测评医患沟通技能等。

2001年，美国学者Frankel提出了四习惯模式，该模式将医患沟通分为接诊、获取患者信息、施以同理心、结束应诊4个阶段。该模式描述了13项沟通技能，每项技能下又提出了若干沟通技巧和方法。此外，四习惯模式还特地将移情作用融入治疗过程中，指导医生要多加关注患者在治疗过程中的感受。

2004年，Macy模式将医患沟通过程列为8个环节：沟通准备、开始沟通、信息收集、患者评估、医患交流、患者教育、协商与计划、沟通结束。该模式对每个环节医生应掌握的沟通技巧做了具体设计，例如，在信息收集环节医生先以开放式提问了解患者就医的原因，引导患者倾诉并认真倾听，然后再以封闭式提问判断患者主要的症状及治疗需要，目前主要应用于临床医学生的医患沟通课程教学。

2006年，世界卫生组织（WHO）提出了一种标准化、结构化的SBAR沟通模式，即Situation、Background、Assessment、Recommendation。按照患者的问题、发病背景、病情评估、针对病情的建议这四个顺序与患者进行医疗沟通，很多学者一直致力于对SBAR沟通模式在患者住院过程中的沟通应用，尤其是包括护患、医护之间的沟通，有相关研究显示，在医护沟通间应用该模式，能有效提高沟通效率和降低不安全事件发生率。

2. 国内研究现状

在医患沟通模式研究中，我国起步较晚，2002年，重庆医科大学儿童医院提出实行医患沟通时，要做到"六要点"，即"一个要求""两个技巧""三个掌握""四个留意""五个避免""六种方式"。要求医务人员尊重患者，让医务人员多听患者的询问，多向患者介绍病情等。掌握患者的病情变化、医疗费用情况及患者的社会心理。留意患者的情绪、对疾病的认知度等内容。避免强求患者、使用刺激语言、压抑患者的情绪等。对不同患者要采取预防为主的各类沟通方式。并将之应用在医院医患沟通制度中，明显减少了医疗纠纷。

2012年，王锦帆提出GLTC医患沟通模式，即医方示善（Goodwill）—医方倾听（Listening）—医患交流（Talking）—医患合作（Cooperation），其中在医方示善维度下还有和善的肢体语言、亲切的口头语言2个二级维度，医患谈话包括要点反馈、职业语言、讨论选择、鼓励语言等8个二级维度。该模式是以医方为主导，医患全方位信息交流的模式，要求在沟通的开始和全程中，医护人员均要主动表达善意，用和善的肢体语言与口头语言伴以必要的医疗行为，使患者及家人感受到尊重和及时救治。倾听时医护人员要全神贯注接收患方的全面信息，不随意打断患者。医患交流时，需要注意八个环节：要点反馈、职业语言、讨论选择、鼓励语言、抚触肢体、告知坏消息、回避难题及聊天。医患合作中，医患沟通后达成共同意向或决定，建立互信关系，医护人员在患方配合下，以主导的姿态和负责的行为实施医疗服务，该模式在沟通细节方面阐述较为详细。

2014年，侯胜田等人提出"6S延伸医患沟通模式"，即在医患沟通全过程中，主要分为预备阶段、融入阶段、互动阶段、教育阶段、商定阶段、维系阶段六个阶段，应用于医生接诊的一名患者的完整诊治和沟通过程，强调不仅仅是完整信息收集、患者教育、医患关系建立等作为目标，同时也将提升医疗机构形象，获得患者忠诚作为医患沟通的新目标。

2018年，刘新春等人在美国学者提出的"四习惯"医患沟通模式基础上，结合中国实际国情提出"五习惯"医患沟通模式，包含五个一级维度：尊重示善、采集信息、表达共情、风险告知、提供诊断，以及称呼患者、描述病情、接受患者情绪等21个二级维度。并进行两次医务人员专业培训应用于临床实践研究，对医务人员的医患沟通技能具有一定的提升作用。

3. 不同沟通模式的要素比较

临床医患沟通，是医学与人文融合的重要体现，在相关前期研究中，曾总结出医学与人文相融合的医患沟通要素，共计12个，分别为口头语言友善、肢体语言安抚、沟通伴处置问题、建立关系、倾听、信息收集、通俗解释、共同决策、风险告知、共情与鼓励、告知坏消息、处理矛盾，在这些要素中，建立关系和信息收集这两个要素在以上沟通模式均有体现，其中GLTC沟通模式最为全面有12个，其次是卡尔加里-剑桥指南占10个要素，E4模式有7个要素，6S延伸医患沟通模式、六要点医患沟通模式和五习惯医患沟通模式有6个要素，其余均为三至五个要素，具体情况见表6-1。

表6-1　国内外医患沟通模式沟通要素比较

模式要素	口头语言友善	肢体语言安抚	沟通伴处置	建立关系	倾听	信息收集	通俗解释	共同决策	风险告知	共情与鼓励	告知坏消息	处理矛盾
E4模式		●		●	●	●	●	●		●		
卡尔加里剑桥指南	●	●		●	●	●	●	●	●	●	●	
SEGUE框架				●		●	●			●		
四习惯模式				●		●	●			●		
Macy模式				●		●				●		
SBAR模式						●	●		●			
六要点模式	●			●		●			●	●	●	
GLTC模式	●	●	●	●	●	●	●	●	●	●	●	●
6S模式	●			●	●	●		●		●		
五习惯模式				●		●		●	●	●		

（二）医患沟通实践研究

对于医患沟通的实践研究，国内外学者主要在门诊等不同临床场景开展，并且大多数根据前期理论研究中的相关医患沟通模式如四习惯模式、SEGUE沟通框架、GLTC沟通模式开展实践，部分学者也对医患双方在医患沟通中的认知进行了横断面调查。

1. 国外研究

对于医患沟通，挪威学者Bard Fossli Jensen等人对72名医生开展四习惯沟通与模式干预研究，通过课程理论授课、小组会议、角色扮演等方式开展培训，并用Frankel等人开发的四习惯评价方案开展评价，发现经过培训后，医生的沟通行为有显著改善，并且年轻医生提高幅度高于年长医生，同时干预前后医患沟通时长无明显差异。

美国学者Kristina L等人应用SEGUE沟通框架对埃默里大学医学院30名内科住院医师的门诊会诊开展沟通评价，发现住院医师在门诊中"理解患者"方面表现较差（完成率57%），并在过程中发现患者在门诊过程中重视的主要有"维护个人隐私"（100%）、"适当问候患者"（97%）等。

尼日利亚学者Olayinka认为"以患者为中心"的沟通能够提高医患双方的满意度，医生表示无论诊断如何，他们都能更好地帮助患者，影响医患沟通效果的因素主要有医生不能很好地倾听患者诉说、医生过多使用专业术语等。并在尼日利亚大学医院的外科、内科、妇产科门诊应用不同沟通方式开展实地研究，发现医患沟通方式对门诊患者满意度有显著影响。家长式的沟通方式并不能提高患者满意度，患者重视获取疾病信息，一旦实现这一点，患者往往对所提供的服务表现出更大的满意度，当医生具备良好的沟通技能并允许患者参与互动时，他们也往往表现出更高的满意度。

日本学者Ohtaki和美国学者Michael等人对5名美国医生的20次门诊会诊和4名日本医生的20次门诊会诊进行了比较研究，沟通均以患者为中心展开，该研究将诊疗过程分为八个部分，主要为问候、发现就诊原因、口头检查、体检、诊断、详细治疗、结束诊疗、社交谈话。发现美国医生诊疗时间均值为668.7秒，日本医生门诊时间均值为505秒。美国医生在治疗和社交谈话中花费的时间较多，主要起到建立和维持融洽关系的作用。而日本医生在体检、诊断等花费时间更多，主要为日本医生在该过程中倾听患者，偶有中断对方积极参与促进沟通。

印度尼西亚学者 Mora Claramita 等人在一家教学医院，对30名内科医师、393名患者开展门诊医患沟通研究，医患双方在研究中均反馈相互理解的需要，其中信任、平等、信息共享、共同决策均是突出的特点。并认为门诊医患沟通中存在三大障碍，第一个障碍是涉及卫生保健系统固有的时间限制，较高的患者负荷不允许有足够的时间开展充分的沟通。第二障碍是患者没有为参与式沟通做好准备，研究过程中医生认为受教育程度高的患者对诊疗会诊有更好的准备。第三个障碍则是东南亚国家的医生普遍都是家长式医患沟通，缺乏参与式风格所需的沟通技能，医生自身存在沟通能力不足问题。

2. 国内研究

对于医患沟通研究，国内学者郑研选取武汉市3家医院门诊医生作为研究对象，采用 SEGUE 沟通量表对210名医生开展医患沟通技能评价，结果发现，从个人经验角度来看，普通门诊医生医患沟通能力低于专家门诊医生。彭涛等人也利用 SEGUE 沟通量表，结合标准化病人（standardized patient，SP）开展门诊情景模拟，对103名全科医学规培医师医患沟通能力开展评价，发现高年级规培医师医患沟通能力得分明显高于低年级规培医师。

申丽君等人以 SEGUE 沟通量表维度制作问卷，对广州市某三级医院320名门诊患者开展医患沟通问卷调查，发现医生的礼貌称呼、建立信任关系、用心倾听、保持尊重语气是患者满意度的主要影响因素。并在影响沟通原因中，44.7%患者认为医生工作繁忙，22.2%认为医生缺乏沟通技巧，16.7%认为医生态度不好缺乏耐心。

曲金好等人对门诊患者开展了医患沟通认知调查研究，包括了患者对中西医沟通对比评价及"6S延伸沟通模式"阶段评价，发现就"6S延伸沟通模式"中的融入、互动、教育、商定等多个阶段的沟通细节而言，中医比西医做得更加到位。76.2%的患者认为与中医沟通效果好，42.8%的患者认为与西医沟通效果好，而这些与中医所具备的优势有关。第一，中医比西医更加重视患者的生活习惯、职业、生活经历等，所以中医比西医的互动时间略长。第二，中医在适当的身体接触方面更为多见，例如，在摸脉后医者一边轻轻拍患者手掌一边进行安慰、鼓励或者劝说。第三，患者对于日常养生更尊崇中医，因此在中医的医疗过程中更能记住一些养生方面的健康知识。陈静等人也发现医生的情感性支持和工具性沟通对患者满意度具有正向作用。

朱文叶等人参考卡尔加里—剑桥指南，对40名住院医师开展门诊沟通研究，并根据利物浦医生沟通能力评价量表评估，比较该指南应用后与传统教学的成效。发现传统教学效果下医生前后沟通能力并无差异，卡尔加里—剑桥指南应用后医生沟通能力明显提升。

庄伟毅等人应用标准化病人以门诊就诊过程为临床案例情景，对昆明市延安医院临床实习医生开展GLTC医患沟通模式培训，并以迷你临床演练评估方法（modified scale of mini clinical evaluation exercise，MIN-CEX）及SEGUE量表对实习医生的医患沟通整体表现给予评价。其中，MIN-CEX包括医疗面谈、体格检查、沟通技能、临床判断、人文关怀、组织效能、整体表现等7个方面。SEGUE量表包括准备、信息收集、信息给予、理解患者、结束问诊共5个维度，结果显示考核教师和标准化病人对实验组实习医生医患沟通技能评价高于对照组。

赵铁夫等人于2017年对北京3家三级医院内科和外科开展了门诊医生医患沟通能力改善研究，基本沿袭传统医德教育模式，对门诊医生采取医德及沟通技能培训，培训方式以讲座形式为主，授课人员无固定来源，授课内容无统一规划。并用SUGUE沟通量表对对照组和干预组沟通技能进行评价，发现两组医生在理解患者、结束问诊具有一定差异，但在准备、信息收集、信息给予等沟通技能维度上并无明显差异。同时该研究还发现普通门诊医生沟通能力低于专家门诊，外科医生沟通能力低于内科医生等。

赵铁夫等人在原有的研究基础上，改善研究方法，在2019年对北京4家医院内科和外科门诊开展医生医患沟通能力干预研究，对门诊医生开展授课培训，授课内容依托于中国医师协会人文医学执业技能系列培训课件作为培训大纲。培训方法主要包括演讲培训、案例培训、"角色扮演"培训等。授课人员均为中国医师协会人文医学执业技能师资格认证的临床医生，并用SEGUE沟通量表对对照组和干预组沟通技能进行评价。经过培训后，门诊医生在各沟通维度分值具有不同幅度上升，内科和外科医生沟通技能无明显差异，普通门诊医生沟通能力与专家门诊也无显著差异。

四、学术创新

（一）基于人工智能的医患沟通共情语言教学与评价系统

2021年，南京医科大学医患沟通研究中心、北京协和医学院人文和社会科学学院，联合江苏布洛氰链数据科技有限公司合作研发一款基于人工智能技术的"医患沟通共情语言虚拟仿真教学与评价系统"，用于对医学生和医生进行共情能力的教学、训练及评价。该系统中的人工智能核心技术，是软件公司采用课题组提供的语义库，结合成熟度很高的讯飞语音识别技术，在此基础上自主研发出共情语义识别算法，应用于课题研制的10个沟通案例、示范语言、共情语义库及技能评分标准进行系统开发，完成了"医患沟通共情语言虚拟仿真教学与评价系统"。它能够甄别语言表达者在医患沟通中的语义、语音、语速等。该系统软件可在手机、Pad、PC上使用，用于课堂和课下的时空环境，具有便捷、高效、实用等特点。结合医患沟通临床现场案例，让使用者针对软件案例实时开展沟通训练，软件通过语义、语调、语速对医生或医学生沟通中的共情语言能力进行即时评价，并通过分数和评语，评价其共情语言表达的优点与不足，即时针对性地改善语言，有效帮助使用者提高在医患沟通中的共情能力（图6-19）。由于共情语

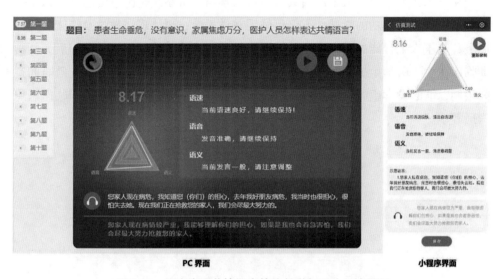

PC界面　　　　　　　　　　　　　　　　　　　　　**小程序界面**

图6-19　医患沟通共情语言技能教学与评价系统界面

义识别算法技术与讯飞语音识别技术的高效融合，沟通内容的核心要素如语义、语音、语速的仿真度能达到相当高的水平。该系统还具备对学生实时和后期的训练管理、考核管理、统计分析及仿真题库动态配置等功能。

（二）教学应用

本系统应用到南京医科大学医患沟通学技能课（2学时）教学中。教师在讲授共情（同理心）的含义及与同情的区别等知识后，课堂上使用"医患沟通共情语言虚拟仿真教学与评价系统"，使学生初步掌握临床常见医患沟通共情技能的口头语言表达方式。教师在系统软件中选择某个案例（场景），如在门诊中遇到患者腹部疼痛，请两位学生到讲台上，一人饰演患者，一人饰演医生，饰演医生者对"患者"表达共情语言，系统软件即对其语言进行评价，并在教师电脑屏幕显示出技能要素的总体和分项评价分数。之后，全体同学两人同座位为一组，按照教师在软件上布置的10个案例，参照教师上述演示方法，进行医患角色换位训练表达共情语言。最后，教师布置课外作业：在规定一周时间内，学生使用软件系统训练共情语言技能。目前，这一系统软件为7000多名本科和研究生提供了课堂教学和课后训练，并对950名学生开展相关调查研究，其中，93.79%的学生认为，系统软件中的训练对自己的医患沟通共情能力有着正向提高作用，89.47%的学生认为该系统便捷性良好，受到师生一致好评。

从学术角度来讲，医患沟通共情语言教学与评价系统是医患沟通学在人工智能领域一次较为成功的尝试，不仅仅体现在学术上，更体现在教学及临床实际应用上，基于人工智能的医患沟通共情语言教学与评价系统经过实际应用后，能帮助临床医生、医学生提高医患沟通中的共情能力，并且该种教学方式突破时间空间限制，能激发学生的学习兴趣，提高教学效果，可以逐步推广应用于临床医患沟通教学。

第四节　科学研究

一、研究课题

根据数据库跨库高级检索主题词：医患沟通，2000年至2024年10月，中国知网匹配检索结果为9622篇期刊论文（图6-20）。对于具有研究基金性质的545篇文章中，数量最多的是国家自然科学基金，共计218篇。其次是国家社会科学基金，共计81篇。安徽高等学校省级教学质量与教学改革工程项目，共计32篇。教育部人文社会科学研究项目，共计24篇。安徽省教育厅人文社会科学研究项目，共计15篇等。

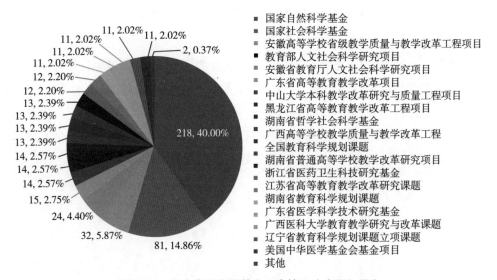

图6-20　医患沟通主题基金文章情况（中国知网）

以相同条件在万方平台检索，发现挂靠在国家自然科学基金的文章最多，共有706篇（图6-21），其次是国家社会科学基金（189篇）、教育部人文社会科学

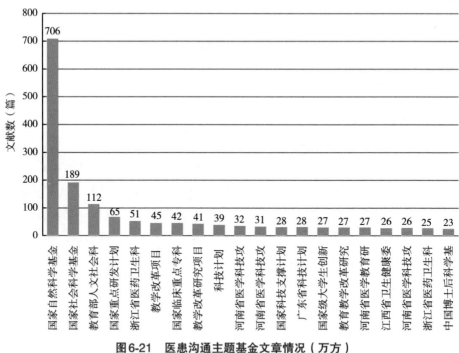

图6-21 医患沟通主题基金文章情况（万方）

研究项目（112篇）、国家重点研发计划（65篇）、浙江省医药卫生科技计划项目（51篇）、教学教改项目（45篇）、国家临床重点专科建设项目（42篇）等。

对于医患沟通主题类相关研究课题，查询国家自然科学基金官网、国家社会科学基金官网，国家级类课题，如国家社会科学基金、国家自然科学基金共计42项，关键词"医患沟通""沟通"和其主题高度相关的项目，详见表6-2。

表6-2　医患沟通相关主题国家级研究课题

序号	项目批准号	项目类别	学科分类	项目名称	立项时间	单位	项目负责人
1	14BSH114	国社科一般项目	社会学	医药卫生体制改革中多方主体沟通平台的建构研究	2014	南京医科大学	王锦帆
2	15BXW035	国社科一般项目	新闻学与传播学	新传播环境下医患有效沟通的新模式及其实现路径研究	2015	北京工商大学	高丽华
3	20CYY010	国社科青年项目	语言学	公共卫生事件风险沟通话语研究	2020	北京师范大学	戴新月
4	22BSH003	国社科一般项目	社会学	我国突发公共卫生事件的风险沟通体系研究	2022	上海社会科学院	薛亚利
5	23BYY168	国社科一般项目	语言学	门诊医患冲突与和谐医患沟通的多模态会话分析研究	2023	中国海洋大学	于国栋
6	71073169	国自然面上项目	管理科学	医患角色认知偏差的机制及医患角色认知沟通模式的构建	2010	第二军医大学	叶旭春
7	71373102	国自然面上项目	管理科学	基于医患诚信重构的公立医院服务质量提升内在路径及政府支持策略	2013	江苏大学	汪文新
8	71471048	国自然面上项目	管理科学	基于在线医疗社区的医患交互机制研究	2014	哈尔滨工业大学	郭熙铜
9	71473261	国自然面上项目	管理科学	基于公立医院动态人本化管理的医患冲突预警和干预模式构建	2014	军第二军医大学	柏涌海
10	71461012	国自然地区科学基金项目	管理科学	自媒体环境下医患关系突发事件网络舆情演化与危机预警研究	2014	江西财经大学	王根生
11	71502117	国自然青年科学基金项目	管理科学	医患沟通障碍的心理过程解析及其对策研究：从信息交换到共同决策	2015	首都师范大学	朱冬青
12	71571040	国自然面上项目	管理科学	支持手术排程的医患双边匹配决策模型与应用研究	2015	东北大学	姜艳萍
13	81502701	国自然青年科学基金项目	管理科学	基于神经网络模型的青年癌症患者心理预警与标准化沟通系统研究	2015	中南大学	谢建飞

续 表

序号	项目批准号	项目类别	学科分类	项目名称	立项时间	单位	项目负责人
14	81603495	国自然青年科学基金项目	管理科学	中西医临床医患交互式共同决策模式的构建方法	2016	天津中医药大学	牟玮
15	71601004	国自然青年科学基金项目	管理科学	基于信息交互与医患信任视角的患方医疗风险可接受性机制	2016	北京大学	吴雪
16	81774146	国自然面上项目	管理科学	医患共建平行病历体现中医临床真实疗效的整体评价方法构建	2017	首都医科大学	李博
17	71771145	国自然面上项目	管理科学	海量数据下互联网医疗的医患行为模式和社会影响研究	2017	上海交通大学	罗继锋
18	71774059	国自然面上项目	管理科学	基于King's达标理论的药师患者沟通的理论模型与机制研究	2017	华中科技大学	张新平
19	71704024	国自然青年科学基金项目	管理科学	医患关系的微观大数据分析：患方医暴与药价改革如何影响医生行为及患者福利？	2017	对外经济贸易大学	赵昕
20	71801100	国自然青年科学基金项目	管理科学	基于社交媒体的医患互动对患者健康行为促进机制研究	2018	华中科技大学	吴泰来
21	71801055	国自然青年科学基金项目	管理科学	面向慢性病的在线医疗医患互惠机制及服务模式研究	2018	广东工业大学	陈越
22	71874034	国自然面上项目	管理科学	医患关系对医生行为和医疗费用的影响机制及优化策略：基于行为经济学的研究	2018	复旦大学	侯志远
23	71974143	国自然面上项目	管理科学	基于信任发展理论的医患信任关系形成机制及促进策略研究	2019	天津中医药大学	刘彦慧
24	71974135	国自然面上项目	管理科学	ERAS模式下医患协同效果综合评价模型构建与推进路径研究	2019	四川大学	李卡

续　表

序号	项目批准号	项目类别	学科分类	项目名称	立项时间	单位	项目负责人
25	71972146	国自然面上项目	管理科学	"互联网+"环境下的医患矛盾产生机理与演化规律研究	2019	同济大学	苏强
26	71974170	国自然面上项目	管理科学	医患关系中"替罪羊"效应的消减与社会心理治理研究	2019	浙江大学	杨羊
27	81903180	国自然青年科学基金项目	管理科学	以家庭弹性为焦点的中青年乳腺癌患者家庭沟通干预方案研究	2019	山东大学	李玉丽
28	72071030	国自然面上项目	管理科学	在线问诊平台下基于医患双边视角的偏好评价方法与精准匹配决策研究	2020	电子科技大学	梁德翠
29	72004066	国自然青年科学基金项目	管理科学	慢性病患者沟通偏好及其模式研究——基于优劣尺度法及差署在类别分析	2020	华中科技大学	王丹
30	72104221	国自然青年科学基金项目	管理科学	首发脑卒中患者复发风险感知与行为决策轨迹模型及风险沟通干预研究	2021	郑州大学	林蓓蕾
31	72201068	国自然青年科学基金项目	管理科学	基于医患共享决策视角的慢病病情评估智能辅助决策研究	2022	复旦大学	李文文
32	72374009	国自然面上项目	管理科学	基于医患协同决策的基层抗菌药物延迟处方干预策略研究	2023	北京大学	海沙尔江·吾守尔
33	72301067	国自然青年科学基金项目	管理科学	数字医疗背景下的跨渠道慢病管理影响研究：基于医患联动视角	2023	东南大学	周思佳
34	72301186	国自然青年科学基金项目	管理科学	智慧医疗情境下基于医患偏好学习的抑郁症诊疗决策研究	2023	四川大学	吴性丽
35	72301300	国自然青年科学基金项目	管理科学	在线医疗社区医患群组发现和知识推荐：基于双模网络和共识视角	2023	中山大学	杜志娇

续　表

序号	项目批准号	项目类别	学科分类	项目名称	立项时间	单位	项目负责人
36	72371065	国自然面上项目	管理科学	不确定环境下在线诊疗咨询服务的医患双边匹配配理论方法及应用研究	2023	东北大学	姜艳萍
37	72304076	国自然青年科学基金项目	管理科学	获益－风险感知在精神分裂症患者用药体验中的作用及医患共享决策助推式干预：基于用药"最后一公里"	2023	哈尔滨医科大学	孙玉静

二、研究方法

（一）文献研究

在对医患沟通的研究过程中，根据文献具体形式和来源的不同，将其分为个人文献、官方文献及大众传播媒介三大类。个人文献主要指个人的日记、自传、回忆录及信件等，例如，医疗过程中的叙事医学平行病历，官方文献主要指政府机构和有关组织的记录、报告、统计、计划、信函等，如相关医疗卫生政策、卫生健康年鉴、医患纠纷报告等。大众传播媒介主要指报纸杂志、广播、电视、电影、网络等，如《健康报》等。现如今，对于医患沟通主题文献研究，学者通常利用CNKI、中文科技期刊数据库、万方电子期刊等中文数据库，以及ProQuest、Elsevier、PubMed等英文数据库查阅国内外相关文献资料，总结文献中已有的理论基础和研究结果，从不同角度掌握研究现状及研究侧重点，由此提出要解决的问题并构思研究框架。

（二）专家咨询法

在医患沟通研究过程中，常用的方法还有专家咨询法，这同样是一种常用于社会科学研究、政策制定和项目评估的方法。这种方法通过对医患沟通学领域内的专家进行访谈或咨询，以获取专业意见和深入见解。专家咨询主要用于对医患沟通相关调查设计方案及工具的科学性与可行性进行论证，在医疗领域的医患沟通相关研究中，一般选择多年从事临床医学、医患沟通、人文医学、医疗管理等领域的相关临床医生、研究专家、政府相关部门领导等开展专家咨询。该方法研究步骤一般都是先确定医患沟通相关研究问题，明确需要专家咨询解决的具体问题或研究主题，其次是筛选专家，选择在该领域具有专业知识和丰富经验的专家。可以通过学术界、行业、政策制定者等不同渠道寻找。同时设计医患沟通咨询工具，即根据研究问题设计提纲或问卷，确保涵盖所有相关研究主题。后期与专家进行交流，收集其意见、建议和经验分享。并对收集到的信息进行整理和分析，提炼出关键观点、共识和重要建议。该方法的优势是专家通常能提供深度的见解和专业知识，能帮助研究者更好地理解复杂的议题。通过专家的咨询，可以快速获取信息，节约广泛调研的时间。从医患沟通研究领域来看，专家能识别出领域内未被充分研究的问题，为后续研究提供新方向，他们的意见和建议可以为研究结果提供权威性支持，增强研究的可信度。

（三）调查研究

调查研究常被应用于医患沟通研究中，并形成了调查研究的某些重要类型。其中最主要的有：①医疗现状沟通调查。通常是对某一时期、某一社会群体的医患沟通状况所进行的调查。它的着眼点主要放在了解医疗活动中各个方面的与医患沟通相关的基本内容，以综合地反映一个时期、一个地区或一个群体中人们总的医患沟通状况，例如，对某市三级医院医患沟通现状的调查研究、对患者就诊就医感受的调查研究等。②医疗中沟通类问题调查。即针对医疗过程中存在的沟通类问题进行系统的调查、了解，找出问题的症结，为解决医疗中的沟通问题提供参考意见。例如，对医患关系紧张、患者伤医、医患沟通不通畅、医保政策宣讲不到位等问题进行调查等，都是常见的社会问题调查。

（四）实验研究

在医疗过程中，可能会出现两种社会事物或现象之间存在着一定的联系（用研究的语言来说，就是发现两事物相关）时，而其中一个现象可能与医患沟通相关，我们往往会探索这两种现象之间是否存在因果关系。在这方面，实验研究的方式发挥着重要的作用，实验是一种经过精心设计，并在高度控制的条件下，通过操纵某些医疗因素如医患沟通的方式、细节，来研究变量之间因果关系的方法。实验的基本目标是决定两个变量之间是否具有因果关系。一般来说，在实验过程中，研究者通过引入（或操纵）一个变量（即自变量），以观察和分析它对另一个变量（即因变量）所产生的效果，而医患沟通在这之中，可以是自变量，也可以是因变量。从方法论上看，实验是定量研究的一种特定类型，它比其他几种社会研究方式更直接地基于实证主义的背景和原理。尤其是在检验变量之间的因果关系方面，实验研究具有最强大的力量，但是在实际研究过程中，医患沟通实验研究相对较少，如南京医科大学分别在门诊、住院开展相应医患沟通方案实验研究。

三、研究成果

（一）高质量论文

对于以医患沟通为主题的高质量研究论文，在中国知网平台检索，主要收录在以北大中文核心、CSSCI、CSCD等核心期刊目录，对以上目录期刊进行检索比较，发现排名靠前的期刊有《医学与哲学》《中国医院管理》《重庆医学》《中国卫生事业管理》《中国全科医学》《中华医院管理杂志》《中国医学伦理学》《现代预防医学》《基础医学与临床》《中国医院》等，见图6-22。

参考被引用频次，对国内学者医患沟通相关主题文章进行排序，排名前20的文章，详情见表6-3。

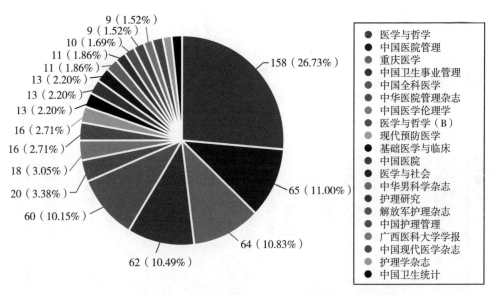

图6-22　医患沟通主题高质量论文收录期刊概览（中国知网）

表6-3 医患沟通高被引频次文章一览表（中国知网）

序号	作者	文章题目	发表期刊	发表年份	被引频次
1	卢仲毅，唐时奎	实施医患沟通制 改善医患关系	中华医院管理杂志	2002	178
2	卢仲毅	从医患关系现状看医患沟通在医学继续教育中的必要性	重庆医学	2003	115
3	王锦帆	关于我国医患沟通内涵与目的的思考	中国医院管理	2007	113
4	王劲，戴肖黎	美国医学生医患沟通能力的培养及启迪	全科医学临床与教育	2005	110
5	李殿富，张铁山	医患沟通的障碍	中国医院管理	2005	107
6	曹博林	互联网医疗：线上医患交流模式、效果及影响机制	深圳大学学报（人文社会科学版）	2021	99
7	王方松	论医患沟通的实现	江苏卫生事业管理	2006	99
8	王芙蓉，张云等	医患沟通现况调查及改进对策	中国卫生质量管理	2012	97
9	朱耀明	浅谈医疗活动中的医患沟通与交流	中华医院管理杂志	2004	90
10	耿玉如	防止因医患沟通不当而引发医疗纠纷	中华医院管理杂志	2002	87
11	侯胜田，王海星	国外医患沟通模式对我国和谐医患关系构建的启示	医学与社会	2014	84
12	侯胜田，王海星	我国公立医院医患沟通现状调查	医学与社会	2014	76
13	侯胜田，张永康	主要医患沟通模式及6S延伸模式探讨	医学与哲学	2014	70
14	王锦帆，李晓辉，王心如	高等医学教育中开设医患沟通学课程的探索	中国高等医学教育	2004	70
15	姚坚	建立良好医患沟通推进和谐医患关系	中国医学伦理学	2010	67
16	李国建	关于医学生医患沟通能力的培养	中国医学伦理学	2005	67
17	张慧	对提高医学生医患沟通能力的探讨	西北医学教育	2006	64
18	王静，司忠正	加强医患沟通协调医患关系的必要性及策略分析	中国医院	2005	60
19	吴建成，彭炜珠	医患沟通是医患关系的主题	医学与社会	2003	60
20	李斌，孙晓阳，王锦帆	医患沟通障碍因素研究综述	中国卫生事业管理	2009	59

对于以医患沟通为主题的高质量研究论文,在万方平台检索,主要收录在以北大中文核心、CSSCI、CSCD等核心期刊目录,对以上目录期刊进行检索比较,发现排名靠前的期刊杂志有《护理学杂志》《中国实用护理杂志》《医学与哲学》《中国矫形外科杂志》《解放军护理杂志》《护理研究》《护士进修杂志》《中国全科医学》《中华护理杂志》《中国护理管理》《中国医院管理》《医学与社会》《中华医院管理杂志》《重庆医学》等,见图6-23。

同样,在万方平台参考被引用频次,对国内学者医患沟通相关主题文章进行排序,排名前20的文章见表6-4。

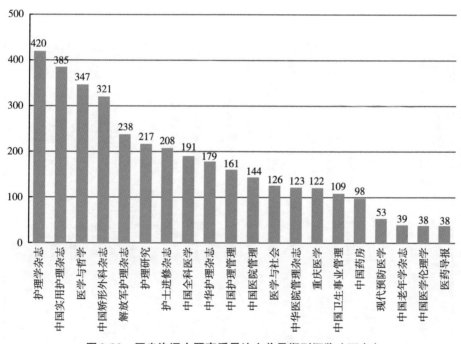

图6-23　医患沟通主题高质量论文收录期刊概览(万方)

表 6-4 医患沟通高被引频次文章一览表（万方）

序号	作者	文章题目	发表期刊	发表年份	被引频次
1	黄萱，胡景民	论护患沟通技巧	护理学杂志	2005	225
2	卢仲毅，唐时奎	实施医患沟通制改善医患关系	中华医院管理杂志	2002	192
3	陈红宇，彭慧丹，李菊，罗艳华	护理人文关怀与护患沟通	南方护理学报	2005	156
4	邹艳辉	护患沟通技巧现况及研究进展	护理研究	2004	151
5	林兴凤，肖合存，厉淑荣等	开展护患沟通情景演示培训的组织与管理	中华护理杂志	2010	141
6	卢仲毅	从医患关系现状看医患沟通在医学继续教育中的必要性	重庆医学	2003	137
7	宋剑平，金静芬，俞申妹等	六步标准化沟通流程在提高护士沟通能力中的应用研究	中华护理杂志	2017	133
8	王劲，戴肖黎	美国医学生医患沟通能力的培养及启迪	全科医学临床与教育	2005	116
9	李殿富，张铁山	医患沟通的障碍	中国医院管理	2005	114
10	丁力，陆婷婷，邹婷婷	标准化沟通方式在神经外科重症监护患者转出交接中的应用	中华护理杂志	2012	114
11	胡国潭	护理人员护患沟通方法调查及对策	中华医院管理杂志	2001	112
12	王锦帆	关于我国医患沟通内涵与目的的思考	中国医院管理	2007	111
13	许亚红，李小寒	护生护患沟通能力评价量表的研制	护理研究	2008	106
14	王方松	论医患沟通不当而引发医疗纠纷	江苏卫生事业管理	2006	98
15	耿玉如	防止因医患沟通不当而引发纠纷	中华医院管理杂志	2002	97
16	刘霞，韩祥荟，王怡华	SBAR沟通模式在CCU护士病情汇报中的应用	护理学杂志	2013	93
17	王芙蓉，张云，苗志敏等	医患沟通现况调查及改进对策	中国卫生质量管理	2012	89
18	朱耀明	浅谈医疗活动中的医患沟通与交流	中华医院管理杂志	2004	89
19	邱金花，林燕环，林宁等	基于SBAR沟通模式的标准化床边交接班满意度评价	护理学杂志	2015	88
20	李凤仁，高建平，王建	同理心在护患沟通中的应用	护理学杂志	2006	87

（二）著作

医患沟通相关主题的著作很多，据初步统计，共计250余本著作（不含教材），主要分为三类：技能类、理论类、译注类。其中，技能类包括《实用医患沟通技巧》（肖传实、李荣山）、《临床医患沟通与交流技巧》（魏来临、张岩）、《产科医患沟通手册》（俞丽丽、郑英如）、《实用医患沟通手册》（郭佳林、汪浩）、《医患沟通技巧及案例分析》（白冰）、《临床实践技能操作与医患沟通手册》（温伟波、顾海潮、赵荣）、《糖尿病临床医患沟通技能》（刘江华）、《实用心血管病医患沟通手册》（罗明华）等。理论类包括《医患沟通艺术》（姜学林、赵世鸿）、《医学人文素质与医患沟通技能教程》（刘惠军）、《医患沟通理论与实践》（徐普、邢璐）、《医患关系与医患沟通》（程繁银、张媛媛、王昭）、《口腔健康教育指南　架起医患沟通的桥梁》（郭家平、王林虎）、《中医药文化与医患沟通标准化病历》（魏丹霞、付义、张在俸、王寅、葛元靖）等。译注类包括《医学沟通技能教与学》（王锦帆）、《临床医患沟通艺术》（王岳）、《医患沟通实训指导》（柳艳松）等，这些著作从医患沟通理论、临床实践等多个视角，涵盖不同科室、不同场景等各方面，对医患沟通进行了多维度的深入探索。

四、典型案例

（一）互联网医患功能沟通质量的内涵模型及测量研究

1. 研究目的

功能沟通在医患沟通中占重要位置。互联网医患沟通迅速发展，其沟通质量逐渐得到关注但不尽理想。目前互联网医患功能沟通质量缺乏明确的内涵界定，现有的医患沟通测量工具主要针对面对面医患沟通并存在改进空间。本研究目标是针对互联网医疗健康平台，构建互联网医患功能沟通质量的内涵模型及测量工具，以期帮助改进医患双方的互联网功能沟通行为，提高沟通质量。

2. 研究方法

结合文献综述、深度访谈和专题小组讨论法形成本研究的理论模型。参考Hinkin量表开发步骤，以高血压为例探索互联网医患功能沟通质量的量表开发，包括条目生成、内容评价、预调查、实证研究、共同方法偏差检验、评分者间信度评价、单一指标效度检验、共线性检验、外部效度检验。采用偏最小二乘结构模型（PLS-SEM）方法验证理论模型，并进一步优化条目形成最终的测量工具。结构模型评估包括共线性、路径系数、R^2 和 f^2 检验。采用 PLS-SEM 重要性—效果矩阵分析法（IPMA）分析各维度和条目的重要性和质量水平。采用多群组 PLS-SEM 模型分析模型是否跨组不变。最后，参考 TOPSIS 综合评价法形成互联网医患功能沟通质量的综合指数。

3. 研究结果

"理论模型"：互联网医患功能沟通质量强调功能沟通行为及其信息质量。其理论框架包括：患者信息收集质量促进诊断信息提供质量、治疗决策制定质量、疾病及治疗相关行为促进质量，诊断信息提供质量促进治疗决策制定质量。"测量工具"：经内容评价、预调查、实证研究、共同方法偏差检验、评分者间信度评价、单一指标效度检验、共线性检验和外部效度检验，开发了包含4个维度，25个条目的测量工具。"内涵模型"：此段修正的测量工具最终包含20个条目。各路径系数的直、间接效应均有显著意义，R值和f值均显示良好的模型评估结果，所有假设均被验证，即 IPMA 结果显示对于疾病及治疗相关行为促进质量，患者信息收集质量是最重要的。多群组分析结果显示，在路径系数显著的前提下，不同患者主动程度、医生职称、医院级别群组的路径系数跨组不变。"综合指数"：构建的综合指数平均为41.54分，高主动患者组、高级别医院组和高职称医生组分别比其对应低组的平均综合指数高10.53分、1.01分、0.48分。

4. 研究结论

互联网医患功能沟通质量核心维度包括患者信息收集质量、诊断信息提供质量、治疗决策制定质量、疾病及治疗相关行为促进质量。构建的内涵模型为指导互联网医患功能沟通提供了有效的框架。开发的测量工具具有良好的信效度，可用于测量各互联网医疗健康平台的功能沟通质量。目前，我国互联网医患功能沟通质量水平较低，从综合指数分布来看，构建的综合指数可有效反映我国互联网医患功能沟通质量水平。

（二）门诊 GLTC 沟通方式干预对医患双方情绪与需要影响的研究

1. 研究目的

门诊医疗是医疗活动的重要组成部分，一般具有候诊时间长、诊疗时间短等特点。近年来，门诊医疗纠纷在医患纠纷中占比较高，且原因与医患情绪、医生的接诊态度、医患沟通等密切相关。作为公立医院高质量发展的重要考核内容，门诊医患沟通、医患满意度的好坏决定着公立医院高质量发展的推进。提高门诊医生的医患沟通能力，满足患者就诊需要，改善患者负面情绪，提高患者满意度，并改善医生情绪及满足医生相关需要，是公立医院高质量发展需要重视的问题。本研究首要目的首先，通过医患沟通模式的理论研究，探索构建适合我国国情的门诊医患沟通方案。以GLTC医患沟通模式（医方示善Goodwill—医方倾听Listening—医患谈话Talking—医患合作Cooperation）为核心制定方案，明确门诊医疗过程中医患沟通的基本环节和关键细节，为今后门诊诊疗活动医患沟通提供理论实践指导。其次，希望通过研究数据与相关统计学方法，验证情绪感染理论在医患情绪之间的适用效果。此外，通过多阶段实证研究探讨门诊医患沟通中影响医患双方情绪及满意度的重要沟通细节，根据理论和实证研究，为优化门诊医患沟通，促进公立医院高质量发展提供建议和参考。

2. 研究方法

本次研究采取定性与定量相结合的方法，结合门诊沟通实际，对医患沟通、情绪、需要等进行了相关理论研究，确定符合国情的GLTC医患沟通模式，经过多轮专家咨询形成门诊GLTC医患沟通方案，并开展多阶段干预试验及增补多方认知调查。首先，在南京医科大学医学人文能力实验室，对15名住院医师、15名标准化病人（standardized patient，SP）患者、15名学生患者开展实景模拟干预试验。其次，在江苏省4家三级医院开展门诊应用干预试验，共计24名主治或副主任医师、803名患者参与研究。最后，根据前期研究结果形成分析报告发放32位医疗专家，对门诊应用干预试验效果评价并提出建议。结合专家反馈建议，对门诊GLTC医患沟通方案中具有争议性的问题整合形成问卷，在江苏省内7家三级医院共计700名门诊患者开展问卷调查，并对江苏省卫生健康系统41名行风监督员开展方案评价。期间综合运用描述性分析、独立样本t检验、Mann-Whitney U检验、多元线性回归分析、χ^2检验等多种统计学方法分析门诊GLTC医患沟通方案应用性及影响医患情绪、满意度的主要因素等。

3. 研究结果

研究了门诊医患沟通的理论，构建了符合我国国情的门诊GLTC医患沟通方案，确定了门诊沟通中有效表达和人文关怀的基本环节和关键细节。在实景模拟干预试验中，应用过门诊GLTC医患沟通方案后，医生多维度情绪得到改善（$P > 0.05$），学生患者多维度情绪得到改善（$P < 0.05$），SP患者各维度情绪

无明显差异（$P > 0.05$），医生对患者情绪、自我门诊表现评价有一定提高（$P < 0.05$），患者对医生表现、个人感受、医生情绪评价均有提高（$P < 0.05$），专家对医生全程沟通中的细节评价得分明显高于方案应用前（$P < 0.05$）。在门诊应用干预试验中，医生门诊靠前的需要有患者理性就医、充分信任医生并积极配合医生诊疗等，患者门诊中靠前的需要有医生资质水平安全可靠、维持生命体征并减轻身体不适、医生态度友善礼貌等。方案应用后，医生多项医患沟通细节完成率提高（$P < 0.05$），医生的疲劳情绪得到明显改善（$P < 0.05$），同时医生对于患者理性就医、及时反馈等满意度提高（$P < 0.05$）。患者多维度情绪得到改善（$P < 0.05$），患者各项满意度分值均有不同程度提高（$P < 0.05$），并且在归属与爱的层次分值提高最多。微笑、起身、通俗讲解等是影响医生情绪、患者情绪、患者满意度的主要影响因素。此外，不同医保类别、就诊科室、职业等背景也是影响患者情绪、满意度的主要影响因素。医生诊中情绪对患者诊后情绪有显著影响，医生诊中情绪分值对门诊医患沟通方式有显著影响，门诊医患沟通方式对患者就诊后情绪分值有显著影响，门诊医患沟通方式在医生诊中情绪对患者诊后情绪的影响作用中起到了中介效应。在医患双主体认知反馈阶段，93.76%的医方专家认为，门诊GLTC沟通方案可行性"非常大"或"较大"，超过90%的专家对方案的科学性、应用性、效用性持正面肯定性态度，对于方案如何推进，专家反馈多集中于多方支持、医生认同、制度设计三个方面，同时专家对于方案中的起身沟通细节持不同意见。

4. 结论与建议

表达友善和人文关怀为特征的门诊GLTC医患沟通方案能提高医生门诊医患沟通技能，促进医患情绪改善，可以有效提高医患不同层次的需要满意度，尤其是患者归属与爱层次（关爱）需要的满意度。医方在医患情绪感染中占主导地位，门诊医生尤其要注意接诊中的良好情绪外化，将友善言行和人文关怀贯穿门诊始终，起身、微笑、通俗语言等沟通细节，能更有效地改善医患情绪和满意度。推进门诊GLTC医患沟通方案需要医院领导、相关职能部门、临床科室等共同重视与支持，并对不同职称医生有针对性地进行培训，提高医生的认同感。可结合岗前培训、综合考核等制度设计来保障方案的推进和可持续发展。建议门诊医生要注意患者基本信息，提前做好心理准备，灵活运用方案，将起身等沟通细节积极应用于临床。

第五节 教育教学

一、教材建设

教材建设方面，本次检索主要以国家级等规划教材为选择对象，据初步统计，医患沟通主题类的规划教材有50余本，其中，国内医患沟通相关系列教材多以人民卫生出版社教材为主，详情见表6-5。

二、课程建设

（一）开课概况

对于医患沟通课程，目前国内多家高校均有开设，根据前期刘虹等人对全国独立建制的医药院校、独立建制的中医药院校、军队医学院校和医学类高职高专等81所单位研究，有50家院校开设了医患沟通学课程，其中包括31所独立建制的医药院校（课时均数26课时）、9所独立建制的中医药院校（课时均数26课时）、1所军队医学院校（课时均数24课时）、9所医学类高职高专（课时均数23课时）。后期邹明明等人对33所综合性大学医学院（部）进行了调查研究，有20所开设了医患沟通课程（课时均数26课时）。

如南京医科大学对本科生（27学时）、硕士研究生及博士研究生（15学时）不同阶段开设了教程，本科阶段为临床、护理等专业必修课，课程评价方式主要包括慕课、SP考核、虚拟仿真平台训练、叙事医学作业等方式共同评价。硕士博士阶段则为选修课，考核评价方式为临床医患沟通案例分析等，教学目的旨在多维度提高学生医患沟通能力。山西医科大学在本科生（14学时）、硕士研究生（20学时）群体中开设医患沟通学课程，主要形式为教师主讲，考核方式则是小组讨论和论文形式，教学目的旨在为医学生提供临床沟通桥梁的作用。黑龙江中医药大学主要面向本科生开课，开课学时为16学时，考核方式为开卷考试等。天津医科大学本科生18学时，研究生36学时。教学方法包括课堂讲授、案例教学、SP辅助角色扮演。考核方法为临床沟通案例撰写与评析。

表6-5　医患沟通相关教材一览表

序号	书号ISBN	教材名称	出版社	主编	出版日期	纳入教材情况
1	711705701.7009/R.5701	医患沟通学	人民卫生出版社	王锦帆	200309	高等医药院校教材
2	711707885/R.7885	医患沟通学	人民卫生出版社	王锦帆	200608	普通高等教育"十一五"国家级规划教材
3	7117079096	医患沟通	人民卫生出版社	殷大奎	200608	中国医师人文医学执业技能培训系列教材
4	9787117171342	医患沟通	人民卫生出版社	王锦帆 尹梅	201303	"十二五"普通高等教育本科国家级规划教材
5	9787894564344	医患沟通（配套光盘）	人民卫生出版社	王锦帆 尹梅	201303	"十二五"普通高等教育本科国家级规划教材
6	9787565907166	医患沟通	北京大学医学出版社	王彩霞	201312	中国高等教育学会医学教育专业委员会规划教材
7	9787117204484	医患沟通	人民卫生出版社	田国华 王朝晖	201504	国家卫生和计划生育委员会"十二五"规划教材
8	9787117224109	儿科人文与医患沟通	人民卫生出版社	周文浩 李秋	201606	国家卫生和计划生育委员会"十二五"规划教材
9	9787117264044	医患沟通（第2版）	人民卫生出版社	王锦帆 尹梅	201812	国家卫生健康委员会"十三五"规划教材
10	9787030584427	医患沟通	科学出版社	潘小炎 赵邦	201901	高等院校医学人文素质教育规划教材
11	9787117300469	儿科人文与医患沟通（第2版）	人民卫生出版社	周文浩 李秋 王天有	202006	国家卫生健康委员会"十三五"规划教材
12	9787117303194	医患沟通	人民卫生出版社	尹梅 王锦帆	202009	国家卫生健康委员会"十三五"规划教材
13	9787117318051	医学生医患沟通教程	人民卫生出版社	刘江华 贺军	202107	普通高等学校医学人文教育教材
14	9787117332323	Doctor-Patient Communication	人民卫生出版社	王锦帆 尹梅	202207	"十四五"江苏省高等高校重点教材
15	9787040565393	医患沟通学	高等教育出版社	吴静	202207	高等学校"十四五"医学规划新形态教材
16	9787117357050	医患沟通（第3版）	人民卫生出版社	舒静	202401	国家卫生健康委员会"十四五"规划教材
17	9787117361835	医患沟通（第3版）	人民卫生出版社	尹梅 唐宏宇	202406	国家卫生健康委员会"十四五"规划教材

医患沟通课程的教学内容，以最早最权威教材为例，所选两版教材为《医患沟通学》人民卫生出版社（高等医药院校教材，2003年第1版）、《医患沟通》人民卫生出版社（"十三五"国家卫健委规划教材，2018年第2版）（表6-6）。

表6-6 医患沟通学新老教材目录内容

2003年版教材章节内容	2018年版教材章节内容变化
医患沟通学	增加节：国外医患沟通
人的概述；人与医学；医患沟通伦理基础；医患沟通心理基础；医患沟通法律基础；人际沟通原理	统一合并：医患沟通基础；增加节：医患关系与医患需求
医患沟通原理	修改节：社会意义、医学价值、功能、双方障碍、系统构建、应用方略；增加章：医患沟通技能与实施
内科医患沟通	增加节，具体到临床各科室
外科医患沟通	增加：常见医患沟通障碍及化解
妇产科医患沟通	具体到临床各科室
儿科医患沟通	增加：常见医患沟通障碍及化解；修改：患儿疾病特征和身心特点
中医科医患沟通	增加：中医医患沟通方略
其他科医患沟通	增加：康复科、医技科室、临床医学服务中药患沟通
护患沟通	未设
医患纠纷中的医患沟通	增加：医患纠纷处理程序、医患纠纷第三方调解机制、案例
	增加章：门诊与急诊医患沟通；全科医学医患沟通

（二）教学方法与改革

1. 教学方法集萃

很多学校对医患沟通学课程教学方法做出了诸多尝试与改革。检索学者发表的医患沟通课程教学类文献，提取课程具体教学方法，依据文献发表年度，整理归纳出不同时期该课程的教学方法发展情况（表6-7）。

表6-7　医患沟通文献中教学方法集萃

时期	教学方法	文献来源示例
2000—2004年	课堂讲授法、实践活动	王锦帆等（2004）
2005—2009年	课堂讲授法；PBL、视频观看、情景模拟、讲座、临床实践、线上平台；讨论教学、技能训练、社会实践、案例分析、标准化病人	王锦帆（2007）林勋等（2008）；闫薇等（2009）；
2010—2014年	课堂讲授法、角色扮演法、PBL、标准化病人、临床实践与带教；案例分析法；小组讨论、情景模拟、视频观看	侯胜田等（2014）；郭艳艳等（2014）；刘平等（2014）
2015—2019年	情景体验、小组讨论、案例分析；医学模拟教学；TBL；角色扮演、情景剧、CBL、PBL、社会实践、慕课；反思教学法；LBL、课堂讲授法；翻转课堂；视频观看；技能训练；病例导入式教学法；讲座、参观见习、标准化病人；演讲；体验式教学法；	唐清华等（2016）；王凤华等（2016）；傅炜萍等（2017）；李小艳等（2017）；李岩琪等（2018）；宋守君等（2018）；赵文蓉等（2019）；刘江华等（2019）；方向等（2019）；蒋文君等（2019）；付洋等（2019）；雷勇（2019）；胡旭民等（2019）；
2020—2024年	巴林特小组；共情语言虚拟仿真系统；学生标准化患者、翻转课堂；情景式案例教学法；叙事医学模型与工具；情景模拟教学法；课程思政、理论讲授、专题讲座和基于真实临床情境、个案分析的实践工作坊；角色扮演法、反思教学；视频观看；案例分析、小组讨论；分课堂教学法；教师标准化病人；微格教学法；临床实践课堂；慕课；情景剧；混合式课程教学；演绎法；雨课堂；PBL；模拟对话教学法；慕课；CBL；读书指导法、演示法	陈红等（2020）；刘东娟等（2021）；徐朋辉等（2021）；黄颖等（2021）；葛文嘉等（2022）；刘悦等（2022）；李黎等（2022）；姚海燕等（2022）；付洋等（2022）；陈佩弟等（2022）；王婧颖等（2022）；王爽等（2023）；张淼等（2023）；胡赟等（2023）；李文婷等（2023）；汪璐芸等（2023）；金晓凤等（2024）；邵建文等（2024）；晏蒂等（2024）；李雷俊等（2024）；赵婷等（2024）；曹润湘等（2024）；崔钊等（2024）；武洁等（2024）；

2. 课堂教学案例——"翻转课堂-医患沟通技能"教学

教学思想与设计原则。①教师主导课堂。教师认真备课，针对不同专业不同学生人数设计好教案，选择恰当的沟通技能教学方法，必要时提前通知学生做必要准备。课堂上，教师结合"医患沟通"线上慕课内容主导掌握教学重点与时间。②学生主体显现。教师围绕不同专业学生的特点，抓住教学重点和难点，通过视频播放、SP情景演示临床沟通案例及师生问答等有效互动方式来调动学生参与课堂互动的积极性。③正反案例对比。教师选择技能案例时，正面讲解后，需要将此案例正确的和错误的两种典型表现通过视频或图片展示出来，使沟通技能教学更加生动和形象化，便于学生掌握。④情景演示感知。教师讲评沟通技能点仅能使学生有初步的感知和认识，要使学生身临其境去体会和应用这个技能必须要有小的情景演示教学过程，使他们将知识转化为自己的能力。⑤模拟临床现实。医学生对临床环境非常感兴趣，他们也迫切想具有临床沟通的能力。因此，教师课前要根据不同专业（如临床或口腔或护理）选择不同的临床实际沟通案例，模拟临床实际进行沟通教学。⑥现场校正言行。在上述教学后，通过学生或SP情景模拟临床沟通案例后，教师要引导学生讨论、教师点评及最后总结讲评等，对医学生技能现场评价和纠正，确保教学的正确性。

医患沟通基本技能教学课堂教案（两节课80分钟，学生约60人）。①教师文字解读技能《医患沟通基本技能规范》20分钟，其中逐项解读约15分钟，讲重点和难点约5分钟。②师生问答互动演示沟通技能及讨论10分钟，其中师生演示重点技能项目2个，每个约5分钟，教师提示难点与技术点。③教师播放正反视频技能案例讨论20分钟（或学生情景模拟表演剧及讨论），教师播放4个正反视频案例，师生讨论，约5分钟1个视频。④教师讲解2个临床沟通案例概要约5分钟，教师选取临床常用沟通案例3～4个，内含常见沟通技能的应用。⑤医学生-SP情景模拟演示临床沟通案例及教师纠正与点评约20分钟，学生和SP一对一模拟沟通，学生对沟通情况及"标准化病人"进行评价，教师纠正与点评。⑥教师课堂总结教学内容，强调技能重点难点，约5分钟。

3. 课堂教学案例——工作坊教学模式

哈尔滨医科大学对工作坊教学模式应用到医患沟通课做出了积极探索。工作坊教学模式需要前期的策划和准备工作，以确保教学顺利进行并达到预期的教育目标，主要包括以下几个方面。第一，明确工作坊教学目标。教学目标的确定需要以清晰的学情分析为基础，了解学生的背景、水平和需求，明确想要传授的概念、知识或技能，以及期望学生在工作坊结束时能够解决什么问题或达到什么水平。第二，组建专业教学团队。团队建设需以教学目标为指导，充分发挥专业特性，体现团队教学和工作坊教学的独特优势。课程团队由医患沟通课程授课教师、医学伦理学专业教师、附属医院医疗责任管理办公室及医学人文专业研究生组成。第三，制定教学计划并进行工作坊设计，包括时间表、活动和讨论的安

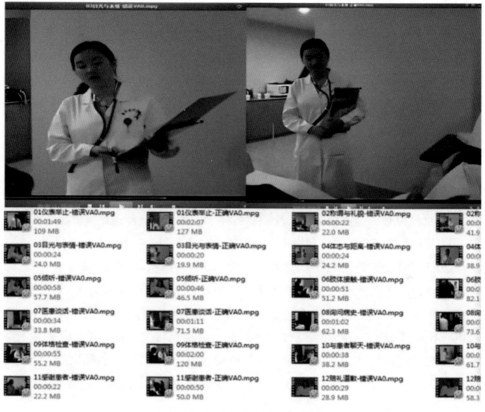

图6-24　医患沟通正反视频案例

排，确保教育计划与目标一致，设计工作坊教学方案，以促进学生的参与和深入思考。第四，创建评估、反馈机制，落实后续支持。课程需设计一些方式来评估学生的学习进展，例如，小测验、作业或反馈表。教学实施阶段中，首先进行课程导入并提出问题，如如何规范告知坏消息？随后进行教学案例演绎、情境分析，学生进行即时评价，即时评价为学生在授课结束时对课程体验的总结、评价与建议，通过即时评价能够快速掌握学生对工作坊教学的反馈，帮助教师反思教学效果，进一步优化教学。经实践，工作坊教学模式相对于传统教学模式具有一些显著优势，其所强调的实践、互动、问题导向、真问题解决和医学人文素养是医学生向具备实际应用能力的医生成长的必要步骤。经创新应用，这一教学模式能够更好地满足医学人文教育的需求。

（三）课程思政

为了推进医患沟通学课程思政建设，2021年，南京医科大学医患沟通研究中心获批教育部医学人文素养与全科医学教学指导委员会重点立项课题"医学人文课程思政教学指南编写"，经过2年多研究，从学科特征展开讨论，结合现实教学及相关政策文件提出医患沟通学课程思政的目标、原则、元素及路径，就课程思政实施、课程考核、评价指标提出顶层框架设计，制定了"医患沟通学课程思政教学指南"以及相关教学评价指标，为全国医患沟通学课程思政建设提供参考评价标准，主要内容如下。

1. 医患沟通学课程学科特征

医患沟通学是我国医学教育中知识与课程的创新。它应对我国经济社会发展中对高质量医学人才培养的需求，把医学知识、临床技能、医学伦理学、医学心理学、人际关系学、社会医学及卫生法学等相结合，形成了一门医学人文交叉应用性新课程。其课程学科特征为：在医疗卫生领域的全周期全方位中，将医务卫生人员对医患关系的认知、应对及处理聚焦于医患沟通，并展现其医学与人文社会知识的交叉性、专业与素养能力的融合性，医疗与照护实践的应用性，高度契合了健康中国建设和全球医学教育标准的相关内容。

2. 医患沟通学课程思政的目标及元素

课程思政的目标。课程思政，即在各门课程中梳理出所蕴含的思想政治教育元素，明确其思想政治教育功能，有效地融入课程教学各环节，实现知识体系教育与思想政治教育的有机统一。课程思政的主要目标包括：一是课程中维护鲜明的政治立场、观点及思想而影响大学生。二是课程中融入正确的世界观、人生观及价值观而引导大学生。三是课程中弘扬强烈的爱国主义与奋斗精神而激励大学生。四是课程中注入良善的人文精神与伦理法规而触动大学生。因此，课程思政的目标及标准是围绕课程所有要素内涵的系统性建设。

医患沟通学课程思政的教育元素。在课程全周期中，结合教学内容和形式的需要，着重选择以下10个课程思政教育元素。

（1）党和国家卫生健康政策解读。根据教学内容，引用或解读习近平总书记关于健康中国和医疗卫生工作系列重要论述摘编。引用或解读国务院、国家卫健委关于医疗卫生健康相关文件精神，如《"健康中国2030"规划纲要》，引用或解读相关领导和医卫行业名家关于卫生健康的观点等。

（2）价值观与伦理法规及标准解读。针对教学内容，引用或解读社会主义核心价值观中与医患关系和医疗服务质量高度相关的文明、和谐、平等、公正、法治、敬业、诚信、友善等8个要义，引用或解读我国医学伦理学、卫生法学（法规）、中国和世界医学教育标准、我国医卫专业相关标准等。如医学伦理学原则、《中华人民共和国民法典》和《医疗事故处理条例》等法律法规中关于医患关系和矛盾纠纷处理相关条款、"全球医学教育最低基本要求"（GMER）中关于价值观和人际沟通能力等。

（3）医卫历史及事件解读。以教学内容需要，选择恰当的中外医学和卫生历史、事件及人物，如抗击非典、新冠疫情、《纪念白求恩》、希波克拉底誓言、孙思邈大医精诚等。要站在社会主义核心价值观与人类文明进步立场进行介绍和评述，尤其是对卫生健康领域凝练出的精神谱系，如"抗疫精神"等给予重点解读，从中凸显爱国主义、艰苦奋斗、无私奉献、尊重科学、社会担当等。

（4）医卫英模人物介绍。选择国内或本地区、本单位有影响力的医疗卫生界英雄模范人物，如吴阶平院士、林巧稚医生、裘法祖院士、王忠诚院士等，围绕教学目标，着重介绍他们的爱国爱民情怀、职业操守、奋斗精神及社会贡献等事迹，尤其是在医患关系问题处理和良好医德表现方面。

（5）优良医德医风褒扬。精选我国医德医风建设取得突出成效的医疗卫生单位及团队，围绕教学主题，褒奖他们的职业精神、专业水平及社会贡献等事迹。如某某医院在人文医院建设和医学人文实践的举措和成效、抗疫中医务人员先进群体事迹、社会和媒体对医务人员感人事迹的宣传报道等。

（6）医患案例正向分析。需指向教学目标，选择恰当的临床医患沟通案例，如将相关专科医疗（如外科、儿科、妇产科等）特点体现出来，案例分析中要将知识和技能与正确价值取向相结合，弘扬正风正气。在例举医患纠纷案例分析中，对医方和患方各自立场和诉求予以客观公正地评价，尤其要结合医患沟通理论知识进行讨论，不可放大凸显医患一方的问题，不可单一归因于社会和媒体，要站在和谐医患关系和妥善解决医患矛盾的出发点探讨。

（7）立德树人言行表达。课堂教学中，教师必须首先以德育为重，坚守正确的政治方向，以积极健康的心态开展教学活动，言行举止乐观向上，尊重关爱学生。对医患关系不和谐的社会现象，尤其是对某些社会影响较大的医患纠纷案例，杜绝发泄个人情绪与不满，杜绝用负面语言教学，杜绝散布不实信息。

（8）课堂师生艺术互动。要注重本课程人文性、能力性及实践性较强的特

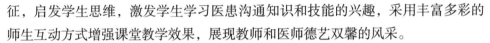

征，启发学生思维，激发学生学习医患沟通知识和技能的兴趣，采用丰富多彩的师生互动方式增强课堂教学效果，展现教师和医师德艺双馨的风采。

（9）教学秩序良性维护。本课程教学形式多样，需要教师维护好课堂秩序，安排好实践教学方案，要敢于善于制止严重违反课堂纪律的行为，尊重与约束相结合，疏导与批评相结合，确保课内外正常教学秩序。

（10）自学与多元考核引导。重视课堂教学质量的同时，教师要通过必要的课外实践活动考核及作业，如自学慕课、参加医院导医、撰写叙事医学作业等多元考核方式，端正学生的学习态度，引导增强其自主学习意识和能力。

需要说明的是，相关院校教学中可以不局限于以上课程思政元素，鼓励教师更广泛更深入挖掘课程思政的元素，不断创新教学内容和方式。

三、师资队伍

据不完全统计，国内开设医患沟通学必修课和选修课的医药院校，主要有南京医科大学、哈尔滨医科大学、山东大学、中南大学等百余家。总体来看，师资队伍建设有待加强，教职人员主要为院校人文社会学科专职教师、院校和附属医院兼职教师。如南京医科大学医患沟通学课程放在医患沟通研究中心，全职人员4人，其中教授1人，副教授1人，讲师2人，院校和附属医院兼职教师130余人，不同职称教师梯队较为完善。

国内多家高校高度重视医患沟通教育教学建设，2023年，南京医科大学、北京协和医学院、哈尔滨医科大学三家高校联合作为主任单位成立"医患沟通学虚拟教研室"，目前成员单位51家，包括中国医科大学、河北医科大学、遵义医科大学、大连医科大学、南通大学、山西医科大学、南京中医药大学、浙江中医药大学、滨州医学院等国内医科院校、附属医院等教学临床单位。

四、研究生培养

在中国知网以"医患沟通"为主题进行学位论文检索，提取出我国受医患沟通学知识渗透的研究生学位论文1002篇，检索到最早的一篇学位论文为2003年，涵括20年间的情况。其中，研究生所在一级学科信息完整的记录有654条，统计学科占比，发现高校主要是在管理学门类（社会医学与卫生事业管理）271条，

41.4%，医学门类（公共卫生与护理学）171条，26.1%，法学门类71条，10.9%，社会工作及文学门类（新闻传播学与中国语言文学）59条，9.0%，这些一级学科下培养了具备医患沟通学知识的研究生。

从学位论文的发表情况看，硕士学位论文有932篇，博士学位论文有70篇，历年硕士博士学位论文发文量见图6-25。结合普赖斯科技文献增长四阶段理论，医患沟通学知识在我国研究生培养中的渗透情况总体表现为三个阶段：一是2003—2006年研究生学位论文表现为一字型增长，是医患沟通学知识渗透于硕士博士人才培养的萌芽起步阶段。二是2007—2017年间累计学位论文量呈现指数型增长，受医患沟通学知识渗透的研究生培养步入大发展期。三是2018—2022年间硕士学位、博士学位论文发表量在中间值附近波动，累计论文增长量减缓呈现一定线性规律，具有相对平稳趋势，即步入逐渐成熟期。

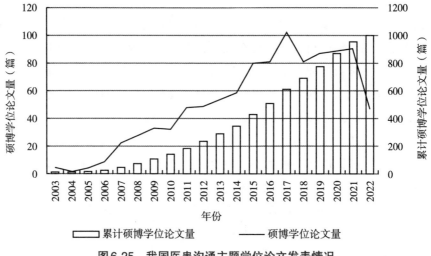

图6-25　我国医患沟通主题学位论文发表情况

第六节　社会应用

一、医学医疗应用

以中国知网、万方和维普三大数据库作为数据来源，采用高级检索中的主题或"篇关摘"检索，检索年限为2010—2022年。从医患沟通学学科，检索获取中文期刊论文数据15 507条，依次导入文献管理软件进行除重，得到7159条记录，人工剔除主题不符（非该学科社会应用类文献）、书籍介绍、会议章程、期刊征文、名人访谈等，获得1780条有效记录。

经过使用Citespace软件聚类发现，医患沟通学主要显示为18个聚类，本次聚类Q值＝0.8705，S值＝0.9685，主要包括医学人文教育教学、医疗健康服务与安全管理、文化传承创新、临床健康教育、临床医患沟通与患者满意度、医患关系与医疗纠纷处理等，详见图6-26。

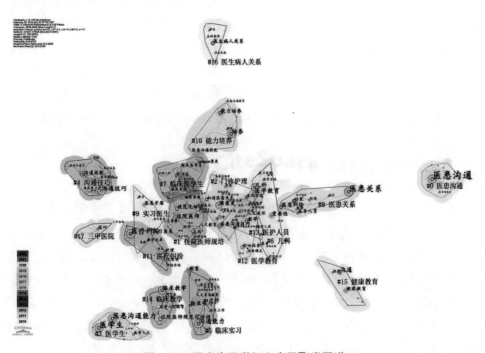

图6-26　医患沟通学行业应用聚类图谱

此外，作为我国特色的GLTC医患沟通模式，也在医学教育、继续医学教育及医疗护理中逐渐推广应用。

GLTC医患沟通模式已应用在不同的诊疗场景、医生培养阶段、科室等方面，并产出了较多的临床应用研究成果，如发表在《中国全科医学》杂志的《门诊经验沟通与GLTC沟通对门诊医生情绪状态及沟通细节影响的比较研究》、发表在《中国医学伦理学》杂志的《门诊经验沟通与GLTC沟通对患者情绪影响的比较研究》、发表在《医学与社会》杂志的《不同医患沟通方式对门诊模拟患者情绪及需要影响的实验研究》、发表在《中华医院管理杂志》的《GLTC医患沟通方案干预住院患者效果分析》、发表在《中国社会医学杂志》的《不同沟通方式对门诊医生的心理影响研究》、发表在《中国继续医学教育》杂志的《GLTC沟通模式在临床实习医生沟通培训中的探讨》等，共20余篇。这些专题研究表明，目前GLTC医患沟通模式在我国应用广泛。

二、行业科普宣教

在社会应用层面，2012年，南京医科大学医患沟通研究中心开发了国内首家医患沟通网站，内容包括学科概况、学术论著、本科教育、研究生培养、科学研究、社会应用、基地建设、虚拟教研、内外交流、国外学术等，为医患沟通相关教学、研究提供了大量的理论和实践经验。此外，医患沟通一直被应用于国家继续医学教育班，为社会医务人员积极开展医患沟通技能培训，提升广大医务人员临床医患沟通技能，为降低医患纠纷，营造良好的和谐医患关系做出了贡献。

三、媒体社会传播

对于医患沟通学，《科学中国人》杂志于2013年刊出文章《医患沟通学：医学园地初绽的奇葩》，提出医患沟通学是在社会主义市场经济环境下，经过部分医学学者和医务人员科学思考，勇于探索出的新型医疗服务实践活动与学术方向。它旨在树立医务工作者的人文精神，升华医德水平、强化心理素质、文化素养、法制观念、管理能力，掌握医患建立共识并分享知识的应用技能。《健康报》曾多次刊登发表医患沟通主题文章，如《架起医患沟通的心桥》《医生该如何告知患者"坏消息"》《点菜式护理！医疗队护士自制图片卡解沟通难题》等。

《中国医学伦理学》杂志为梳理新中国成立以来医患关系的发展脉络、经验，探索促进医患关系和谐的理论、方法及有效举措，讴歌美好医患关系中的典型人物和感人事迹，全媒体系统性展现新中国成立以来构建和谐医患关系的成果，以医患双主体和全社会参与的新视角为切入点，探寻构建医患命运共同体的途径。2019年8月，主编王明旭教授倡议发起了"构建医患命运共同体 共享美好医患关系"系列作品征集活动并举办了学术活动与颁奖典礼，共有29个省市区、115个城市、405家单位参与了此次活动。活动取得了良好的反响，"医患关系"主题曲《医心不忘》首次演唱，首个医患和谐基金成立，首次发布《中国医学伦理学》杂志起草的"文明就医患者倡议"（西安宣言）等均是此次活动的创新点。人民网、新华网、央广网、"学习强国"学习平台、《健康报》等80多家媒体分别从不同角度对活动进行了报道。

2020—2022年，《中国医学伦理学》杂志联合诸多单位在线上持续开展"构建医患命运共同体 共享美好医患关系"系列活动100余场，累计120余万人次参与。2023年，第三届"构建医患命运共同体 共享美好医患关系"系列作品征集活动共征集作品2100余件，共有全国范围内的219家单位参与，并在革命圣地延安举办了一场以"构建医患命运共同体、推进医疗高质量发展步入新征程"为主旨的火炬传递接力仪式，为构建医患命运共同体注入红色力量。2024年10月，《中国医学伦理学》杂志继续发起了第四届"构建医患命运共同体　共享美好医患关系"作品征集活动，此届活动特设了患者分论坛与学生分论坛。来自全国各地的院士、学者、教师、患者代表、学生等同台以精彩纷呈的学术报告、和谐医患关系艺术作品等表达了对构建医患命运共同体的信念与追求。

第七节　展望与建议

在中国经济社会快速发展的大环境中，医患沟通学伴随着现代医学模式推进和我国医疗卫生行业改革的时代潮流诞生了，学科建设呈现出自上而下与自下而上相结合的发展态势，令人鼓舞而振奋，激发出我们高质量可持续发展医患沟通学科的信心和智慧。

一、学科建设成效显著

（一）契合经济社会发展需要

随着生物-心理-社会医学模式的不断发展，社会大众的就医和健康需求加速了医患沟通学的发展，高度契合所有主体的价值观和内在需要，其作为一个实践和学术平台步入历史舞台，并发挥着巨大作用。

（二）形成完善的沟通机制

沟通的本质，即交流、合作及共享。医患沟通的贡献，不仅在医患个体关系的和谐融洽，更是在表达医疗卫生行业历史性的主动担当作为及与政府和社会各界进行全方位信息和利益的合作，多方共同应对我国经济社会发展的难题。形成了卫健行业-政府部门-社会机构三大系统以和谐共赢为特征的沟通机制，如政府部门制定政策法规引导、医疗卫生行业顺势而为改善医疗服务、患者大众和媒体和谐响应等。

（三）涌现学科学术成果

医患沟通学科的具体成果主要表现在三个层面，一是学科合作交叉融合，在救死扶伤和维护健康的核心目标下，围绕医患两个主体的丰富内涵，医学和人文社会学科借鉴交融，互相促进，相辅相成，形成了新学科。二是教学科研学术持续推进，在人才培养、科学研究、学术著作等方面取得一定成果。三是业内业外学者广泛关注，作为一个新兴交叉学科，医疗卫生行业内外的学者们兴趣浓厚，形成了一般交叉学科难以见到的繁荣景象。

二、学科发展中存在问题

（一）医患沟通学科地位尚未稳固

学科地位是由学科机构、人员、学界认同及学术质量综合而成，我国现有医患沟通学术组织稀少且薄弱，屈指可数的学术组织零星散布在主流医学和相关学科机构下，呈现出层级不高，人员不多，活动不热的现状。以医患沟通为专业的学者凤毛麟角，并缺乏在学界行业的广泛影响力。医患沟通学术方向和科学研究的目标、思路、方法还不够明确，表现为自发性、随意性、短期性的学术和科研特点，缺乏组织性、系统性及长远性的规划。

（二）医患沟通教育尚待优化

医学院校师资队伍薄弱，据不完全统计，医患沟通学"科班"教师很少，医患沟通课的教师多为兼职或是其他人文学科兼职或是临床或医疗卫生管理教师兼任。在医患沟通课程开设方面，全国能够开设医患沟通学本科必修课的医学院校还不够普遍，开设研究生选修课的院校更是较少，而在继续医学教育和住院医师培训系列的课程则更少，这都是缺乏医患沟通的专业教师所致。医患沟通学方向的研究生培养极为不足，也是因为医患沟通学方向的硕士博士导师稀缺。此外，医患沟通学课程教学中的实践环节和考核评价有待积极探索，不断提高教学质量。

（三）医患沟通临床和研究仍须深化

文献研究显示，我国医患沟通的学术内容偏重于医患沟通的意义作用、医患沟通教育教学、医疗管理和制度的设计、医患矛盾纠纷处理、患者满意度等方向，一般性研究较多，实证性研究偏少。医患沟通临床诊疗服务的应用性研究缺乏，如缺乏对诊断过程、药物治疗过程、手术治疗过程、康复保健过程等医疗核心环节的研究应用，而这些内容是医患沟通发挥巨大功能的领域。

（四）医患沟通观念尚需普及

观念是固化的认知信念。20多年的发展期，对于一个新学科而言还属于幼年期，不论专业学者还是医务工作者都需要深化认识医患沟通的内涵和作用，即医学行业的所有工作者都应高度认识到，医患沟通不仅是患者、社会及政府的刚需，更是我们本职工作的刚需。若要全行业人牢固树立医患沟通观念，使其自觉落实到医疗卫生保健工作中，则需要更多法规强化、政策引导、制度规定、理论研究及实践探索，需要通过各种方式加强全行业的医患沟通培训，需要更多时间积淀出医患沟通学术和应用的成果加以证明，形成医学、医疗、康复及保健的常识性的学术体系。

三、学科发展趋势及建议

（一）医患沟通融入经济社会发展的趋势

新时代造就新学科，在以人为本理念下产生的开放、法治、文明、共享、发展的时代环境，孕育出了医疗卫生体系中的医患沟通学，今后相当长的时期里，中国这样的发展环境不会改变，只会强化。因此，期待所有关心医学事业的医务工作者、各专业学者、特别是医患沟通学者都应认清新时代潮流趋势，积极顺应它，科学发展它并通过合作实践它，把它作为本行业职业工作的基本思维方式和行为准则，不为自己原有专业所固化局限，确立健康中国建设的大目标，实现医患合作共赢的大局面。

（二）医患沟通融入中华优秀文化的趋势

在新时代，我们要传承好中华优秀文化，要将它创新性发展，创造性转化，要坚持社会主义核心价值观。医患沟通的本质，是在医疗卫生健康领域内，重点践行文明、和谐、平等、公正、法治，敬业、诚信、友善等价值观，这其中的精髓都是中华优秀传统文化，从医学专业而言，就是要弘扬医学人文精神。2024年10月，《医学人文关怀提升行动方案（2024—2027年）》（以下简称《行动方案》）由国家卫生健康委、教育部、国家中医药局、国家疾控局联合发布，总体要求是：聚焦人民群众日益增长的高质量医疗服务需求，以提升患者就医获得感和满意度为目标，以"相互尊重、保护隐私、严守法规、加强沟通"为核心原则，坚持"以患者为中心"，行动内容包括医学生人文素养培育行动、医疗卫生机构人文关怀建设行动、崇高职业精神弘扬行动。总体目标就是要大力开展医学人文教育，加强医学人文关怀，增进医患交流互信，构建和谐医患关系。显然，国家和行业对医患沟通提出了高质量的明确要求，也强力赋能于我们医学工作者。

（三）医患沟通深入医学专业领域的趋势

医患沟通是医学专业性内容和技能，正如《行动方案》中所指出，人民群众日益增长的高质量医疗服务需求，以患者就医获得感和满意度为目标。达到这个目标绝不是仅仅态度好就能实现的，而是要重点在门诊、急诊、住院的诊断、治疗、照护的全方位全周期中，给予患者科学高质量的医患沟通专业技能技术，使医生的"语言、药物、手术刀"三宝都发挥出最大的疗愈作用。尽管国内目前这类深入"生物性"医学专业的医患沟通研究和实践较少，但国外的临床研究和实践相对较多，国内则在安宁疗护、某些疾病护理、音乐疗愈、个案临床共同决策等小范围进行了实践研究，成效明显。如何扩大这个领域，希望国家和行业医疗科研管理部门通过设置临床科研课题项目，以及各科临床工作者将医患沟通等医学人文学科与本专业进行深度结合，探索医学和人文结合的诊疗技术手段，更有效、更经济、更便捷的提高医疗服务质量，使患者的就医感受和满意度不局限在医务人员态度上。这是对医患沟通专业学者提出的学术新目标、新挑战。

（四）医患沟通进入医学教育全过程的趋势

我国医患沟通学科的成绩和研究热点比较集中在医学教育中，如教材、课程、教改等，这无疑是好的趋势和方向。但这样的成绩，在全国医学院校不平衡，大多数院校刚刚起步，医患沟通教育教学质量有待大幅提升，而且特别需要医患沟通教育全局性开展，即进入本科全程性沟通教育、研究生课程和实践教育、住院医生规培的沟通教育、继续医学教育的沟通培训，以及医患沟通技能的训练和评价办法。建议国家教育和卫健主管部门及相关协会组织，在考核评价教育单位和医疗机构单位的标准中，适当增加医患沟通教育标准条款，促使相关院校和医疗机构主动担当作为，把"隐软"工作转化为"显硬"能力。各主体单位领导给予重视，在人力、物力、财力等方面大力支持落实到位，特别优先重视医患沟通学师资队伍建设，出台激励举措，鼓励更多临床教师和医疗卫生管理人员兼职医患沟通教学。同时，要鼓励多成立医患沟通学术组织，聚集热心人文医学事业的医务人员及相关人员共同建设，新成立的医患沟通学虚拟教研室更要发挥出专业优势，起好"领头羊"作用。

（五）医患沟通应用人工智能的趋势

人工智能是研究、开发用于模拟、延伸和扩展人的智能的理论、方法、技术及应用系统的一门新的技术科学。它的应用十分广泛，包括机器人、语言识别、图像识别、自然语言处理、专家系统、机器学习、计算机视觉等。医患沟通其中一个最大的特征，就是涉及的学科、信息、法规、制度等广泛而综合，这就对医务人员的个人素质、学识、心理等综合能力要求很高。显然，选择医患沟通合适的领域和维度，应用人工智能的技术科学能发挥出更大的沟通效能，这是医学、科技、人文三者结合的新视域。由南京医科大学医患沟通研究中心和北京协和医学院人文社会科学学院共同开发的"医患沟通共情语言技能教学和评价系统"人工智能系统，已经在教学一线运行3年，近万名医学生因此获益并给予好评。开发出类似的应用系统，能提高医患一般沟通信息的效率，大大提高医务人员沟通培训的效果，减轻医务人员情绪劳动强度，并改善医患关系，减少医患误解和矛盾。期待相关医学院校和医疗机构联合人工智能专业机构共同开发多种医患沟通人工智能平台。

参考文献

［1］陈玮琢，张玥，郭政. 基于CiteSpace的国际医患沟通研究热点及趋势的知识图谱分析［J］. 江苏科技信息，2021，38（8）：76-80.

［2］KELLER V F, CARROLL J G. New model for physician-patient communication［J］. Patient Education and Counseling，1994，23（2）：131-140.

［3］BONVICINI, K A. Telemedicine Par for the E4 Course［J］. Health Education and Public Health，2020；3（5）：346-350 doi：10.31488 /heph.154

［4］KURTZ S, SILVERMAN J, DRAPER J. Teaching And Learning Communication Skills In Medicine［M］. Radcliffe Pub. 1998.

［5］郭伟. 优化组合教学模式在医患沟通技能教学中的应用［J］. 医学与哲学（A），2017，38（12）：70-71.

［6］SKILLINGS J L, PORCERELLI J H, MARKOVA T. Contextualizing SEGUE：evaluating residents' communication skills within the framework of a structured medical interview［J］. Journal of Graduate

［7］GUSTIN J L, WAY D P, WELLS-DI GREGORIO S, et al. Validation of the family meeting behavioral skills checklist. An instrument to assess fellows' communication skills［J］. Annals of the American Thoracic Society，2016，13（8）：1388-1393.

［8］FRANKEL R M, STEIN T. Getting the most out of the clinical encounter：The four habits model［J］. J Med Pract Manage，2001，16（4）：184-191.

［9］KALET A, PUGNAIRE M P, COLE-KELLY K, et al. Teaching Communication in Clinical Clerkships：Models from the Macy Initiative in Health Communications［J］. Academic Medicine，2004，79（6）：511-520.

［10］NUNNINK L, THOMPSON A. Peer-assisted learning in scenario-based simulation. Med

Educ. 2018 May；52（5）：557-558. doi：10.1111/medu.13563.Epub 2018 Mar 24.PMID：29572911；PMCID：PMC5947169.

[11] RANDMAA M，MÅRTENSSON G，SWENNE C L，et al. SBAR improves communication and safety climate and decreases incident reports due to communication errors in an anaesthetic clinic：a prospective intervention study［J］. Bmj Open，2014，4（1）：e004268.

[12] FAYHILLIER T M，REGAN R V，Gallagher G M. Communication and patient safety in simulation for mental health nursing education.［J］. Issues in Mental Health Nursing，2012，33（11）：718.

[13] FASSETT W E. Key performance outcomes of patient safety curricula：root cause analysis，failure mode and effects analysis，and structured communications skills［J］. American Journal of Pharmaceutical Education，2011，75（8）：164.

[14] 柴翠萍，谢秀霞，闫红丽. 个体化SBAR沟通模式在骨科疼痛管理医护沟通中的应用［J］. 护士进修杂志，2015（20）：1840-1842.

[15] 重庆市卫生局. 重庆医科大学儿童医院实行医患沟通制的举措、推广与体会［J］. 中国卫生质量管理，2003，10（1）：54-57.

[16] 王锦帆，尹梅. 医患沟通［M］. 北京：人民卫生出版社，2018.

[17] 邵建文，王锦帆. 中外医患沟通模式中医学与人文要素及融合状态研究［J］. 中国医学伦理学，2019，32（10）：1277-1282.

[18] 侯胜田，张永康. 主要医患沟通模式及6S延伸模式探讨［J］. 医学与哲学（A），2014，35（1）：54-57.

[19] 闫雅鑫，刘新春，罗爱静，等. "五习惯"医患沟通继续教育模式的应用研究［J］. 循证医学，2018，018（3）：167-172，180.

[20] 王清燕，尹兰义，闫雅鑫，刘新春，等. "五习惯"医患沟通评价量表的构建及信效度研究［J］. 中国全科医学，2022，25（16）：1990-1994，2002.

[21] KRUPAT E，FRANKEL R，STEIN T，et al. The Four Habits Coding Scheme：validation of an instrument to assess clinicians' communication behavior［J］. Patient education and counseling，2006，62（1）：38-45.

[22] JENSEN B F，GULBRANDSEN P，DAHL F A，et al. Effectiveness of a short course in clinical communication skills for hospital doctors：results of a crossover randomized controlled trial（ISRCTN22153332）［J］. Patient education and counseling，2011，84（2）：163-169.

[23] LUNDBERG，KRISTINA L. What are internal medicine residents missing？ A communication needs assessment of outpatient clinical encounters［J］. Patient education and counseling，2014，96（3）：376-380.

[24] OGUNDOYIN O S. Doctor-patient Communicative Interaction：The Relationship between

Communication Styles and Patient Satisfaction [J]. International Journal of Integrative Humanism, 2018, 10 (1): 71-78

[25] OHTAKI S, OHTAKI T, FETTERS M D. Doctor–patient communication: a comparison of the USA and Japan [J]. Family Practice, 2003, 20 (3): 276-282.

[26] CLARAMITA M, UTARINI A, SOEBONO H, et al. Doctor–patient communication in a Southeast Asian setting: the conflict between ideal and reality [J]. Advances in health sciences education, 2011, 16 (1): 69-80.

[27] 郑妍. 基于SEGUE量表的门诊医生医患沟通技能评价研究 [J]. 吉林医学, 2020, 41 (6): 1427-1429.

[28] 彭涛, 汤镇海, 邹川, 戴宏勋, 等. 全科医师规范化培训中医患沟通现状调查 [J]. 中华全科医学, 2022, 20 (1): 134-137, 168.

[29] 申丽君, 孙刚. 基于SEGUE量表的医生医患沟通技能评价研究 [J]. 中国全科医学, 2017, 20 (16): 1998-2002.

[30] 曲金好, 侯胜田, 邓雯琦, 吴熙, 等. 基于"6S延伸模式"的中西医医患沟通调查研究 [J]. 中国卫生产业, 2015, 12 (21): 136-138.

[31] 陈静, 梁黛婧. 医患沟通对门诊患者满意度影响研究 [J]. 锦州医科大学学报（社会科学版）, 2021, 19 (4): 20-24.

[32] 朱文叶, 李敏, 罗壮, 祖安菊, 等. 卡尔加里－剑桥指南联合LCSAS量表在医学生医患沟通技能培训中的应用 [J]. 继续医学教育, 2019, 33 (5): 32-34.

[33] 庄伟毅, 金芮熙, 夏咸松. GLTC沟通模式在临床实习医生沟通培训中的探讨 [J]. 中国继续医学教育, 2021, 13 (6): 46-50.

[34] 赵铁夫, 许学敏, 周洪丹, 马涵英, 等. 北京三级甲等医院门诊医生医患沟通能力改善状况的研究 [J]. 卫生职业教育, 2019, 37 (22): 132-135.

[35] 赵铁夫, 许学敏, 周洪丹, 马涵英, 等. 沟通培训对北京三甲医院门诊医生干预效果的研究 [J]. 医学与哲学, 2019, 40 (17): 63-66, 70.

[36] 邵建文, 刘欢, 张玥, 王锦帆, 等. 基于人工智能的医患沟通共情语言教学与评价系统的开发与应用研究 [J]. 中国全科医学, 2024, 27 (34): 4315-4321.

[37] 风笑天. 社会研究方法. 第4版 [M]. 北京: 中国人民大学出版社, 2013.

[38] 熊玉琦. 互联网医患功能沟通质量的内涵模型及测量研究 [D]. 武汉: 华中科技大学, 2020

[39] 邵建文. 门诊GLTC沟通方式干预对医患双方情绪与需要影响的研究 [D]. 南京: 南京医科大学, 2023

[40] 刘虹, 沈超. 独立建制医药院校人文医学教育教学组织状况调查报告 [J]. 医学与哲学（A）, 2015, 36 (7): 13-18, 50.

[41] 邹明明, 刘虹. 综合性大学医学院（部）人文医学教育教学组织状况调查报告 [J]. 医

学与哲学（A），2015，36（7）：19-23.

［42］宋晓琳，王彧，金琳雅，等. 工作坊教学模式在医学人文教育中的创新与应用研究——以哈尔滨医科大学"医患沟通"课程为例［J］. 中国医学伦理学，2024，10：1-9.

［43］王锦帆，尹梅，刘欢，郑爱明等. 医患沟通学课程思政教学指南［J］. 中国医学伦理学，2023，36（6）：703-708.